·四川大学精品立项教材·

药源性损伤的认识和预防

Y
AOYUANXING SUNSHANG DE RENSHI HE YUFANG

主　编　王　晔

副主编　王津涛　彭莉君　吴　媚　程薇波

编　者　王　晔　（四川大学华西公共卫生学院/华西第四医院）

　　　　王津涛　（四川大学华西公共卫生学院/华西第四医院）

　　　　彭莉君　（四川大学华西公共卫生学院/华西第四医院）

　　　　吴　媚　（四川大学华西公共卫生学院/华西第四医院）

　　　　程薇波　（四川大学华西公共卫生学院/华西第四医院）

　　　　谢林伸　（四川大学华西公共卫生学院/华西第四医院）

　　　　任薇如　（四川大学华西公共卫生学院/华西第四医院）

　　　　周家青　（四川大学华西公共卫生学院/华西第四医院）

　　　　王亚琴　（川北医学院）

　　　　何小莉　（南充市嘉陵区疾控中心）

四川大学出版社

项目策划：许　奕
责任编辑：张　澄
责任校对：许　奕
封面设计：墨创文化
责任印制：王　炜

图书在版编目（CIP）数据

药源性损伤的认识和预防 / 王晔主编 . — 成都：
四川大学出版社，2020.2
ISBN 978-7-5690-3322-9

Ⅰ . ①药… Ⅱ . ①王… Ⅲ . ①药源性疾病－防治
Ⅳ . ① R595.3

中国版本图书馆 CIP 数据核字（2019）第 292710 号

书　名	药源性损伤的认识和预防

主　编	王　晔
出　版	四川大学出版社
地　址	成都市一环路南一段 24 号（610065）
发　行	四川大学出版社
书　号	ISBN 978-7-5690-3322-9
印前制作	四川胜翔数码印务设计有限公司
印　刷	成都金龙印务有限责任公司
成品尺寸	185mm×260mm
印　张	13
字　数	320 千字
版　次	2020 年 2 月第 1 版
印　次	2020 年 2 月第 1 次印刷
定　价	56.00 元

◆ 读者邮购本书，请与本社发行科联系。
电话：(028)85408408/(028)85401670/
(028)86408023　邮政编码：610065
◆ 本社图书如有印装质量问题，请寄回出版社调换。
◆ 网址：http://press.scu.edu.cn

四川大学出版社
微信公众号

前　言

　　人类在与自然界做斗争的过程中，逐渐认识了药物。药物是指能影响机体生理功能及代谢活动的物质。药物是治疗疾病的必备品，但要用之有度，用之得当，否则非但不能治病，反而有害健康，轻则延误治疗，重则致残甚至危及生命。

　　在古代，人们只能通过将自然界中已经存在的物质进行简单加工（天然药物）来防治疾病。由于大多数天然药物所含有害化学物质的浓度很低，一般不容易出现药源性损伤（少数药物除外），因而发生药源性损伤的概率较低。随着科学技术的发展，人类已经能合成自然界中原本不存在的物质（化学合成药物）。这类合成药物的纯度高，容易导致人体损伤。

　　由于现代生活的节奏加快，人们能够自由支配的时间越来越少，而药物商品化使人们获取药品极为便捷，导致大多数人身体微恙时，不去医院（因为怕费时、费力、费钱），而自行在药店买药服用。常见现象有：①走进药店，购买药物销售人员推荐的药物；②根据广告介绍，去药店自行选购药品；③相信"久病成良医"，自行"点药"；④稍有头痛、发热、腹泻、皮肉伤等，就自行服用抗生素。

　　用药治病，需要掌握一定的医药知识，但大多数人并不具备这些知识，导致药源性损伤事件层出不穷。因此，我们认为必要的事情莫过于开设课程和编写读物了。于是，从2014年开始，我们在四川大学开设了本科选修课程"药源性损伤的认识和预防"。经过几年的教学实践，这门课程逐渐为学生所认可。本课程选课学生大多为非医学专业学生，目前尚无合适的教材。在四川大学教务处的支持下，我们根据这几年的讲义，尽量以通俗的语言编写了这本书作为教材。因此，本书也适合普通人群阅读。

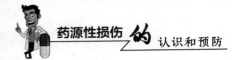

  由于编者水平有限，不足之处在所难免，我们真诚地希望各位专家和广大读者批评指正。我们将虚心接受各位的宝贵意见，以便再版时修订。

  感谢四川大学教务处和华西公共卫生学院的支持和鼓励，同时对本书引用、借鉴资料的原作者一并致谢。

编者

2019 年 8 月

目　　录

第一章　概　　论 …………………………………………………（1）

第一节　药源性损伤的基本概念 ………………………………（1）

第二节　药源性损伤的因素 ……………………………………（7）

第三节　药源性损伤的发生机制 ………………………………（14）

第四节　药源性损伤的诊断 ……………………………………（21）

第五节　药源性损伤的治疗 ……………………………………（22）

第六节　药源性损伤的预防 ……………………………………（24）

第二章　药源性免疫系统损伤 …………………………………（30）

第一节　解剖生理 ………………………………………………（30）

第二节　损伤机制 ………………………………………………（33）

第三节　损伤表现及常见引起免疫系统损伤的药物 …………（37）

第四节　药源性免疫系统损伤的防治原则 ……………………（40）

第三章　药源性运动系统损伤 …………………………………（42）

第一节　运动系统的解剖生理 …………………………………（42）

第二节　药源性骨质疏松症 ……………………………………（46）

第三节　药源性骨坏死 …………………………………………（50）

第四节　药源性佝偻病和骨质软化症 …………………………（51）

第五节　药源性关节炎 …………………………………………（54）

第六节　药源性肌痛和肌痉挛 …………………………………（55）

第七节　药源性神经肌肉传递障碍 ……………………………（57）

第八节　药源性肌病 ……………………………………………（59）

第九节　药源性横纹肌溶解症 …………………………………（62）

第四章　药源性心血管系统损伤 ………………………………（65）

第一节　解剖生理基础 …………………………………………（65）

第二节　损伤机制 ………………………………………………（66）

第三节　损伤的病理变化和损伤表现 …………………………（68）

第四节　常见引起心血管损伤的药物 …………………………（71）

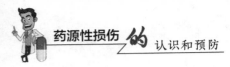

　　第五节　药源性心血管损伤的预防与诊治 ……………………………………（ 77 ）

第五章　药源性消化系统损伤 ……………………………………………………（ 80 ）
　　第一节　解剖生理 ………………………………………………………………（ 80 ）
　　第二节　损伤机制 ………………………………………………………………（ 82 ）
　　第三节　损伤表现 ………………………………………………………………（ 83 ）
　　第四节　常见引起消化系统损伤的药物 ………………………………………（ 89 ）
　　第五节　预防 ……………………………………………………………………（ 90 ）

第六章　药源性呼吸系统损伤 ……………………………………………………（ 93 ）
　　第一节　解剖生理 ………………………………………………………………（ 93 ）
　　第二节　损伤机制 ………………………………………………………………（ 94 ）
　　第三节　损伤表现 ………………………………………………………………（ 96 ）
　　第四节　常见引起呼吸系统损伤的药物 ………………………………………（100）
　　第五节　预防 ……………………………………………………………………（104）

第七章　药源性血液系统损伤 ……………………………………………………（108）
　　第一节　解剖生理 ………………………………………………………………（108）
　　第二节　药源性血液系统损伤机制 ……………………………………………（111）
　　第三节　损伤表现 ………………………………………………………………（114）
　　第四节　常见引起血液系统损伤的药物 ………………………………………（117）
　　第五节　预防 ……………………………………………………………………（120）

第八章　药源性肾损伤 ……………………………………………………………（122）
　　第一节　解剖生理 ………………………………………………………………（122）
　　第二节　药源性肾损伤的机制 …………………………………………………（124）
　　第三节　药源性肾损伤的临床表现 ……………………………………………（125）
　　第四节　常见引起肾损伤的药物 ………………………………………………（126）
　　第五节　诊断原则 ………………………………………………………………（133）
　　第六节　治疗和预防 ……………………………………………………………（136）

第九章　药源性生殖系统损伤 ……………………………………………………（140）
　　第一节　解剖生理 ………………………………………………………………（140）
　　第二节　药源性生殖系统损伤机制 ……………………………………………（142）
　　第三节　损伤表现及常见引起生殖系统损伤的药物 …………………………（143）
　　第四节　预防 ……………………………………………………………………（150）

第十章　药源性内分泌系统损伤………………………………………………（153）

第一节　内分泌系统解剖生理………………………………………………（153）

第二节　药源性内分泌系统损伤的机制……………………………………（155）

第三节　损伤表现及常见引起内分泌系统损伤的药物……………………（156）

第四节　预防…………………………………………………………………（164）

第十一章　药源性神经精神损伤和药物依赖…………………………（167）

第一节　药源性神经系统损伤………………………………………………（167）

第二节　药源性精神障碍……………………………………………………（172）

第三节　药物依赖性与药物滥用……………………………………………（175）

第十二章　中药性损伤和抗菌药物相关损伤…………………………（182）

第一节　中药性损伤…………………………………………………………（182）

第二节　抗菌药物相关药源性损伤…………………………………………（192）

第一章 概 论

第一节 药源性损伤的基本概念

一、药源性损伤的概念

药物（drug）指用于调整已经偏离正常的机体，使之恢复到正常状态并维持正常生命活动的物质。狭义的药物专指治疗疾病的制剂（包括化学药品、中草药和生物制品等）。广义的药物还包括用于保健、防护或美化身体的物质，如保健品、化妆品、减肥药等。药源性损伤（drug-induced injuries）指药物引起的机体器官或局部组织的结构改变和（或）功能障碍，甚至死亡。几乎各种药物都可以引起损伤，其损伤程度与用药剂量、用药时间、药物进入体内的途径及机体健康状况有关。药源性损伤包括药物不良反应（adverse drug reactions）和药物中毒（drug poisoning）所致的组织器官损伤、功能障碍。

药物不良反应是指患者按医嘱或药物说明书所示方法用药时，出现组织器官损伤和（或）功能障碍，这是药源性损伤的重要组成部分。药物中毒是指进入机体的药物剂量过大（即超过了被允许使用的最大剂量）导致机体损伤。药物中毒的主要原因包括用药过量，误用药物，滥用药物以及摄入有毒、有害物质（包括药物）。药物滥用（drug abuse）是指某些人为了达到某种心理状态或为了避免出现戒断反应而反复、大量地使用某些具有依赖性的药物，这些药物多为列入管制的药品和禁止医疗使用的违禁物质，如吗啡、海洛因、苯丙胺等。

二、药物不良反应的分类

不同药物所引起的不良反应的持续时间和严重程度不一，不同个体对同一药物的不良反应也存在差别。药物不良反应多为一过性，且反应较轻，但也有少数药物的不良反应时间持续较长和反应严重。反应程度轻者可在停药后逐渐恢复，重者可产生后遗症。出现下列情况之一者，称为严重不良反应：①药物反应导致人体死亡或威胁生命安全；②出现的不良反应，导致患者必须住院救治，或导致住院患者住院时间延长；③药物不良反应导致器官损伤、病变或功能不全；④由于药物作用，胎儿发育受到影响，出现死

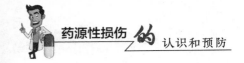

胎或发育畸形。

根据药物不良反应与药物剂量的关系，药物不良反应可分为两大类，即剂量依赖型药物不良反应和非剂量依赖型药物不良反应。根据已有的数据，前者是可以预知的；后者不可预知，也难以避免。

（一）剂量依赖型药物不良反应

剂量依赖型药物不良反应指由于药物的药理作用增强或作用时间延长所引起的机体损伤，其损伤程度与剂量有关，减量或停药后症状会减轻或消失。这类药物不良反应主要包括毒性效应、过度效应、副作用、首剂效应、继发效应、后遗效应、停药反应和药物依赖，其特点是发生率较高（超过1‰），但死亡率低，可以预测。无意或故意超剂量用药引起的损伤效应和用药不当所致损伤，不属于药物不良反应。

1. 毒性效应（toxic response）：药物进入体内引起某些组织、器官的结构损伤、功能异常。药物毒性效应与药物剂量和用药时间有关。若用药剂量小、疗程短，一般不显示毒性；但大剂量、长疗程用药时，药物容易在体内蓄积，可出现明显毒性效应。一般而言，停止用药并适当地进行治疗，毒性效应可逐渐消退。但有些药物毒性效应可迁延很长时间，导致严重后遗症，如庆大霉素可引起神经性耳聋、肼屈嗪可引起红斑狼疮。有些药物的毒性效应甚至可导致人体死亡。

2. 过度效应（over effect）：通常情况下，药物会针对性地产生治疗效应，即调节机体功能，使机体趋于正常。但有时候药物会产生过强的效应而导致损伤，如糖尿病患者按照正确方法和正常剂量使用降糖药引起低血糖，高血压患者按照正确的方法正常使用降压药引起血压过低（甚至产生低血压），这些都属于过度效应，其机制未明。

3. 副作用（side effect）：用药治病过程中，虽然用法、用量均无误，但出现与治疗目的无关的效应。很多药物的药理作用范围较广，同一种药物可以用于治疗多种疾病。同一种药物治疗不同疾病时，其副作用和治疗作用各不相同。当药物的某一种药理效应作为治疗效应时，其他效应则变成副作用。比如，阿托品既可以解除平滑肌痉挛，也可以抑制腺体分泌、加快心率等。在外科手术中用阿托品来抑制腺体分泌，可出现平滑肌松弛、心率加快、腹胀、尿潴留、心悸等副作用；当用阿托品治疗因平滑肌痉挛而出现的腹痛时，治疗过程中出现的口干、心慌等则为副作用。

4. 首剂效应（first-dose response）：首次应用某药物时，由于机体对药物尚未适应，出现损伤效应。如降压药哌唑嗪，即使首剂按常量用药，也会出现血压骤降现象。对于这类药物，用药宜从小剂量开始，根据病情和耐受情况逐渐增加用量，直至常量。

5. 继发效应（secondary reaction）：治病过程中由于药物的治疗作用引起的不良后果，它既不是副作用，也不是药物本身的效应，而是药物间接作用的结果，也称"治疗矛盾"。例如，长期使用广谱抗生素导致继发性感染，这是由于正常情况下人体内有多种细菌繁殖并且相互制衡，机体并不表现出病态。但当某些因素造成其中一种细菌大量繁殖或感染新的细菌时，常用抗生素来进行治疗，那些对抗生素敏感的细菌就被杀死或生长受到抑制，而对该抗生素不敏感的细菌由于制衡因素解除（即敏感菌群被杀死或被抑制），就会大量繁殖，引起二重感染或条件性感染。另外，治疗晚期梅毒时，注射青霉素后 24h 内可发生局部和全身反应，使原有症状加剧，这也属于继发效应。

6. 后遗效应（residual effect）：用药物治疗疾病虽然达到了治疗目的，但机体遗留下了损伤。如庆大霉素、链霉素、阿米卡星、奎宁、呋塞米等药物引起听力丧失；又如患者长期应用肾上腺皮质激素类药物时，上游内分泌腺被反馈抑制，停药后肾上腺可出现功能减退的现象。有些后遗效应由停药后血液中的残余药物所致，如服用长效镇静催眠药后，第二天早晨有宿醉现象。

7. 停药反应（withdrawal syndrome）：患者长期服用某药物，突然停药后出现原有疾病加剧的现象，也称为反跳现象。例如，某些患者长期应用一些血管扩张药（如硝酸甘油、曲克芦丁等），当突然停用时可出现血管收缩而引起心绞痛发作。吸毒者戒毒时出现的戒断反应（如失眠、焦虑、兴奋不安、震颤、惊厥甚至精神失常等），也属于停药反应。

8. 药物依赖（drug dependence）：患者使用某药物后获得了某种精神状态，一旦停止使用该药物，患者就感觉强烈不适，或出现生理功能异常，严重者甚至发生惊厥。为了体验这种精神状态或避免停药反应，患者不愿意停止使用该药物，反而出现长期、反复、强迫性使用该药的现象称为药物依赖。同一个体可对一种以上的药物产生依赖，容易引起药物依赖的药物多具有成瘾性，如海洛因、苯丙胺、氯胺酮等。

（二）非剂量依赖型药物不良反应

这类反应是一种与药物常规药理作用及药物剂量无关的异常反应，其发生率一般较低（不到 1%），但可造成死亡，难以预测，包括变态反应、特异质反应、致癌作用、致突变作用、致畸作用、致突变作用等。

1. 变态反应（allergy）：也称过敏反应，是一类免疫反应，与药物的治疗作用无关。药物本身或药物与机体的某些成分结合后被机体当作外来"侵犯者"，机体识别侵犯信号后就对全身免疫系统进行动员，建立起针对特定"侵犯者"的防御体系。当机体再次接触同一"侵犯者"时，就和"侵犯者"剧烈对抗，导致机体生理功能紊乱或组织、细胞损伤。不同药物引起的变态反应不同，同一药物在不同人体的反应也存在差异。变态反应与药物剂量无关，治疗量或极小量的药物都可能导致变态反应，用常规药理拮抗剂解救无效。轻者仅出现发热、皮肤瘙痒、红肿或各种药疹，以荨麻疹、麻疹、湿疹多见；重者可造成各系统损伤，甚至发生过敏性休克。这些症状可能单发，也可能多发。如果停止使用药物，症状则逐渐消失，以后再用同一种药物时可能再次引发同类反应。

2. 特异质反应（idiosyncratic reaction）：患者由于遗传物质的某些部位发生异常，在应用某些药物后发生与该药物常规药理作用无关的有害反应，这种针对特定药物发生的反应并不存在于一般人群中。有些人肝细胞内缺乏乙酰化酶，服用异烟肼等药物后容易出现多发性神经炎（表现为肢体末端皮肤发凉、发红、疼痛、麻木、运动障碍等）；有些人红细胞膜内的葡萄糖-6-磷酸脱氢酶存在缺陷，服用某些药物（如伯氨喹、磺胺类药物、阿司匹林、非那西丁等）后可出现溶血反应（轻者仅表现为发热，重者可出现头痛、胸痛、心前区压迫感等症状，甚至死亡）；葡萄糖-6-磷酸脱氢酶缺陷患者食用蚕豆后也可发生溶血反应，该反应又被称为蚕豆病。

3. 致癌作用（carcinogenesis）：某些药物导致遗传物质的特定部位损伤，可引起局部细胞无限制性增生（即形成肿瘤）。人类恶性肿瘤的 80％～85％ 为化学物质所致。有些药物已被正式确定为致癌物或可能致癌物，如己烯雌酚、环磷酰胺（cyclophosphamide，CYP）、左旋美法仑、非那西丁、苯丁酸氮芥、右旋糖苷铁、羟甲烯龙等。如用萘氮芥治疗霍奇金病或红细胞增多症，多年后大多数患者会发生膀胱癌；用美法仑治疗骨髓瘤可引起急性白血病。免疫抑制药物，即抑制免疫作用的药物，包括抗代谢药物、糖皮质激素类药物和抗淋巴细胞血清等，可使人体产生肿瘤的概率增加，其诱发的特异性肿瘤为淋巴肉瘤、皮肤癌、肝胆肿瘤、软组织肉瘤和肺腺癌等。有些药物如利血平、多巴胺、氯霉素、苯巴比妥、异烟肼、保泰松、苯丙胺、黄体酮等，虽有致癌作用的报道，但因总的发生率低，需要进行长期监测来确定与癌症的因果关系。

4. 致畸作用（teratogenesis）：某些药物进入妊娠的母体后干扰胚胎正常发育，导致婴儿出现先天畸形。一般认为，致畸作用主要发生于妊娠早期（怀孕最初 3 个月），但实际上药物对胎儿的作用不限于这个时期。除沙利度胺外，还有己烯雌酚、苯丙胺、碳酸锂、巯嘌呤、环磷酰胺、雄性激素、氯氮䓬、苯巴比妥、苯妥英钠、奎宁、四环素、链霉素、乙胺嘧啶、双香豆素、阿司匹林等药物，可以引起一定程度的先天畸形（如阿司匹林可以引起胎儿先天性唇裂）。

5. 致突变作用（mutagenesis）：某些药物进入体内可引起细胞遗传信息的改变。药物致突变作用的结局与药物的种类及其所作用的细胞有关。有些药物可以致癌，有些药物可引起动脉硬化、心脏病和衰老等。当药物作用于体细胞时，致突变作用仅在服用该药物的个体身上表现出来，不会传给下一代；若药物作用的细胞为胚胎细胞，可导致畸胎；若药物作用于生殖细胞，其影响可遗传到下一代。若生殖细胞的突变是非致死性的，可使后代出现显性或隐性遗传性疾病（包括先天畸形）；若生殖细胞突变是致死性的，则可引起流产与死胎。已被确认有致突变作用的药物有烷化剂、咖啡因等。

三、药物中毒

任何药物在剂量足够大或疗程足够长时都会产生中毒效应。药物中毒指进入体内的药物超过允许使用的最大剂量而引起人体组织损伤，并产生功能障碍。药物在体内发挥药理作用和产生毒理作用的组织、器官不一定完全相同，如氨基糖苷类药物主要被用于治疗尿道或胃肠道细菌感染，但该类药物却可造成听力减退和肾脏损伤。药物进入体内后随血流到达全身各处，通常仅对某些部位造成损伤。这些被药物损伤的少数器官、组织，被称为靶器官/组织（target organ /tissue）。同一药物可能不止一个靶器官，不同的药物也可能有相同的靶器官。

药物的毒性作用可分为直接作用和间接作用两种。直接作用指药物直接到达损伤部位，造成组织、器官损伤，被损伤部位通常是药物浓度最高的部位。间接作用则是药物通过改变机体某些器官的调节功能所致，不一定有很高的药物浓度。如绝大多数洋地黄类药物中毒发生于正常剂量范围内，洋地黄中毒致死主要与其促进高血钾、高血钙、低血镁等有关。

如果药物在直接接触的部位产生毒性效应，则称为药物的局部毒性作用；如果药物引起远离接触部位的脏器出现损伤，则称为全身毒性作用。药物的全身毒性作用并非对全身所有器官组织都有损伤效应，通常只对 1 或 2 种靶器官/组织产生毒性效应，不同靶器官/组织产生的损伤程度也不一定相同。

四、药源性损伤的症状

药物可以造成人体多个系统、器官损伤。单从症状本身看，药源性损伤的症状与其他原因导致的损伤相似，但出现于应用某种药物之后，在时间上有继起性，表现为用药后原有症状加重或出现新的症状。各系统常见症状如下：

（一）呼吸系统常见症状

呼吸频率加快、干咳，有时可伴有喘气、咳泡沫痰或痰中带血丝，严重时四肢末端、嘴唇、耳垂等部位变为紫色（缺氧所致）。

（二）心血管系统常见症状

心律失常、血压升高、血压降低、心绞痛等。

（三）消化系统常见症状

食欲不振、恶心、呕吐、吞咽困难、上腹部或右上腹疼痛、压痛、胀痛、全身皮肤黄染（或眼球黄染）、呕血、便血、腹泻或便秘、消化不良等。

（四）内分泌系统常见症状

内分泌系统包括下丘脑、垂体、甲状腺、肾上腺、性腺、胰岛等。每个内分泌腺损伤后，其症状各有不同，常见的药源性内分泌腺损伤症状如下：

1. 甲状腺损伤：表现为甲状腺功能亢进或甲状腺功能减退相关的症状。

（1）甲状腺功能亢进症状：①在食欲和食物的摄入量没有变化甚至增加的情况下，人很快变得消瘦；②心跳加快，通常每分钟超过 100 次，心跳不规则；③食欲增加；④紧张、焦虑不安或烦躁、难以入睡；⑤手和手指出现震颤；⑥女性月经改变；⑦多汗、怕热；⑧大便频繁；⑨疲劳、肌无力。

（2）甲状腺功能减退症状：①面色苍白，眼睑和颊部虚肿；②全身皮肤干燥、增厚、粗糙多屑，非凹陷性水肿，毛发脱落，少数患者指甲厚而脆裂；③体重增加；④表情淡漠，记忆力减退，反应迟钝，重者可出现痴呆、嗜睡，甚至昏睡；⑤心跳减慢，血压降低；⑥厌食、腹胀、便秘；⑦肌肉软弱无力、疼痛；⑧女性月经过多、久病闭经、不孕、贫血，男性阳痿、性欲减退；⑨如果患者是婴幼儿，可出现身材矮小、智力低下、性发育延迟。

2. 性腺损伤：男性性欲减退、勃起功能障碍、睾丸变软、阴茎缩小和射精异常；女性阴道干涩、性交疼痛或出现闭经。

3. 胰岛损伤：高血糖，甚至糖尿病（表现为多饮、多食、多尿、体重减轻）。

4. 肾上腺损伤。

（1）肾上腺功能不全：①急性期表现为患者肤色苍白、怕冷、便秘、恶心呕吐和腹

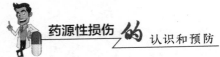

痛腹泻；②慢性期表现为患者腋毛和阴毛稀少、性欲下降，男性阳痿、女性闭经；③如引发肾上腺萎缩，患者表现为全身不适、无精打采、乏力、倦怠、食欲减退、恶心、体重减轻、头晕等。随着症状逐渐加重，患者皮肤、黏膜可出现棕褐色色素沉着。

（2）肾上腺皮质功能亢进：①向心性肥胖、满月脸、锁骨上窝和背颈部脂肪垫突出、悬垂腹、皮肤紫纹、皮肤易擦伤；②高血压；③多毛、痤疮、声音低钝，女性闭经、子宫萎缩、阴蒂肥大、性欲增高、乳房缩小；④肢体远端和手指细长、肌肉消瘦无力、骨质疏松；⑤伤口不易愈合、对感染抵抗力差；⑥精神障碍。

（五）神经系统常见症状

（1）中枢神经系统受损症状：包括神经症状和精神症状。①神经症状：构音障碍、视力障碍、听力障碍、感觉减退、肢体活动不便或瘫痪、意识丧失、肌痉挛、抽搐、小便障碍、步态蹒跚等；②精神症状：易激动、强哭、强笑、记忆力减退、失眠、精神错乱、惊厥、自责、恐惧，甚至自杀。

（2）周围神经系统受损症状：包括感觉过敏和感觉迟钝。①感觉过敏：有蚁行感、灼烧感、针刺感、皮肤麻木感；②感觉迟钝：对温、冷、触、痛反应迟钝。

（六）泌尿系统常见症状

腰部胀痛、血尿、尿痛、尿闭、结晶尿、管型尿（管型是由蛋白质、细胞和细胞碎片在肾小管、集合管中凝固而形成的圆柱形蛋白聚体）等。

（七）其他系统常见症状

肌肉疼痛、皮疹等。

五、药源性损伤的特点

（1）药源性损伤大多有一定的潜伏期（incubation period）。潜伏期是指药物进入体内后至出现症状之前所经历的一段时间。用药一段时间后，如果原有病情不但没有减轻，反而加重或出现新的症状，应怀疑出现了药源性损伤。不同药物所致损伤的潜伏期长短不一，短则 1~2 小时，长则可达数月，甚至数年。

（2）同一药物可以造成一个及以上系统、器官损伤，如抗癌化疗药 5-氟尿嘧啶可以造成消化系统、心血管系统、神经系统等损伤，阿米卡星既可损伤听力，也可损伤肾脏。不同的药物也可造成同一脏器的损伤，如目前已知 1000 余种药物可以引起肝损伤，该类损伤尤其容易发生于老年人和儿童。

（3）大多数药源性损伤的程度与用药剂量呈正相关：用药剂量越大，所造成的损伤越严重；减小用药剂量或停药，损伤可逐渐消失；当加大剂量或再用同一类药物时，又出现相同症状。

六、药源性损伤的分级

按损伤的轻重程度，药源性损伤分为轻微损伤、轻度损伤、中度损伤、重度损伤四

6

个等级。

（1）轻微损伤：仅有轻微症状，不需要治疗，对人体不会产生后遗症。

（2）轻度损伤：重要器官或系统有明显功能损害，但能耐受；虽不影响正常生活，但需要治疗或延迟出院。

（3）中度损伤：重要器官或系统功能有明显损害症状，影响正常生活；患者难以忍受，治疗后可恢复。

（4）重度损伤：出现下列情况之一，即可认为是重度药源性损伤：①危及生命或导致死亡；②使患者预期寿命缩短；③有严重的器官、系统功能障碍，反应持续 1 个月以上或治疗后遗留严重器官、系统功能障碍；④致癌、致畸（包括出生缺陷）。

第二节　药源性损伤的因素

用药后机体是否出现药源性损伤，取决于三个方面的因素，即患者因素、药物因素和不合理用药因素。患者因素包括体质、年龄、性别、遗传、健康状况、生活习惯等方面；药物因素包括药物的理化性质、药物之间的相互作用、药物纯度以及药物的剂型等方面；不合理用药因素较为复杂，有主观和客观方面原因，特别是滥用、错用药物。

一、患者因素

（一）年龄

人的一生经过婴幼儿、青少年、中年、老年等几个阶段。在人生的不同阶段，机体对药物的代谢速度不同，对药物的敏感性也存在差别，因而药物对机体造成的损伤程度也有所不同。

1. 婴幼儿阶段。

（1）婴幼儿发育尚不成熟，肝脏内药物代谢酶不完善，肾排泄功能不完善；药物代谢速度较低，半衰期较长；如新生儿肝脏缺乏尿苷二磷酸葡萄糖醛酸基转移酶，对氯霉素的解毒能力差，氯霉素容易引发"灰婴综合征"（表现为循环衰竭、呼吸困难、进行性血压下降、皮肤苍白和发绀）。

（2）婴幼儿肾脏血流量仅为成年人的 $20\% \sim 40\%$，肾小球滤过和肾小管分泌能力弱，使得药物不容易排出体外，容易蓄积。比如，用庆大霉素时，药物的半衰期明显延长，容易致肾脏损伤。

（3）皮肤、黏膜面积与体重的比值较成年人大，皮肤或黏膜对药物的吸收率较成年人高，这也是容易发生药源性损伤的原因之一。

（4）婴幼儿血脑屏障发育不完善，药物容易进入脑内，造成神经系统损伤，如应用吗啡容易导致呼吸抑制。

（5）婴幼儿处于生长发育最快的阶段，容易受到药物干扰，如氟喹诺酮类药物可以

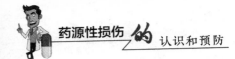

影响小儿长骨的生长发育，四环素可以影响牙齿发育等。

2. 老年阶段。

（1）各种生理机能减退，吸收能力下降，口服吸收率低，药物在消化道停留时间过长，容易造成溃疡性损伤。

（2）血管硬化或老化等造成血供不足，导致肾脏萎缩，影响药物排出。

（3）老年人肝脏代谢能力减弱，药物代谢减缓，容易蓄积在体内，造成损伤。如安定在老年人体内的半衰期为青年人的4倍。

（二）性别

由于身体结构差异和社会分工不同，女性身体状况和男性不同。通常，女性对药物的反应较男性更为敏感，更容易出现药源性损伤。地高辛、肝素、卡托普利等所致药源性红斑狼疮的发生率，女性明显高于男性（据调查，药源性红斑狼疮的发生率在女性为14.2%，而男性仅为7.3%），氯霉素引起女性再生障碍性贫血（简称再障）的发病率为男性的2倍，保泰松引起女性粒细胞缺乏症的发病率为男性的3倍，但是药源性皮炎的发生率男性高于女性（约为女性的1.5倍）。

由于存在月经、妊娠、哺乳等特殊生理现象，女性更易发生药源性损伤事件。妊娠期妇女用药不慎，可导致胎儿发育不良、畸胎，甚至流产等严重后果。已有报道，妊娠期妇女服用过多阿司匹林，在分娩时会出现流血量增加的情况，且新生儿也有并发出血的危险。此外，妇女在月经期服用抗凝药，常会导致盆腔充血和月经量增多。

（三）遗传

世界上几乎没有遗传物质完全相同的两个人，这就决定了不同个体的药物敏感性不会完全相同。由于某些代谢酶遗传性缺陷而导致药源性损伤的事例并不少见，最常见的遗传性缺陷有：

1. 葡萄糖－6－磷酸脱氢酶缺陷：葡萄糖－6－磷酸脱氢酶是一种葡萄糖代谢酶，在糖代谢过程中会产生一种还原性物质来保护红细胞。葡萄糖－6－磷酸脱氢酶缺陷的患者在服用某些具有氧化作用的药物或代谢后可以产生氧化性较强的物质的药物时，其红细胞膜上的巯基容易被氧化而发生溶血。

2. 乙酰化酶或去乙酰化酶缺陷：在正常人体的细胞核内，组蛋白乙酰化与去乙酰化过程处于动态平衡，由乙酰化酶和去乙酰化酶共同调控。它们中任何一种酶缺陷，都可能引起乙酰化与去乙酰化的动态平衡破坏。当乙酰化酶或去乙酰化酶缺陷患者服用某些含乙酰基的药物时，容易发生药物蓄积。这种遗传缺陷在我国较普遍，占全部遗传异常的20%左右。该类酶缺陷引起的最常见的后果是容易发生周围神经炎和肝脏损害。胆碱酯酶抑制剂常用来治疗阿尔茨海默病，但容易产生神经毒性，研究表明可能与乙酰化酶缺陷有关。异烟肼在肝脏中代谢要经过乙酰化和去乙酰化，如果存在乙酰化酶或去乙酰化酶缺陷，容易导致药源性肝损伤。

附：几个基本概念

基因（gene）：指带有遗传信息的 DNA 片段。人体的生长、衰老、死亡等一切生命现象都与基因有关。

等位基因（allele）：指位于一对同源染色体相同位置上控制同一性状的基因。若一对同源染色体的同一位点上的两个基因一模一样，则称为纯合子；若同一位点上的两个基因不同，则称为杂合子。

同源染色体（homologous chromosome）：人类的遗传信息主要集中于细胞核，细胞核内携带遗传信息的物质，称为染色体（染色体在复制时解聚，成为染色质）。二倍体生物（包括人）的染色体呈对分布。人体有 23 对染色体（即 46 条）。每一对染色体包含两条染色体，其中一条来自父本，另一条来自母本，称为同源染色体。它们的形态、大小和结构基本相同，控制相同的性状。

遗传多态性（genetic polymorphism）：指生物群体中，同一基因存在 2 个或 2 个以上等位基因（频率＞0.01）的现象。遗传多态性的类型很多，从个体到细胞，再到蛋白质、基因水平均存在着遗传多态性。

与遗传因素有关的药源性损伤还有过敏性疾病。过敏性疾病是一类多基因遗传疾病，并受环境因素影响。若家族中有多位成员患有过敏性疾病，那么其后代出现过敏性疾病的概率比正常人群高。如磺胺类药物会引起某些人发热、药疹、局部水肿，严重者可发生剥脱性皮炎；少数人对青霉素过敏，甚至会出现过敏性休克。

（四）健康状况

正常情况下，机体的代谢较为旺盛，进入体内的药物容易经代谢而被排出体外。但当机体存在某些疾病时，代谢速度减慢，容易导致药物在体内蓄积。通常，血－脑屏障功能完好，大分子药物不易透过血－脑屏障到达中枢神经系统，但当中枢神经系统存在疾患或损伤时，中枢神经系统就容易受到药物的影响。

1. 大多数药物在肝脏代谢。当患者肝功能障碍时，其肝脏的代谢能力下降，如在正常人中安定的半衰期为 46.6 小时，但在肝硬化患者可达 105.6 小时。此外，肝脏有疾病时，其合成白蛋白和凝血因子减少，易引发出血。

2. 当患者肾功能减退时，其排泄速度减慢，药物进入体内后不易排出，药效可能增强。如肾功能不全者服用哌替啶可发生惊厥。

3. 心脏疾病患者，其血液循环存在一定障碍，从而影响药物的吸收、分布、代谢和排泄，也更容易出现心脏毒性反应。如心肌缺血患者服用强心苷类药物容易出现严重心律失常。

4. 神经系统疾病患者（如颅脑外伤、脑膜炎、脑血管意外等），其血－脑屏障通透性通常增加，药物容易到达脑组织而产生神经毒性。

5. 阿司匹林诱发的变态反应并不多见，但在慢性支气管炎患者中，其发生率可达 28%。

6. 服用氨苄西林后，一般人的皮疹发生率为 3.1%～3.8%，而在单核细胞增多症

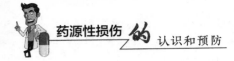

的患者中皮疹发生率可达 42%~100%。

7. 抑郁症、溃疡病、震颤性麻痹、创伤等使胃排空延长，会延缓口服药物的吸收，也容易诱发药源性损伤。

（五）生活习惯

个体营养状态与其饮食习惯密切相关。有些女性为了保持苗条身材而过度节食，导致营养不良，甚至出现胃萎缩。胃萎缩对食物消化和吸收都有严重影响，加剧了营养不良。营养不良患者的血浆蛋白含量低，而且其肝细胞内药物代谢酶活性亦较低，药物代谢速度减慢，导致药物容易在体内蓄积。

有些人喜欢吃脂肪含量高的食物，如比萨、汉堡、巧克力、油炸食品等，而这些富含脂肪的食物会增加机体对脂溶性药物的吸收，使得该类药物的血药浓度短时间内急剧升高而引发药源性损伤。不良的饮食习惯还常导致某些维生素缺乏，容易诱发药源性损伤或加重某些药物所致的损伤。如维生素 B_1 缺乏时，抗结核药异烟肼易引发神经损伤。

不良的生活习惯，如吸烟或饮酒，也是引起药源性损伤的重要原因。吸烟女性在服用避孕药时，更容易发生心肌梗死。饮酒时，服用丙氧氨酚复方片容易引发猝死。此外，酒精可以扩张血管，与氨茶碱、利血平等药物合用时可导致血压下降，甚至出现低血压。

（六）患者及其监护人的心理状况

有些患者为摆脱病痛，不遵医嘱，擅自加大剂量，导致药源性损伤。也有些儿童的家长因急于让孩子摆脱疼痛，胡乱用药，导致儿童机体严重损伤。也有少部分人为寻求药物带来的欢愉感而使用海洛因、摇头丸、阿片等药物，导致器官损伤。

二、药物因素

药物的理化性质、剂量、剂型、给药途径、用药时间以及药物之间的相互作用，在药源性损伤中是非常重要的因素。此外，药物从生产到进入人体之前，要经过生产、运输、保存、管理等环节。任何一个环节的把关不严，都可能影响药物的理化性质，导致药源性损伤。

（一）药物的理化性质

药物的组成成分和分子结构决定药物的理化性质，而药物的理化性质与其损伤作用密切相关。药物的脂溶性越强，越容易被吸收入血，也就越容易在体内蓄积而损伤机体。如服用较大剂量的脂溶性维生素 A 容易中毒。

通常情况下，分子结构相似的药物，其药理作用也相似，对机体所造成的损伤亦相似。如青霉素类药物都可以引起过敏反应，青霉素 G、氨苄西林、羧苄西林都可以引起过敏性肾病或间质性肾炎。当然，药源性损伤不仅仅与其分子结构有关，还与其分子组成元素有关，如酮洛芬和氟比洛芬化学结构相似，但前者药源性损伤的发生率低于后者。

（二）药物的剂量

对于剂量依赖型药源性损伤，其损伤程度与剂量呈正相关。剂量越大，对人体造成的损伤也越大。如男性服用螺内酯（一种低效利尿药物）利尿时，如果剂量为100 mg/d，对乳房没有明显影响；当剂量增加到 200 mg/d 时，就有少部分患者出现乳房增大；当剂量增加到 300 mg/d 时，出现乳房增大的患者比例更高。

（三）剂型和给药途径

所有药物必须被制成适合医疗和预防应用的形式，这种形式称为药物的剂型。同一种药物可加工成不同的剂型。药物剂型的分类有多种方法，可按药物形态、给药途径、分散系统、制法等进行分类。这里仅介绍按药物形态和按给药途径两种分类方法：

1. 按药物形态，药物剂型可分为固体剂型（如丸剂、片剂、膜剂等）、半固体剂型（如软膏剂、栓剂、糊剂等）、液体剂型（如水剂、溶液剂、注射剂、洗剂、搽剂等）和气体剂型（如气雾剂、喷雾剂等）等。

2. 按给药途径，药物剂型可分为经胃肠道给药剂型（药物制剂经口进入胃肠道，如片剂、颗粒剂、胶囊剂、溶液剂等）和非经胃肠道给药剂型（除口服给药途径以外的其他剂型，包括注射给药剂型、呼吸道给药剂型、皮肤给药剂型、黏膜给药剂型、腔道给药剂型等）。

同一种药物的不同剂型进入体内的途径常常不同。相同剂量的同一药物通过不同途径进入体内后的浓度并不完全相同，因此，给机体造成的损伤程度也不同。如果不按照正确的给药途径和给药方法用药，机体容易产生药源性损伤，如将注射剂用于黏膜给药、肌肉注射剂用于静脉注射、整片服用的药物搅碎或捣碎服用等。实践表明：肌内注射剂用于静脉注射，可发生严重的过敏反应或毒性反应，甚至危及患者生命；注射剂用于黏膜给药（包括口服），可能引起黏膜损伤；有些药物适于整片服用，若将其搅碎或捣碎服用，可增加其对胃黏膜的刺激，出现药源性胃糜烂、胃溃疡等损伤。

（四）用药时间

一般而言，用药时间越长，发生药源性损伤的可能性越大。长时间用药容易引起慢性中毒。

1. 服用螺内酯，同一剂量下服用 8 周以内，不会出现男性乳房增大，但如果连续服用 24 周，则男性乳房增大的发生率可达 66%。

2. 长期服用大剂量糖皮质激素，可导致皮肤黏膜出现红斑、瘀点，满月脸，多毛，脱发，痤疮，声音低钝，女性闭经、子宫萎缩、阴蒂肥大、乳房缩小，肌肉增加等现象。

3. 长期使用链霉素可引起中毒性耳聋，长期使用庆大霉素可引起少尿、无尿或多尿、高血压、血尿等肾功能障碍症状，长期使用强心药物可引起心律失常、心室颤动、心搏骤停等症状。

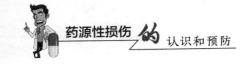

（五）药物之间的相互作用

患者有可能同时服用几种药物，这些药物之间可能会发生相互作用，使药效增加或减弱。如果各种药物表现出的总效应超过单一药物疗效之和，称为协同效应，如黄葵素与多种化疗药物合用，抗肿瘤效应增强；如果疗效不如单一用药，则称为拮抗效应。同理，各种药物之间的损伤效应也存在协同效应和拮抗效应。一般情况下，所用药物越多，越容易产生药源性损伤。研究表明：当合用2种或3种药物时，药源性损伤的发生率为1.8%～2.71%；合用4～6种药物时，药源性损伤的发生率为3.88%～6.14%；而合用7～10种药物时，药源性损伤的发生率为7.29%～8.26%。

三环类抗抑郁药与苯丙胺联用，可产生高血压危象；三环类抗抑郁药与肾上腺素、麻黄碱、去甲肾上腺素等合用，可引起心动过速及心律失常；强心苷与红霉素、四环素联用，可诱发心律失常；甲氨蝶呤与水杨酸钠、阿司匹林联用，可增加血液再生障碍的发生率和死亡率；红霉素与氨茶碱联用，可抑制氨茶碱的代谢。

不过，中药处方中的多种药物配伍，有很大一部分是为了减少药物的损伤效应。因此，中药也被用来降低抗癌药物对机体的损伤效应。

（六）药品质量

化学药物、中成药、抗生素等制剂都是在制药生产车间合成或加工。因不同药厂对杂质去除率不同，生产出的药品质量也不完全一样；有时同一厂家生产的不同批次的同一药物，其质量也存在差异（由于原材料质量不完全一致，导致药物中杂质含量不同）。药物杂质是指药物中不具有所需药理作用的成分，包括生产过程中加入的稳定剂、赋形剂、着色剂，混入的微量物质及药物制作过程中由于提取不纯而存留的各种物质。药物中的杂质可能会对人体造成损伤，甚至可能是药物造成损伤的主要原因。如氯贝丁酯中的对氯苯酚是引起皮炎的主要成分，氨苄西林中的蛋白质是引起药疹的主要成分，胶囊药中的染料是引起皮疹的主要成分。

（七）药物的非特异性损伤

有些药物的药理作用是针对细胞分裂，比如有些抗癌药针对肿瘤细胞分裂较快的特点而起作用。但人体细胞分裂较快的部位较多，如肠道上皮、毛囊等部位，这些部位在抗癌药物的作用下，也容易受到损伤，进而患者出现脱发、消化道溃疡等症状。

三、不合理用药因素

不合理用药的现象并不少见，轻则给患者带来不适，重则造成残疾，甚至危及生命。不合理用药的形式多样，现归纳如下：

（一）无明确指征用药

对症治疗是临床用药的重要原则。有时患者的疾病并不需要药物治疗或并非药物可以控制，有些医生安慰性地给患者开药，无原则地迁就患者或为了牟取经济利益而滥用处方权开药。

（二）选药不当

病患需要用药物来治疗，但如果选药不当、违反禁忌证或适应证选药，就会给患者造成损伤。如治疗感染性疾病时，选择对病原体无效或疗效不强的药物，不仅加重患者病情，而且可诱发药源性损伤；对高血压患者错用麻黄碱、肾上腺素及血管收缩剂，导致患者脑血管破裂；对青光眼患者错用散瞳剂、血管扩张剂而造成患者青光眼急性发作，引起失明；对呼吸功能不全患者错用吗啡等强镇静剂，造成呼吸停止；对具有出血倾向或有出血性疾病的患者错用大量抗凝剂（如枸橼酸钠、肝素、双香豆素等），导致患者大量出血；对有血栓形成或有栓塞性血管疾病的患者，使用大量止血药（如6－氨基己酸），造成心、脑等重要脏器发生栓塞、梗死；对肾功能减退患者错用含汞利尿剂，引起急性肾衰竭等。这些都属于选药不当造成的损伤。

（三）剂量过大或不足

1. 所用剂量过大，可以引起药物中毒。如某护士将高于正常治疗量数倍的胰岛素注入糖尿病患者静脉内，造成休克；某四个月幼儿患支气管炎，某医生将 2 ml 氨茶碱一次肌肉注射，造成幼儿心功能紊乱。

2. 所用药物剂量过小，不但达不到治疗效果，还贻误病情，甚至产生耐药。最常见且危害最大的用药剂量过小的情形，当属抗菌药物所用剂量不足。抗菌药物用量不足主要有以下两种情况：

（1）药物剂量不足：血药浓度达不到有效杀菌或抑菌的浓度，治疗无效，导致原有病情加重。

（2）用药频次不足：部分患者将每天三次用药（1 次/8 小时）自行改为每天两次（1 次/12 小时），服药次数不足，血药浓度下降，容易导致耐药菌大量生长，病程延长。

（四）用药时机不对

有些药物对胃肠道有较大的刺激作用，应该在饭后两小时服用，如果饭前用药，可造成胃溃疡；有些药物应该在饭前服用，饭后服用则无效，比如对胃黏膜起保护作用的药物。

此外，对于某些药物，用药时还应考虑生物节律。人类生物节律是在长期进化过程中形成的。人体肾上腺皮质激素的分泌有一定的节律。一般来说，早上 7 点到 8 点分泌水平最高，故应用皮质激素类药物时，应选用此时段给药，否则容易引起肾上腺皮质萎缩及功能障碍。

（五）不按疗程用药

不按疗程用药有三种情况，即不足疗程用药、超疗程用药和断续用药。

1. 不足疗程用药：患者用药时间过短，感觉好转即停药，但此时疾病尚未痊愈。比如，细菌感染后，需用抗菌药物治疗，多数抗菌药物可将繁殖期细菌杀灭，却不能杀

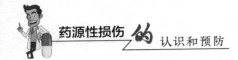
灭非繁殖期的细菌。若擅自停药，处于非繁殖期的细菌就会大量繁殖，导致反复或慢性感染，病情迁延不愈。也有一些疾病需要长期服药，如高血压，如果突然停药，可能导致脑卒中或心律失常，甚至猝死。

2. 超疗程用药：用药时间过长，疾病已经痊愈，仍然继续用药，容易引起药物在体内蓄积，发生慢性中毒。

3. 断续用药：患者违背药物说明书的方法或医嘱，不按正确的时间间隔用药，导致病情迁延不愈。这种情况多发生于老年人或记忆力较差者，常常忘记或错过该服药的时间点，但想起来时就超量用药。

（六）违背职业道德用药

极少数医药工作者或医疗单位在经济利益驱使下，违背职业道德选药、用药。本可以用价格较低且疗效较好的常规药物，却选用了价格昂贵、毒性资料不全的药物。有些制药企业在营销中使用非正常竞争手段给医生或医疗单位让利，导致乱用及滥用药物。此外还有因患者无力支付高额药费，改用廉价但毒性较大的药物或被淘汰的药物，导致患者出现药源性损伤的现象。

（七）误用、误服或遭他人投放有毒有害物质

1. 误用：医疗工作者无意识地将毒性较大药物、易成瘾药物及非药品当作治疗用药，导致患者严重损伤，甚至死亡。如某医务人员误将盐水瓶内的煤油当作葡萄糖注入患者静脉内，致患者死亡；某妇产科护士，连续两次把清洗马桶用的硝酸钠当作氯化钠给患者灌肠，致患者死亡；某药剂师错误地将处方中的外文药名 α－山道年（α－santonin，一种驱蛔虫的药物）看成士的宁（strychnine，一种生物碱，用于治疗轻瘫或弱视）给患者服用，造成严重损伤；某放射科医师为给患者进行消化道造影，误将氯化钡当成硫酸钡，让被检查者吞服，造成患者死亡。

2. 误服：服药者在不知情的情况下服用了某些药物，可造成严重损伤，多见于儿童和老年人。如曾有三个孩子把其祖辈的降压药（带有糖衣）当成糖吃而昏迷，也有老年人误将灭苍蝇药当成消炎药服用导致急性中毒。

3. 遭他人投放有毒有害物质：在不知情的情况下服用或接触他人故意投放的有毒有害物质。这种案例多见于熟人之间，多因利害冲突而产生。如某餐馆内连续几次出现客人食物中毒现象，后查明系他人故意投放有毒物质所致；某男在长达数月的时间内给其女同事茶水中投放甲睾酮，导致该女士闭经并出现男性体征（体毛变粗、变多，喉结突出，声音低沉等）。

第三节 药源性损伤的发生机制

药源性损伤的发生机制非常复杂，不同类型药物所致损伤的机制不同。剂量依赖型

药源性损伤与用药物剂量过大或药物作用增强有关；而非剂量依赖型药源性损伤与正常药理作用无关，而与患者免疫学改变或特殊的遗传缺陷有关。

一、剂量依赖型药源性损伤的发生机制

剂量依赖型药源性损伤的发生机制通常与药物代谢动力学的改变有关，包括药物在体内的吸收、分布、代谢、排泄等多个环节。一旦某个环节发生改变，体内的药物浓度就会发生改变。若药物浓度过高，就容易造成损伤。药物在体内的代谢过程，取决于药物本身的物理性质和化学性质，也与药物的剂量、患者的生理状况等方面有关。

（一）药物代谢动力学变化

药物代谢动力学（pharmacokinetic）是定量研究药物在机体内吸收、分布、代谢和排泄等规律的一门学科，其目的是阐明血液中药物浓度与时间的变化关系。

1. 药物的吸收（absorption）：吸收是指药物进入体内后被转运到血液的过程。药源性损伤与药物的吸收量和吸收速度有关。吸收过快，容易损伤靶器官；吸收过慢，药物在肠道内浓度过高、时间过长，容易造成肠道局部损伤。

药物吸收与多种因素有关，如给药途径、药物剂型、药物的脂溶性、内脏血流量、胃肠道 pH 值、胃排空能力等。给药途径对吸收速度影响最大，常见的给药途径有口服（胃肠道）、吸入（呼吸道）、涂抹（皮肤）、注射（包括静脉注射、肌内注射等）。脂溶性药物的吸收速度快，血药浓度上升也快，短时间内可以达到较高浓度；非脂溶性药物在肠道的吸收速度不一，且个体之间差异较大，即使在相同剂量下，有些患者可能没有反应，而另一些患者可能出现损伤。另外，机体的生理状态发生变化（如怀孕）或饮食习惯发生变化，也可能影响药物的吸收。

2. 药物的分布（distribution）：分布是指药物被吸收后随血流到达全身各部位的过程。药物在体内的分布取决于组织器官局部的血流量，药物与组织的亲和力大小及药物本身的化学性质、化学结构等因素。不同药物对人体不同器官、组织的亲和力不同，因而造成药物对各部位的损伤程度也不相同，如四环素类药物易损伤骨骼和牙齿，氯喹容易影响视力，氨基糖苷类药物容易引起肾损伤和耳聋。

药物进入血液后，在血液中以两种形式存在，即结合型和游离型。药物与血液中的特异性血浆蛋白结合，即为结合型药物；没有与特异性蛋白质结合的药物，即为游离型药物。游离型药物才有药理活性。血浆蛋白的含量通常是较为稳定的，随着血液中药物浓度的增高，结合蛋白逐步达到饱和状态，此时如果再增加剂量，血液中游离型药物浓度会剧增。另外，当多种药物合用时，它们可在蛋白质结合部位发生竞争，出现相互置换现象，与蛋白质亲和力较高的药物可将亲和力较低的药物从血浆蛋白结合部位置换出来，使后者的游离型药物浓度增高。如同时应用两种以上药物（如抗凝血药、降糖药、水杨酸类药物、磺胺类药物等），它们会竞争性地结合血浆蛋白，在一定程度上影响药物的分布。如服用抗凝血药双香豆素（与血浆蛋白的结合率达 99%）后再服用保泰松，由于保泰松与血浆蛋白的亲和力更强，双香豆素会被置换出来，导致血液中游离双香豆素水平增加，容易导致出血。

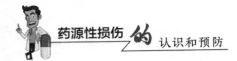

机体患有某些疾病时，药物与血浆蛋白的亲和力会发生改变。如患者存在肾脏和肝脏疾病，某些药物与血浆蛋白的亲和力会降低。老年人、病程较长的慢性病患者、长期营养不良的患者，血浆中蛋白含量降低，也容易导致药源性损伤。

3. 药物的代谢（metabolism）：进入体内的药物大部分在肝脏内代谢。药物代谢过程依赖于各种酶的催化作用，其中细胞色素 P450 酶系统最受关注。药物代谢酶的催化能力受药物、患者年龄、遗传、机体状态、营养、疾病、吸烟、饮酒等多种因素影响，其中以药物对代谢酶的影响最为显著。大多数情况下，经过代谢，原来有毒性的药物可转化为无毒性或低毒性代谢产物。当然，少数情况下也有使无毒性的药物转化为有毒代谢产物的情况。如果患者存在某些催化酶缺陷或缺乏，药物进入体内就不能被正常代谢，会在体内有较高浓度，进而引发机体损伤。如乙酰化酶缺乏的患者使用异烟肼时容易出现药源性神经炎。

药物在体内的代谢过程一般可分为三个阶段，每一阶段的代谢酶不同。第一阶段为生物启动阶段，主要进行氧化、还原或水解反应，使药物结构发生改变，脂溶性药物可转变为水溶性的物质。第二阶段，药物或其初步代谢产物与内源性物质发生结合反应。结合后，药物毒性降低、极性增加，易于排出体外。第三阶段，药物与内源性物质结合后变为水溶性物质，经生物转化后进入血液或其代谢产物可通过胆汁排泄。不能通过胆汁排泄的部分，随血流到达肾脏，通过尿液排出体外。具有极性且分子量在 300 kDa 以上的药物或其代谢产物大多由胆汁排泄；而分子量小于 300 kDa 的药物或其代谢产物则由肾脏排泄。

外界因素可以诱导药物代谢酶合成增加或使其合成受到抑制，从而影响药物的代谢。有些药物可以使肝药酶合成增多或活性增强，增加机体对药物的代谢能力。有些药物可抑制肝药酶活性或抑制肝药酶的合成，使其他药物代谢速度减慢。常见的肝药酶抑制剂有氯霉素、双香豆素、泼尼松等。

机体患某些疾病时，药物在肝脏的代谢会受到影响。如当心力衰竭、出血或静脉滴注去甲肾上腺素时，肝脏血流量减少，导致对利多卡因的消除率降低。

4. 药物的排泄（excretion）：排泄是指进入体内的药物到达肾脏后随尿液排出体外。很多疾病（如低血容量休克或肾脏疾病）会导致肾功能不全，影响尿液的正常生成，使药物在体内滞留时间较长，引起损伤。如氨基糖苷类药物更容易引起肾功能不全患者的耳聋或肾脏损伤。

（二）药物间的相互作用

合用多种药物时，这些药物在体内可能相互作用，其中一种药物可引起其他药物的效应发生改变。药物之间的相互作用可影响这些药物各自在体内的过程，包括吸收、分布、代谢、排泄等。其中一种药物发生改变，就可能影响其他药物的吸收速度。药物相互作用后也可能对肝脏代谢酶产生抑制作用，降低药物的代谢率。药物之间的相互作用，还可以导致肾脏对某些药物的排泄能力发生改变。

一般而言，使用两种以上的药物主要是为了增加药物的疗效或减轻药物的毒副作用，但药物选择不当也可能产生相反的结果。如噻嗪类利尿药与洋地黄合用，容易导致

16

心律失常；钙离子通道阻滞剂与普萘洛尔或地高辛合用，可以引起心动过缓；服用对乙酰氨基酚的患者使用利福平时，极易发生肝脏损伤。

（三）药物与食物的相互作用

中国传统医学中早就有关于药物与食物相互作用的记载，即人体在服用某些药物时应避免进食某些食物（称为"忌口"）。有些药物可以增加体内钾含量（如治疗高血压的血管紧张素转化酶抑制剂、治疗心力衰竭的地高辛以及保钾利尿药氨苯蝶啶等），而香蕉、绿叶蔬菜、豆类、坚果等含有大量钾元素，如同时摄入上述药物和食物，患者可能出现恶心、呕吐，甚至心搏骤停。酒精可以影响药物的药效。如过量饮酒会加强安定类药物、噻嗪类药物、三环类抗抑郁药物、镇静剂和抗组胺药物对中枢神经系统的抑制作用。

咖啡、茶及能量饮料均含有一定量的咖啡因。咖啡因可与多种药物发生作用，影响药效或增强药物副作用。

（四）药物与疾病的相互作用

有些患者同时患有多种疾病，当用药物治疗其中一种疾病时，可能会引发其他疾病急性发作。如有些患者同时患有心律失常和哮喘，当用普萘洛尔来治疗心律失常时，可能引发或加重哮喘。

二、非剂量依赖型药源性损伤的发生机制

非剂量依赖型药源性损伤与药物本身的药理作用无关，也与用药剂量无明确关系，其发生机制包括药物和患者两个方面的因素。

（一）药物因素

许多药源性损伤并非由药物的有效成分引起，而是由药物含有的杂质所致。这些杂质可以是在生产药物过程中所使用的添加剂（如稳定剂、着色剂、赋形剂、乳化剂和增溶剂等）或化学合成中产生的杂质，也可以是药品在保管、运输过程中发生的氧化、分解、降解、聚合反应等形成的新物质。如四环素降解产物的毒性比四环素本身强，青霉素引起的过敏反应主要是其降解产物青霉噻唑酸、青霉烯酸等所致。

（二）患者因素

1. 遗传因素：不同个体对同一剂量的相同药物有不同反应，称为药物反应的个体差异。个体差异的产生与遗传因素有关。举例如下：

（1）通常剂量下，巴比妥类药物对大多数人可以产生催眠作用，但对个别人不但不起催眠作用，反而可引起焦躁不安，使其不能入睡。

（2）过敏体质的人，应用某些药物后可产生过敏反应。如磺胺类药物可以引起极少数人发热、药疹、局部水肿，严重者可产生剥脱性皮炎；青霉素可以引起部分人发生过敏性休克。

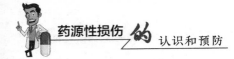

（3）有些人服用美芬妥因、奥美拉唑等药物后，容易产生皮疹、喉炎、恶心、中毒性肝炎、贫血等。

（4）有些人服用三环类抗抑郁药会产生排尿困难、心律失常等。

2. 药效学改变：通常情况下，在一定剂量范围内，药物效应与剂量呈正相关。但在靶器官或组织敏感性异常增高时，即使是常规剂量，也容易引发药源性损伤。这种情况在合用多种药物时，更容易发生，如氯贝丁酯、甲状腺激素等与华法林（一种抗凝药）合用时，能增强华法林的抗凝作用，容易导致出血。

3. 免疫性损伤：人类生活于自然界中，不可避免地要和各种致病物质接触。在长期生物进化中，人类进化出了一套能识别自身与异己的系统，这个系统帮助人们免除多种病患，因而取名"免疫系统"。免疫系统可以抵抗进入体内的外来致病物质（主要为病原微生物），减少这些外来物对机体的损伤。免疫系统抵抗外界致病因子的过程，称为免疫反应。机体的免疫反应对机体的生存具有非常重要的作用，但如果免疫反应过度或把机体自身的某些物质当作外来物进行抵抗，就会对机体造成损伤，即超敏反应或过敏反应。

药物本身或代谢产物沉积在某些部位，可被机体免疫系统识别为异己分子，引发免疫反应；另外，药物或其代谢产物与体内某些物质结合形成结合体后沉积在某些部位，被机体免疫系统识别为异己分子而加以抵抗，引发免疫性损伤。如青霉胺可以引起肺出血-肾炎综合征、药源性红斑狼疮；青霉素、甲基多巴、利福平等药物或其代谢产物结合到红细胞表面，被机体视为异己分子而加以抵抗，可引起溶血。

三、致癌、致突变、致畸的机制

药物与细胞内某些蛋白质或遗传物质发生反应，可导致控制细胞生命活动的信号发生改变。若药物使细胞获得无限增殖能力，可出现肿瘤（药物致癌效应）；药物累及少量体细胞，可使细胞偏离其原来的形态，呈病态（致突变）；药物累及生殖细胞，可在下一代表现出发育畸形（致畸）。

（一）致癌、致突变的机制

1. 药物引起染色体之间相互交联：正常人的体细胞中有 46 条（23 对）染色体，每一条染色体都由两条脱氧核糖核酸（DNA）链构成，两条链之间通过碱基互补配对的方式结合在一起，构成稳定结构。但当脱氧核糖核酸双链局部解链时，部分碱基可能暴露出来，与周围其他染色体上的相应碱基配对，形成交联。通常情况下，一个细胞中脱氧核糖核酸链间仅存在极少量的交联，但在外界因素（射线、药物等）刺激下可诱导出大量交联。交联引起染色体构象发生改变，在复制时容易产生碱基突变，甚至引起某些重要基因丢失，导致基因突变甚至癌变。研究表明，丝裂霉素、顺铂、卡莫司汀等抗癌药物可诱导交联形成而导致癌变。

2. 染色体断裂：大多数抗癌药物可以引起染色体断裂。断裂位置不同，产生的后果就不一样。某些部位断裂可以导致细胞死亡，另一些部位断裂则容易引发癌变。有些药物可导致正常细胞染色体断裂，使细胞获得无限增殖能力（可表现为致癌作用），如雌激素类化合物三羟异黄酮可引发生殖系统肿瘤。

3. 致突变作用：机体在某些不利因素作用下，短期内发生根本性改变，主要由基因突变所致。按突变区域的大小，突变可分为点突变和大突变。点突变即一个单一碱基的改变。大突变是涉及整个基因甚至多个基因的改变，大突变常常导致染色体畸变。基因突变后某些器官在形态、功能上会发生较大变异。顺铂、阿霉素、盐酸氮芥等抗癌药物可诱发基因突变。

4. 染色体畸变：细胞中染色体数目和结构发生改变。每种生物的染色体数目与结构是相对恒定的，但某些因素可能引起染色体数目与结构发生变化。染色结构畸变一般指染色体较大范围的结构改变。

某些药物，特别是一些抗肿瘤药物（如环磷酰胺、氮芥、白消安、甲氨蝶呤、阿糖胞苷等）、保胎药及预防妊娠反应的药物，均可引起人类染色体畸变。抗痉挛药物苯妥英钠可引起人淋巴细胞染色体畸变。

5. 抑制免疫反应：人体免疫系统除可抵御外界因子入侵外，还有对内的免疫监视作用。免疫监视是指免疫系统具有识别、杀伤并及时清除体内突变的细胞，防止其发生恶性转化的过程。免疫抑制剂可引起人体免疫监视功能下降，故易引起细胞发生恶性转化（即发生肿瘤）。免疫抑制剂是指能抑制机体免疫反应的药物，多用于治疗自身免疫性疾病（如类风湿性关节炎、系统性红斑狼疮、膜性肾小球肾炎和自身免疫性溶血性贫血等）和抑制排异反应（如器官移植可能导致排异反应）及某些严重病症。由于免疫抑制剂引起免疫监视功能下降，容易引发各种肿瘤，特别是淋巴瘤。

常见的免疫抑制剂有以下四类：

（1）糖皮质激素类，如氢化可的松、泼尼松等。

（2）微生物代谢产物，如环孢素、藤霉素等。

（3）抗代谢类，如硫唑嘌呤、霉酚酸酯等。

（4）烷化剂类，如环磷酰胺、氮芥、塞替派、洛莫司汀等。

（二）致畸的机制

药物致畸作用是指药物进入妊娠母体后，经胎盘进入胚胎而干扰胚胎发育，引起胎儿出生时即呈畸形。如沙利度胺（因它能够有效地阻止女性怀孕早期出现的呕吐反应，故又名反应停）引起胎儿肢体发育不全，出现"海豹肢畸形"新生儿，其机制尚未完全阐明，一般认为可能与下列因素有关：

1. 药物引起基因突变，导致胚胎发育异常。

2. 药物干扰某些细胞分裂，影响胚胎的正常发育。

3. 药物导致胚胎发育过程中某些细胞死亡。

4. 药物导致胚胎组织发育过程发生紊乱，使细胞和组织之间在时间和空间关系上不协调，导致某些组织器官异常。

5. 药物导致某些物质缺乏。

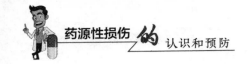

四、药物中毒引起细胞死亡的机制

细胞是构成生物体的基本单位。药物作用于人体细胞，引起其形态和功能发生变化。若药物破坏细胞的能量生成系统、细胞生存的环境或细胞的完整性，细胞就可能死亡。药物中毒引起细胞死亡的机制非常复杂，至今尚未完全明了，一般认为可能涉及以下几个方面：

1. 细胞膜损伤：有些药物可以直接破坏细胞膜结构，使其通透性增加或完整性遭到破坏，影响细胞信息传递、物质交换、免疫应答、细胞分裂、细胞分化等功能。早期表现为选择性膜通透性丧失，若完整性遭到破坏，则细胞死亡。蒽环类药物，包括阿霉素、表柔比星、柔红霉素和阿克拉霉素等能破坏细胞膜结构。

2. 线粒体损伤与三磷酸腺苷（adenosine triphosphate，ATP）的耗竭：线粒体是细胞内产生 ATP 的主要场所。ATP 是各种活细胞内普遍存在的一种高能磷酸化合物，水解时释放能量，在维持细胞生命活动中起重要作用。线粒体损伤后，ATP 生成减少，消耗增多，逐渐耗竭。当 ATP 能量供应减少 5%～10%，细胞便会出现明显的损伤效应；ATP 缺乏时，细胞就不能维持正常的生命活动，也不能维持完整的形态。

3. 细胞内钙离子浓度升高：细胞内外钙离子浓度的相对平衡状态是机体进行正常生命活动的必备条件。钙离子的主要生理功能包括以下几点：

（1）是一种凝血因子（凝血因子Ⅳ），参与凝血过程。

（2）参与肌肉（包括骨骼肌、平滑肌、心肌）收缩过程。

（3）参与神经递质的合成与释放，参与激素的合成与分泌。

（4）是构成骨骼和牙齿的重要物质。

正常情况下，细胞外钙离子浓度是细胞内钙离子浓度的 1000 倍。有些药物可促使细胞外钙离子大量流入细胞内，破坏细胞内外钙离子浓度的平衡，引起细胞损伤。如洋地黄苷、地高辛和毒毛花苷 K 等可使心肌细胞内游离钙离子浓度升高。若钙离子浓度的升高程度控制在一定范围内，可增强心肌收缩作用；若钙离子浓度升高过度，则出现毒性反应。

4. 氧化损伤：有些药物可直接生成具有强氧化能力的物质（较常见的为活性氧和活性氮），氧化体内多种物质（包括核酸、蛋白质、细胞膜和细胞器膜等），从而引起细胞损伤或死亡。如硝酸酯类药物既可以增加细胞和组织内的活性氧水平，也可以增加细胞和组织内的活性氮水平，当活性氧或活性氮含量超出一定的范围时，就会对机体造成损伤。

5. 缺血缺氧性损伤：有些药物可以损伤血管内皮细胞，导致血栓形成，阻塞血管，引起该血管供血区的组织缺血缺氧。常见的可损伤血管的药物有造影剂、化疗药、免疫抑制剂、免疫增强剂、环氧化酶抑制剂、抗精神病药和激素等。缺氧会导致组织坏死，特别是脑组织对缺氧最敏感，也最容易发生坏死。

6. 使细胞内代谢酶或某些蛋白质丧失功能：蛋白质（包括酶）是维持机体正常生命活动不可缺少的物质。某些含重金属的药物（多见于矿物来源的传统药物）可以使细胞膜或细胞内的蛋白质变性，使其丧失功能；某些药物可以直接使细胞内的代谢酶丧失功能，导致正常的新陈代谢不能进行。

五、坏死与炎症

正常细胞内有多种水解酶，某些药物可以引起细胞死亡，细胞死亡后，原本位于细胞内的水解酶逸出到组织间隙，消化周围的组织和细胞，引起更多的细胞死亡。另一方面，死亡的细胞释放出大量可以引起炎症的物质（称为炎症介质），导致血管扩张，局部红肿。某些炎症介质还可以定向吸引血液中的白细胞，使白细胞到损伤部位清除坏死的细胞和组织。

第四节　药源性损伤的诊断

从形态改变和损伤症状看，药源性损伤与其他原因所致损伤没有本质区别。如果医生因采集病史不全而忽略患者的用药史，很容易将药源性损伤当作原有基础疾病加重或并发症而误诊。文献报道，多数误诊时间为 1~3 个月，也有误诊数年后才确诊的报道。

药源性损伤与用药存在因果关系，在时间上前后相继，即用药在前、损伤在后。一般而言，同一类药物引起的损伤类似，不同的药物所致损伤类型可能不同，但也可能相似。如果医务人员掌握了这些特点，不难做出正确的诊断。

一、明确用药史

明确用药史是诊断药源性损伤的前提条件。只要病史采集准确，就容易做出正确诊断。医务人员在采集病史时，重点询问以下问题，有助于诊断或排除药源性损伤：

1. 患者正在使用的药有哪些？
2. 何时开始用药？
3. 用药剂量多大？
4. 患者以往用过什么药？
5. 患者以往是否出现过类似的损伤或表现？
6. 患者近亲中是否有人用药后出现类似的损伤？
7. 患者是否对某药物过敏？
8. 患者近亲中是否有人对某药物过敏？

二、确定用药时间、用药剂量与损伤表现之间的关系

不同药物所致损伤的潜伏期长短不一。青霉素过敏可在用药后几分钟内出现，有时甚至几秒钟即可出现；药源性皮疹一般出现于用药后 1~3 周，当再次用药后，可在 24 小时内出现症状；抗菌药物所致肾损伤多发生于用药后 3~6 天；药源性神经系统损伤多见于用药后 2~3 周；药源性肝损伤多发生于用药后一个月以上。

有些患者在用药剂量较低时并无损伤症状，但在加大剂量后出现严重不适。若停

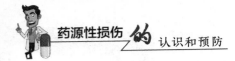

药，症状又会减轻（甚至消失）。当再用某类药物时，症状又出现。肝肾功能不全的患者容易出现药源性损伤。因此，需要对患者的症状、用药时间、用药剂量做出全面分析，综合判断。

三、排除非药物因素

一般情况下，患者用药之前就有症状和体征，用药以后可表现为原有症状加重或出现新的症状。医务人员需要明确哪些是新出现的症状、哪些是原有症状。此外，还需考虑营养状况和环境因素对患者的影响。有时，情况较为复杂，需要全面分析才能做出准确判断，如硝苯地平可以使患者下肢出现水肿，但高血压并发心力衰竭的患者也会出现下肢水肿。

四、确定引起损伤的药物

确定引起损伤的药物是诊断药源性损伤的重要方面。有时，患者往往同时服用几种药物，如果怀疑出现药源性损伤且不能停用所有药物，医务人员需要根据患者使用各种药物的先后顺序、以往用药史和文献报道，来确定所用药物当中哪一种最可能引起损伤，然后改用其他药物或减少剂量，并继续观察患者病情变化。若有缓解，则可以确认引起损伤的药物；若病情没有缓解，甚至加重，则需要重新分析。

五、实验室检查

医务人员可借助实验室检查来确认或排除损伤，重点检查下列内容有助于药源性损伤的诊断：

1. 检查与过敏相关的指标：嗜酸性粒细胞计数、皮试等。
2. 激发试验：从低浓度到高浓度逐次定量给予患者药物，观察药物所引起的反应，用以确定致伤药物。
3. 检查受损脏器及其损伤程度：血液学检查、生化指标检查、心电图检查、B超或彩超检查、X线检查、CT检查、磁共振成像等。
4. 长期使用药物的患者需要定期检查肝肾功能。

第五节　药源性损伤的治疗

治疗药源性损伤可用外科疗法和内科疗法。内科疗法主要采用药物进行治疗，大多数药源性损伤采用内科疗法即可痊愈。当损伤较轻时，也可以不用药物。但当出现脏器广泛坏死时，必须进行外科手术，摘除坏死脏器。另一方面，治疗药源性损伤也可分为对因治疗和对症治疗。对因治疗即针对引起损伤的原因施治，除去病因；而对症治疗，即仅针对病因引起的症状施治，使症状减轻。对症治疗和对因治疗都很重要，当损伤危及生命时，对症治疗极为重要。

一、治疗原则

（一）及时停药

治疗药源性损伤的根本原则是及时停药。大多数较轻的药源性损伤，停用引起损伤的药物后，机体会自我修复。若不停药，已发生的损伤会继续进展、加重，甚至造成死亡。

（二）对因治疗

当明确引起损伤的药物，且该药物有特效拮抗剂时，选用特效拮抗剂进行治疗，可阻止患者的损伤加重，如毒扁豆碱中毒可用阿托品进行解救。

（三）对症治疗

当症状严重时必须进行对症治疗，如青霉素引起过敏性休克时，必须立即进行抗休克治疗。

二、治疗措施

（一）及时停药

如果服用单一药物，原有病情加重或出现了新的症状，应怀疑出现了药源性损伤，此时停用药物是最明智的选择，并应立即就医。如果患者同时服用多种药物，怀疑出现了较重的药源性损伤但又不能确定是何种药物所致，则需停用所有药物。但如果患者原始病情严重，不允许停用所有药物，则需按药物反应的规律，结合具体情况，逐个停用或改用其他药物治疗。在某些特殊情况下，尽管致伤药物已经确定，但由于疾病治疗的需要而不能停用致伤药物时，医生需要权衡利弊，根据具体情况做出决定。

如果在停药后，临床症状减轻，则可明确出现了药源性损伤。较轻的损伤无须特殊处理，机体会逐步完成自我修复。

（二）促进药物排泄，减少机体对药物的吸收

对于剂量依赖型药源性的损伤，可通过给患者输液、利尿、血液透析等方法加速体内药物排泄。如磺胺药、甘露醇可以引起肾损伤，若不及时排出体外，会对肾脏持续造成损害，此时可通过输液、利尿来促进药物排出体外。

如果患者口服药物不久即出现较重损伤，可采用导泻、洗胃、催吐、给予毒物吸附剂等措施来降低药物在消化道内的吸收速度。如对于口服大量安定者，可以通过洗胃、催吐等方式进行急救。

（三）使用药物拮抗剂

如果致伤药物非常明确，且有针对致伤药物的特效拮抗剂，选用特效拮抗剂进行治

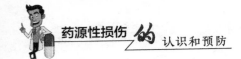

疗可以收到很好的效果。药物拮抗剂可以中和致伤药物或与致伤药物竞争靶细胞上的受体，从而降低致伤药物的药理活性，阻止药物继续致伤。如鱼精蛋白可使肝素失去抗凝活性，当肝素引起出血时，可用鱼精蛋白拮抗；多数催眠药有抑制中枢神经的作用，而贝美格有兴奋中枢神经的作用，当催眠药物引起患者深昏迷时，可用贝美格进行急救。

（四）过敏反应的治疗

1. 过敏性休克。

（1）治疗休克必须争分夺秒，应立即使患者平卧，确保患者气道通畅并给氧。如果出现气道阻塞，应立即进行气管插管或行气管切开术；同时抬高其下肢，加速血液回流，并注意保暖。

（2）补充血容量。开放静脉通道进行补液。一般采用两条静脉通道，一条用于快速输液，另一条用于给予抗休克药物。

（3）立即注射肾上腺素，一般皮下注射或肌内注射 $0.5 \sim 1.0$ mg（肾上腺素是救治过敏性休克的首选药物）。

（4）病情严重者可静脉滴注糖皮质激素及肌内注射异丙嗪。应用糖皮质激素时，疗程 $3 \sim 5$ 天。

（5）对于心跳、呼吸已停止者，需立即进行胸外心脏按压和口对口吹气。

2. 抗过敏治疗：可使用抗组胺类药物，如氯苯那敏、苯海拉明、赛庚啶、西替利嗪、异丙嗪等。此外，维生素 C 及葡萄糖酸钙也有一定的抗过敏作用。

（五）对症处理

尽管停药是治本，但对于损伤严重（或危及生命）的患者，需要对症处理。上述对过敏性休克的治疗，属于对症处理。对于药物引起皮肤瘙痒者，可用药物缓解瘙痒症状；对于出现恶心、呕吐等消化道反应者，可给予止吐剂治疗；对于药物引起的发热，可用解热镇痛药治疗；对于药源性高血压在停药后血压不降者，需用降压药物治疗；药源性肝损伤与病毒性肝炎的保肝治疗方法基本相同；对于药源性肾衰竭者，需要透析治疗；药物引发癫痫时，需要控制癫痫。

第六节　药源性损伤的预防

药物可以治病，但也能致病。因此，预防药源性损伤意义重大。只要全社会成员共同努力，药源性损伤并非不可控制。药源性损伤的预防是一个系统工程，需要教育部门、卫生行政部门、医疗机构、药物研发机构、个体等多方配合、共同努力。

一、教育国民

目前，药源性损伤发生率较高的根本原因在于国民对药源性损伤的认识不足。实际生活中存在用药不当或对药品保存不当的现象，进而导致很多药源性损伤事件的发生。

教育是解决一切问题的根本。如果人们对药源性损伤的形成原因及特征有较深刻的认识，必然自觉加以预防。在各级各类教育教学中将药源性损伤的相关知识列为素质教育课程，并教育国民自己建立个人用药档案，记载什么时候用药、用了什么药、出现了什么损伤，并将自己的用药档案及时报告给医药管理部门。管理部门在掌握了国民用药档案后进行综合分析，将某些共性问题列出来，作为素质教育的材料，帮助国民树立科学用药意识，使其自觉远离药源性损伤。

二、完善药源性损伤的报告制度，加大对药品的监管力度

政府相关部门制定相应的政策，加大对医疗部门的监管力度，并建立一套有效的监管体系和信息化平台，这对于预防药源性损伤有重要意义。尽管我国已经建立起一套药物不良反应的报告制度，但对于药源性损伤或药源性疾病的报告制度尚不完善，需要在长期的实践中不断完善。对于那些已被充分认识的药源性损伤，如能做到资源共享，让医务人员和患者都有适当渠道知道哪些药物可以引起什么损伤，就能最大限度地避免药源性损伤。对于那些未被认识的药源性损伤，尽管无法预测，但如果建立起一套开放的药源性损伤报告系统，将任何人发生的药源性损伤随时、随地报告，上传到相关数据库供人们查阅，让更多人引起重视，自然能降低药源性损伤的发生率。

三、加大对药品研发、生产、运输、保存各环节的监管力度

药物上市前要严格进行审查，要求药物研发、生产部门提供药物的详细、规范、科学、全面的资料。药物上市后应严密跟踪，关注药物引起的新发（以前未被发现的）不良反应。对药物的生产、保存、运输各环节进行严格监管，根据监管发现，调整相关政策。如果发现任何环节出现问题，或发现以前未曾报告的新发不良反应或损伤，应修改药品说明书、限制使用或撤出市场、吊销药品生产许可证、公布药品波及范围等，并及时公布调整信息。

四、加强毒性较大药品和易成瘾药品的管控

1. 加强毒性较大药品和易成瘾药品相关的药源性损伤的宣传：在民众中大力普及毒性较大药品和易成瘾药品的相关知识，特别是滥用这些物品容易带来的风险。

2. 加强毒性较大药品和易成瘾药品的管理：制定严格的防护和管理制度，加强药物的保管，严格控制毒性较大药品和易成瘾药品的销售渠道。

五、医疗部门是预防药源性损伤的主阵地

（一）合理用药

合理用药，指医务人员应考虑患者的具体情况合理施治，尽量避免滥用和误用药物。不合理用药造成的后果不容忽视，不合理用药可加重患者经济负担并浪费国家医药卫生资源，危及患者生命。当然，要做到绝对合理用药是一件极为困难的事情。

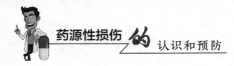

1. 合理用药的要素：一般认为，合理用药应当包括以下五个要素。

（1）对症、对因用药：对于病因明确者，所选药物要对因；若患者症状严重，还要注意对症下药。

（2）准确供药：不要将甲患者的药给乙患者，也不要将甲药物当成乙药物。

（3）剂量要适当、用药间隔正确无误：剂量不能过大，也不能过小；用药间隔要恰当，时间不能过长，也不能过短。

（4）药品必须质量合格，达到国家标准。杜绝给患者施用变质药品。

（5）价格低廉：尽可能减少患者的经济负担。

2. 合理用药需注意以下几方面：

（1）医生在开处方时，必须熟悉所选药物的特点（包括所用药物的药效学与药动学的特点，致癌、致畸、致突变、致敏性等潜在危险性），并仔细询问患者的家族史、过敏史。既要掌握治疗适应证，也要排除药物禁忌证。对于那些对多种药物敏感的患者，尽量简化治疗措施，避免发生或加重药源性损伤。

（2）尽量做到个性化给药、短疗程用药。即不同的人患同样的疾病，用药时应根据患者的具体情况来确定药物剂量，有时甚至要调整所用药物的种类（对于有药物过敏史者，更是如此）。

（3）尽量避免联合用药。确实需要联合用药时，要预测药物之间可能发生的相互作用及可能造成的损伤。

（4）给患者用药过程中，应严密观察病情。在使用可能对某器官有损伤的药物时，尽可能联用对该器官具有保护作用的药物，并定期监测患者相关器官的功能变化。在使用可能会对肝脏造成损伤的药物时，可同时给予保肝药，并定期检查肝功能；应用氨基糖苷类抗菌药物时，应及时检查患者的听力及肾功能；应用保泰松时，应定期检查血常规。用药过程中，一旦发现药源性损伤的早期症状，应及时停药并处理。

（5）注意药物的迟发反应，这种反应常发生于用药后数月或数年。如采用放射性碘（^{131}I）治疗甲亢，多年以后可能出现甲状腺功能减退。

（6）在用药过程中，给药途径必须合理。不得将肌内注射药用于静脉注射，也不能将注射药用于口服。

（二）加强对患者的教育

教育患者配合治疗，切忌胡乱用药、擅自停药，提高患者的用药依从性。

（三）建立医药协同机制，充分发挥医疗团队成员的作用

医生出具处方后，由临床药师配发或调剂药品给患者（对于住院患者，药物经护士配发给患者），因此医生、临床药师、护士就自然而然成了一个医疗团队。团队中的相关人员应通力协作，临床药师和护士也应及时追踪药物疗效和患者用药后出现的反应。若发现患者用药后出现损伤效应，医生、临床药师、护士应及时沟通，商议对策，适时调整药物及其用量，尽可能使药源性的损伤降到最低程度，并在实践中不断总结经验、吸取教训。

六、个体预防措施

1. 不滥用药物。有些患者稍有不适，就擅自用药。其实，有些轻度不适并不需要用药，机体可以自我调整、恢复。如感觉严重不适，患者应及时就医，不要轻信非医学专业人士介绍的药物或治疗方法。因为非医学专业人士既不能确切地了解他人病情，也不能准确把握药物的用法、用量和适应证。因此，他们推荐的药物和治疗方法不一定适合其他人。

2. 及时停药。在用药过程中，一旦发现原有症状加重或出现新的症状（如腹痛、厌食、黑尿、乏力、发热、肠胃不适、黄疸、萎靡、皮疹、瘙痒等），应及时停药，并向医生报告。

3. 长期用药时，应定期就医，定期检查肝肾功能，并向医生报告检查结果。

4. 学习药源性损伤的相关知识。

（1）学习并掌握常用药物的服用要求，自觉远离药源性损伤。患者如果事先学习过磺胺类药物易在泌尿道析出结晶，引起尿路损伤，出现血尿、尿痛等症状，那么，在服用这类药物时，就会适量饮水，或同服等量碳酸氢钠，这样就会减少尿路损伤的发生率或减轻损伤程度。

（2）某些药物在一天当中的不同时段服用，其疗效和药物副作用不完全相同，有时相差几倍甚至几十倍。因此，患者学习并掌握相关知识后，就会按时服用药物，将药物的治疗作用发挥到最大，使其损害程度降到最低。激素类药物对机体内分泌系统有反馈抑制作用，用药时间应尽可能与人体生物节律一致，这样可减少药物对内分泌系统的抑制作用。一天当中，糖皮质激素在上午7点至8点分泌量最高，以后逐渐降低，至午后最低。因此使用糖皮质激素治疗疾病时，应尽可能早晨用药。人体中枢神经系统一般是白天兴奋性高，晚上兴奋性低，用于调整中枢神经兴奋性的药物应尽可能白天使用，避免影响睡眠。晚上服用氟哌噻吨美利曲辛片，可兴奋中枢神经而导致失眠。

（3）儿童、妊娠期和哺乳期妇女用药问题。

1）儿童用药：应注意选择对儿童生长发育影响小的药物，并注意其用法和用量。如婴幼儿不宜服用磺胺类药物，2岁以下儿童最好不用氨茶碱，8岁以下儿童不宜使四环素类药物，14岁以下儿童不宜使用喹诺酮类抗菌药物等。

2）妊娠期妇女用药：应注意选择对胎儿影响最小的药物。如孕妇不宜用链霉素、庆大霉素等氨基糖苷类抗菌药物。

3）哺乳期妇女用药：应注意选择对婴儿生长发育影响最小的药物。若所服用药物可影响婴儿发育，服药期间应停止哺乳。如服用红霉素时应改用人工哺乳。

（4）要注意药物之间的相互作用以及食物与药物间的相互作用。同时服用多种药物时，各种药物可能会发生相互作用，从而影响疗效或造成损伤。应避免抗菌药物与硫糖铝等多价阳离子药物同时服用，如果必须合用，服药时间间隔应在3小时以上；服用螺内酯时，为预防高钾血症、心律失常，尽量避免食用香蕉、菠菜等含钾量高的食物。

（5）对于刺激性较大的药物，患者在服用时应尽量使其刺激作用减到最小。如阿仑膦酸钠片（一种治疗骨质疏松的药物）可对上消化道产生刺激作用，服用时应多喝水，

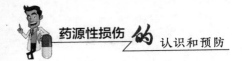
并且服药后至进食前不要躺卧；在睡觉前或清早起床前不要服用该药；最好不要咀嚼或吮药片，以防口咽部溃疡。

（6）学习一些药品保管方面的知识。生物制品（如胰岛素）等需要冷藏；对于见光、受热容易分解的药物，应避光（如维生素 K_1）、低温（如栓剂）保存。

（7）使用可引起停药反应的药物时，不应骤然停药，而应逐渐减量，直至完全停药。如骤然停用硝酸甘油、曲克芦丁等血管扩张药，可造成反跳性血管收缩，而致心绞痛发作。因此，在达到治疗目的后，患者应逐渐减少药物用量，直至停药。

（王晔）

参考资料

1. SCHOLL J H G, VAN HUNSEL F P A M, HAK E, et al. Time to onset in statistical signal detection revisited: a follow-up study in long-term onset adverse drug reactions [J]. Pharmacoepidemiol Drug Saf, 2019, 28 (10): 1283-1289.

2. DA SILVA K D L, FERNANDES F E M, DE LIMA PESSOA T, et al. Prevalence and profile of adverse drug reactions in high-risk pregnancy: a cohort study [J]. BMC Pregnancy Childbirth, 2019, 19 (1): 199.

3. PATEL T K, PATEL P B. Mortality among patients due to adverse drug reactions that lead to hospitalization: a meta-analysis [J]. Eur J Clin Pharmacol, 2018, 74 (6): 819-832.

4. TANG Y, YANG J, ANG P S, et al. Detecting adverse drug reactions in discharge summaries of electronic medical records using Readpeer [J]. Int J Med Inform, 2019, 128: 62-70.

5. KOPCIUCH D, ZAPRUTKO T, PACZKOWSKA A, et al. Safety of medicines — pharmacists' knowledge, practice, and attitudes toward pharmacovigilance and adverse drug reactions reporting process [J]. Pharmacoepidemiol Drug Saf, 2019, 28 (12): 1543-1551.

6. BARCELOS F C, DE MATOS G C, DA SILVA M J S, et al. Suspected adverse drug reactions related to breast cancer chemotherapy: disproportionality analysis of the Brazilian Spontaneous Reporting System [J]. Front Pharmacol, 2019, 10: 498.

7. BECKER M W, Lunardelli M J M, Tovo C V, et al. Drug and herb-induced liver injury: a critical review of Brazilian cases with proposals for the improvement of causality assessment using RUCAM [J]. Ann Hepatol, 2019, 18 (5): 742-750.

8. XING X X, ZHU C, LIANG H Y, et al. Associations between potentially inappropriate medications and averse health outcomes in the elderly: a systematic review and meta-analysis [J]. Ann Pharmacother, 2019, 53 (10): 1005-1019.

9. ALAYED N, ALKHALIFAH B, ALHARBI M, et al. Adverse drug reaction (ADR) as a cause of hospitalization at a government hospital in Saudi Arabia: a prospective observational study [J]. Curr drug saf, 2019, 14 (3): 192-198.

10. MAGGE A, SARKER A, NIKFARJAM A, et al. Comment on: "Deep learning for pharmacovigilance: recurrent neural network architectures for labeling adverse drug reactions in Twitter posts" [J]. J Am Med Inform Assoc, 2019, 26 (6): 577-579.

11. MASHAYEKHI-SARDOO H, MOHAMMADPOUR A H, NOMANI H, et al. The effect of diabetes mellitus on pharmacokinetics, pharmacodynamics and adverse drug reactions of anticancer drugs [J]. J Cell Physiol, 2019, 234 (11): 19339-19351.

12. GONZÁLEZ-DÍAZ S N, ARIAS-CRUZ A, MONGE-ORTEGA O P. Adverse immune reactions

and non—immune medications for perioperative use [J]. Rev Alerg Mex，2019，66（1）：99—114.

13. DAS S, BEHERA S K, XAVIER A S, et al. Are drug—drug interactions a real clinical concern? [J]. Perspect Clin Res, 2019, 10（2）：62—66.

14. 李秀云，张冬林.药物不良反应观察［M］.北京：人民军医出版社，2012.

15. 王树青，鞠伟华，周宣秀.常见药物不良反应与救治（西药分册）［M］.北京：军事医学科学出版社，2013.

16. 刘坚，吴新荣，蒋琳兰.药源性疾病监测与防治［M］.北京：人民军医出版社，2009.

17. 杨新波，黄正明.药物不良反应与药源性疾病的防治［M］.北京：军事医学科学出版社，2009.

18. 周聊生，牟燕.药源性疾病与防治［M］.北京：人民卫生出版社，2008.

19. 刘皋林，吕迁洲，张健.药源性疾病［M］.北京：人民卫生出版社，2019.

第二章　药源性免疫系统损伤

药源性免疫系统损伤是指药物直接或间接损伤免疫器官和免疫细胞，引起其结构和功能发生改变，影响免疫分子的合成、释放和生物活性，干扰或破坏神经－内分泌－免疫作用网络，使免疫系统对抗原产生过高或过低的应答，从而造成靶器官损伤。免疫系统是机体在长期生物进化过程中形成的可以识别和抵御外来物质侵袭的防御系统。免疫系统遍布于全身各组织脏器，随时监视着体内的各种变化，能识别入侵的外来物及体内发生变化的细胞（即识别自己和非己成分），并迅速做出应答反应，清除外来物和自身变化细胞，从而发挥免疫防御、免疫自稳、免疫监视三大重要功能，维持自身内环境稳定。免疫系统损伤后大多数患者表现为免疫功能降低，容易并发感染；少数患者也可表现为免疫功能异常增高，表现为超敏反应；也有部分患者表现为自身免疫性疾病（机体将自身成分当作抗原，发生免疫反应而导致自身组织损害）。

第一节　解剖生理

人体免疫系统由免疫器官、免疫细胞和免疫分子组成（图 2-1），具有免疫防御、免疫自稳和免疫监视等基本功能。

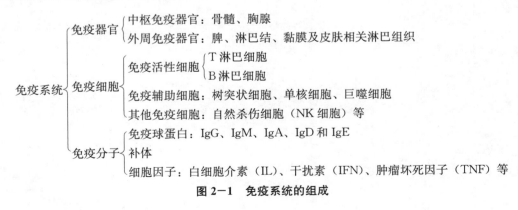

图 2-1　免疫系统的组成

一、免疫器官

根据功能差异，免疫器官可分为中枢免疫器官和外周免疫器官。

（一）中枢免疫器官

中枢免疫器官包括骨髓和胸腺，是造血干细胞分化为 B 细胞和 T 细胞的场所。骨髓既是各种免疫细胞、B 细胞的发源地，也是抗体（antibody，Ab）产生的主要部位。胸腺是 T 细胞分化的场所，成熟的 T 细胞 90％ 来源于胸腺，胸腺还参与免疫调节功能，分泌多种胸腺激素和细胞因子。

（二）外周免疫器官

外周免疫器官包括脾、淋巴结、全身皮肤、黏膜相关淋巴组织。外周免疫器官是成熟淋巴细胞定居的场所，也是淋巴细胞对外来抗原产生免疫应答的部位之一。

二、免疫细胞

（一）免疫活性细胞

免疫活性细胞包括 T 淋巴细胞和 B 淋巴细胞。

1. T 淋巴细胞：来源于骨髓淋巴干细胞，在骨髓生成的祖 T 细胞必须进入胸腺才能发育为成熟 T 淋巴细胞，随后移至外周免疫器官，所以又被称为胸腺依赖性淋巴细胞。T 淋巴细胞执行特异性细胞免疫应答，并参与体液免疫应答，是血液和组织中的主要淋巴细胞。

按 T 细胞抗原受体（T cell receptor，TCR）的不同，T 细胞可以分为 TCR1 型和 TCR2 型；按 T 细胞的表面标志分化簇（cluster of differentiation，CD）表型不同，T 细胞可以分为 CD4$^+$ 和 CD8$^+$ 两大亚群；按功能不同，T 细胞可以分为辅助性 T 细胞、细胞毒性 T 细胞、抑制性 T 细胞和迟发型超敏反应性 T 细胞。

2. B 淋巴细胞：由骨髓淋巴干细胞分化、成熟而来，故称为骨髓依赖性淋巴细胞。B 淋巴细胞是主导体液免疫的核心细胞，受抗原刺激后形成可产生抗体的浆细胞，是体内唯一能产生抗体的免疫细胞。

（二）免疫辅助细胞

又称为抗原提呈细胞，是能摄取、加工、处理抗原，并将抗原肽－MHC 分子复合物提呈给特异性淋巴细胞的一类免疫细胞，主要包括树突状细胞、单核细胞和巨噬细胞等。

（三）其他免疫细胞

除上述细胞外，还有多种细胞参与了免疫反应。粒细胞（包括中性粒细胞、嗜碱性粒细胞和嗜酸性粒细胞）不仅是炎症反应的重要细胞，在特异性免疫中也发挥重要作用，如清除抗原异物、释放各种活性介质、参与 I 型过敏反应等。肥大细胞主要分布于黏膜与结缔组织中，活化后释放组胺、白三烯、前列腺素等活性介质，是导致过敏反应的重要因素。NK 细胞由骨髓造血干细胞分化而来，可非特异性杀伤肿瘤细胞和病毒感

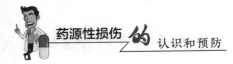

染细胞，不同于 T 淋巴细胞和 B 淋巴细胞的特异性免疫过程。NK 细胞也可产生一些调节 T 淋巴细胞、B 淋巴细胞和巨噬细胞功能的细胞因子和信使物质。

三、免疫分子

（一）免疫球蛋白（immunoglobulin, Ig）

具有抗体活性或化学结构与抗体相似的球蛋白统称为免疫球蛋白。抗体是一种能特异性识别、结合和清除抗原的免疫分子，是由 B 细胞识别抗原后增殖、分化为浆细胞产生的具有免疫功能的球蛋白。免疫球蛋白是化学结构上的概念，而抗体是生物功能上的概念，抗体都是免疫球蛋白，免疫球蛋白不一定都是抗体。Ig 由 2 条相同的重链和 2 条相同的轻链组成，根据 Ig 重链分子质量，Ig 可分为 5 类，即 IgM、IgG、IgA、IgD、IgE。

（二）补体（complement）

补体是由广泛存在于血清、组织液及某些细胞膜表面的蛋白质组成，具有精密调控机制的蛋白反应系统。补体在机体的免疫系统中起抗感染和免疫调节作用，并参与免疫病理反应。补体系统的激活主要有 3 条途径，即经典途径、旁路途径和 MBL（甘露糖结合凝集素）途径。在激活补体过程中会产生许多具有生物活性的物质，可导致一系列重要的生物效应，如溶解细胞与杀菌作用、促进炎症反应、中和及溶解病毒等，从而可增强机体防御能力或引起机体免疫性损伤。

（三）细胞因子（cytokine，CK）

细胞因子是指多种细胞（尤其是活化的免疫细胞）分泌的可调节细胞发育、迁徙和功能的可溶性小分子蛋白质。细胞因子不仅作用于机体免疫系统，调节免疫功能，而且在炎症反应、创伤愈合、造血、血管生成及其他生物学效应中发挥重要作用。已鉴定的细胞因子达百种以上，大体可分为 7 类：白细胞介素、干扰素、肿瘤坏死因子、集落刺激因子（CSF）、趋化因子、转化生长因子、其他生长因子（包括表皮细胞生长因子、血小板衍生生长因子、血管内皮细胞生长因子、成纤维细胞生长因子等）。

附：几个基本概念

抗原（antigen，Ag）是指所有能诱导机体发生免疫应答的物质，T 淋巴细胞和（或）B 淋巴细胞能特异性识别抗原并与之结合，然后 T 淋巴细胞和（或）B 淋巴细胞被激活，T 淋巴细胞被激活变成致敏 T 淋巴细胞，B 淋巴细胞被激活变成浆细胞，并产生抗体。抗体与抗原的结合是特异性的，即一种抗体只能结合一种特定的抗原。

免疫反应（immune response）是指机体对于异己成分或者变异的自体成分做出的防御反应，是免疫体系中各成员（包括抗原、免疫物质、免疫细胞、免疫组织）之间相互依赖、相互影响和相互作用的过程。免疫反应可分为非特异性免疫反应（nonspecific immunity）和特异性免疫反应（specific immunity）两种类型。非特异性免疫是生物在长期种系发育和进化过程中形成的一系列天然防御功能，构成人体防卫功能的第一道防线，并协同和参与特异性免疫反应。特异性免疫是经后天感染（病愈或无症状的感染）或人工预防接种（菌苗、疫苗、类毒素、免疫球蛋白等）后，机体获得的抵抗感染的能力，因此又叫获得性免疫，该型免疫只针对一种病原。特异性免疫反应又可分为 T 细胞介导的细胞免疫（cellular immunity）反应和 B 细胞介导的体液免疫（humoral immunity）反应。

细胞免疫指 T 细胞介导的免疫应答，即 T 细胞受到抗原刺激后，分化、增殖、转化为致敏 T 细胞，当同种抗原再次进入机体时，致敏 T 细胞直接杀伤抗原，致敏 T 细胞所释放的细胞因子协同杀伤。细胞免疫是清除细胞内寄生微生物的最有效的防御反应，也是排斥同种移植物或肿瘤抗原的有效手段。其作用机制包括两个方面：①致敏 T 细胞的直接杀伤作用。当致敏 T 细胞与带有相应抗原的靶细胞再次接触时，两者发生特异性结合，产生刺激作用，使靶细胞膜通透性发生改变，引起靶细胞内渗透压改变，靶细胞肿胀、溶解，最终死亡。②与淋巴因子相互配合、协同杀伤靶细胞。如皮肤反应因子可使血管通透性增高，使吞噬细胞易于从血管内游出；巨噬细胞趋化因子可诱导相应的免疫细胞向抗原所在部位集中，以利于对抗原进行吞噬、杀伤、清除。各种淋巴因子的协同作用可以扩大免疫效果，进而达到清除抗原异物的目的。

体液免疫指抗原与 B 细胞结合后，B 细胞活化并分裂增殖，产生两种细胞：一种为浆细胞，可以产生特异性抗体，抗体与抗原结合，破坏或清除抗原；另一种为记忆细胞，记忆细胞不能分泌抗体，只能产生浆细胞，浆细胞产生抗体。它们寿命长，对抗原十分敏感，能"记住"入侵的抗原。当同样的抗原第二次入侵时，能更快地做出反应，很快分裂产生新的浆细胞和新的记忆细胞，新的浆细胞产生抗体与抗原结合。

第二节　损伤机制

药物可以引起免疫细胞的结构和功能发生改变，从而影响免疫分子的合成、释放和生物活性。多种外界因素可干扰人体免疫功能，有些因素引起人体免疫功能降低，有些因素可以引起人体免疫功能增强，无论是增强作用还是抑制作用，均会对机体产生不利影响。免疫功能增强过度，可能会诱发超敏反应和自身免疫性疾病；免疫功能降低，则会削弱机体的抵抗力和对肿瘤等异常细胞的识别和杀灭能力，诱发感染和肿瘤。药物诱发的机体免疫系统异常应答，可发展为免疫性疾病，即药源性免疫系统疾病，包括免疫抑制（immunosuppression）、超敏反应（hypersensitivity）、自身免疫性疾病（autoimmunity）。

一、免疫抑制

药物对免疫功能的抑制作用包括对体液免疫功能、细胞免疫功能、巨噬细胞功能、NK 细胞功能等的抑制作用。免疫功能的降低可致机体对细菌、病毒、肿瘤及寄生虫的

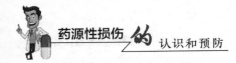

识别能力和抵抗能力下降，从而使机体发生感染、肿瘤的概率增加。药物主要通过以下三个方面的作用抑制免疫系统的功能：

（一）抑制免疫细胞增殖

所有的免疫细胞均来自骨髓的造血干细胞，激活的 T 细胞和 B 细胞也会克隆性生长、增殖。这些细胞对抑制细胞增殖的药物极为敏感，具有细胞毒性的抗肿瘤药物可直接杀灭增殖的免疫细胞。

（二）抑制免疫细胞分化

T 细胞和 B 细胞是淋巴干细胞在胸腺和骨髓特定的微环境中，经过定向分化、增殖过程形成的成熟淋巴细胞。成熟的 T 细胞需在多种复杂的诱导因素的作用下，经过一系列精细的调控才能进一步分化成为具有不同功能的 T 细胞亚型（如辅助性 T 细胞、细胞毒性 T 细胞）。成熟 B 细胞发育为浆细胞需经过免疫球蛋白基因重组等复杂的分化过程。药物对淋巴细胞分化过程的干扰最终会抑制机体的细胞免疫和体液免疫。抑制免疫细胞分化的经典药物有糖皮质激素、环孢素 A 等。

（三）抑制 T 细胞活化

辅助性 T 细胞与抗原提呈细胞的相互作用是特异性免疫反应中最重要的步骤。抗原提呈细胞诱导辅助性 T 细胞的活化过程，不仅需要 T 细胞表面受体与抗原提呈细胞提供的抗原－MHC（major histocompatibility complex，主要组织相容性复合体）的相互作用，还需要共刺激受体、黏附分子、细胞因子和胞内信号转导分子等的参与。某些药物可影响 T 细胞活化过程中的相关分子的功能或其表达水平，从而产生免疫抑制作用。

附：几个相关概念

共刺激分子（costimulatory molecule）：是为 T 细胞和（或）B 细胞完全活化提供共刺激信号的细胞表面分子及其配体。

黏附分子（adhesion molecule，AM）：是指由细胞产生、介导细胞与细胞或细胞与基质间相互接触和结合的一类分子。黏附分子大多为糖蛋白，少数为糖脂，分布于细胞表面或细胞外基质中。

细胞因子（cytokine，CK）：由免疫细胞和某些非免疫细胞受到刺激合成并分泌的一类具有广泛生物学活性的小分子蛋白质。

胞内信号转导分子：细胞的信号转导是指细胞通过胞膜或胞内受体感受信息分子的刺激，经细胞内信号转导系统转换，影响细胞生物学功能的过程。细胞内参与细胞信号转导的分子，即为胞内信号转导分子。

二、超敏反应

超敏反应，也叫变态反应，是机体识别外源性物质而引发的特异性免疫反应，是药物的常见不良反应之一。

（一）超敏反应过程

目前普遍认为超敏反应主要有以下 3 个发展阶段：

1. 致敏阶段：超敏原进入机体后，选择性地与某些 B 细胞结合，B 细胞随即产生抗体，这类抗体再作用于肥大细胞和嗜碱性粒细胞，使这些细胞对超敏原产生致敏状态。如果此后很长时间内没有超敏原刺激，这种致敏状态会自动消失。

2. 激发阶段：当相同的超敏原再次进入机体，与致敏的肥大细胞和嗜碱性粒细胞结合时，这些细胞将释放生物活性介质。

3. 效应阶段：生物活性介质引起局部或全身组织充血、水肿或抗体沉积。

（二）超敏反应分类

超敏反应分为 4 种类型：

1. Ⅰ型超敏反应：也称速发型超敏反应（immediate hypersensitivity），该型反应是 IgE 和肥大细胞介导的。再次侵入机体的抗原和黏合于肥大细胞表面的 IgE 特异性结合，激活肥大细胞释放组胺、前列腺素、白三烯、缓激肽等活性介质，机体迅速出现血管舒张、血管通透性增强、血管内物质渗出、平滑肌收缩和腺体大量分泌等明显的病理反应，但组织损伤通常并不严重。临床表现为皮肤荨麻疹、支气管哮喘、过敏性胃肠炎等，严重者可出现过敏性休克。

2. Ⅱ型超敏反应，也称抗体依赖性细胞毒性超敏反应（antibody dependent cytotoxic hypersensitivity）。该型超敏反应是由 IgG 或 IgM 抗体与靶细胞表面相应抗原结合后，在补体、吞噬细胞和 NK 细胞参与下，引起细胞溶解或组织损伤。药物与细胞表面蛋白质结合，或者药物引起细胞膜蛋白的异常改变，都有可能诱导相应的抗体生成，从而导致抗体介导的细胞毒性损伤。

3. Ⅲ型超敏反应，也称免疫复合物型超敏反应（immune complex type hypersensitivity）。该型超敏反应是由于可溶性免疫复合物沉积于局部或全身毛细血管基底膜后，通过激活补体和血小板，在嗜碱性粒细胞和中性粒细胞参与下，引起以器官或组织的充血水肿、局部坏死和粒细胞浸润为主要特征的炎症反应，导致组织损伤。常累及的靶部位包括肺、关节和肾等。

4. Ⅳ型超敏反应，也称迟发型超敏反应（delayed hypersensitivity），是细胞介导的超敏反应（cell mediated hypersensitivity）。该型超敏反应是指 T 细胞与相应抗原作用后，引起的以单核细胞浸润和组织细胞损伤为主要特征的炎症反应。此型变态反应是一种细胞免疫反应，没有抗体和补体的参与，发生较为缓慢，一般在再次接触抗原 48～72 小时后，反应才出现，故又称迟发型超敏反应。药物引起的Ⅳ型超敏反应常见于局部用药诱发的接触性皮炎，例如皮肤局部应用磺胺类抗菌药或抗真菌药等。

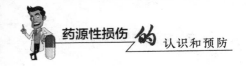

三、自身免疫性疾病

自身免疫性疾病是由于自身识别障碍，免疫球蛋白、T 细胞受体与自身抗原发生反应，导致组织损伤。在超敏反应中，免疫反应针对的是药物本身或药物－蛋白质复合物，而在药物诱发的自身免疫反应中，攻击的对象是自身的蛋白质，这有可能导致严重的组织损伤和自身免疫性疾病。药物诱发的自身免疫反应的机制与其抑制自身免疫耐受、干扰机体对自身分子的识别等有关，确切的机制尚不清楚，一般认为包括以下几个方面：

（一）干扰中枢免疫器官的筛选功能

B 淋巴细胞和 T 淋巴细胞分别在骨髓和胸腺内分化成熟后才进入循环系统，然后随血流到达全身各处。骨髓和胸腺通过筛选，仅允许能对异己成分发生免疫反应的 T 淋巴细胞和 B 淋巴细胞进入血液循环。药物通过干扰这种细胞的筛选清除过程，诱发自身免疫反应。

（二）药物毒性损伤诱发共刺激信号

通常情况下，在中枢免疫器官中未被清除的少量具有自身反应性的 T 淋巴细胞或 B 淋巴细胞到达外周免疫组织后，由于缺乏共刺激信号的作用，并不会被充分活化。若药物的毒性作用造成了明显的组织和细胞损伤，可诱发共刺激信号分子的表达，使自身免疫性 T 细胞、B 细胞完全活化，进而诱发自身攻击。

（三）暴露和提呈自身抗原

细胞受到药物的损伤后可能暴露出自身的抗原性物质，进而诱发自身的免疫攻击。另外，某些药物或其活性代谢物可以与体内的蛋白质发生反应。例如，蛋白质肽链发生氧化反应后，可以使自身蛋白转变为抗原性物质，诱发自身免疫反应。

（四）干扰细胞免疫基因的表达

免疫细胞的基因表达与药物诱发的自身免疫反应有直接的关系。药物对这些免疫基因表达的影响有可能诱发自身细胞或生物大分子的异常免疫反应。

（五）诱发交叉免疫反应

某些药物与机体自身蛋白之间存在一些共同或类似结构的基团，这些药物诱发的针对药物本身的免疫反应可能会因为交叉反应而攻击机体自身的蛋白分子。

第三节　损伤表现及常见引起免疫系统损伤的药物

药物对免疫系统的毒性作用除了与药物本身的化学性质有关，给药途径和剂量及用药个体的药物代谢基因的多态性对药源性免疫系统损伤的产生也有重要的影响，药源性免疫系统损伤的类型、临床表现及常见药物见表2-1。

表2-1　药源性免疫系统损伤的类型、临床表现及常见药物

类型		临床表现	常见药物
免疫抑制		机体感染性疾病、肿瘤的发生率增加	糖皮质激素、抗癌药、抗艾滋病药等
超敏反应	Ⅰ型超敏反应	皮疹、荨麻疹、过敏性鼻炎、哮喘、过敏性休克	大多数药物都可引起，尤其是生物制品（如胰岛素）和抗生素（青霉素、链霉素、磺胺类）等
	Ⅱ型超敏反应	溶血性贫血、白细胞减少症、急性肾小球肾炎、血小板减少症	解热镇痛药（吲哚美辛、非那西丁、安乃近）、异烟肼等
	Ⅲ型超敏反应	血清病、皮肤血管炎、超敏性肺炎、慢性肾小球肾炎、系统性红斑狼疮、类风湿性关节炎	青霉素、磺胺类、干扰素等
	Ⅳ型超敏反应	超敏性皮炎、接触性皮炎、肉芽肿、移植排斥反应	磺胺类、解热镇痛药、巴比妥类等
自身免疫性疾病		系统性红斑狼疮、免疫复合物型肾小球肾炎、溶血性贫血、血小板减少症	肼屈嗪、甲基多巴、异烟肼、普鲁卡因胺、氯丙嗪、磺胺类、苯妥英钠等

一、引起免疫抑制作用的药物及其损伤表现

临床上进行器官移植的患者以及进行肿瘤化疗的患者经常要用到免疫抑制剂。免疫抑制药物的作用是非特异性的，可导致机体免疫功能下降，病原微生物感染概率增加，长期应用还可能提高肿瘤发病率。

（一）糖皮质激素

糖皮质激素类药物中常见的有地塞米松、泼尼松、泼尼松龙、甲泼尼龙等。它们主要抑制细胞免疫反应，可以抑制免疫反应的各个环节，即既可抑制巨噬细胞对抗原的吞噬、处理与呈递作用，也可抑制巨噬细胞和T细胞产生白细胞介素-1（IL-1），还可抑制淋巴因子对巨噬细胞的作用。大剂量使用时，糖皮质激素也可抑制体液免疫。

糖皮质激素具有抗炎、抗过敏和抑制免疫应答等多种药理作用，临床上常被运用于治疗各类应激反应、各型超敏反应性疾病、其他免疫性疾病和炎症。在器官移植中，它

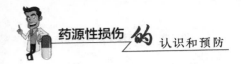

也是常用的免疫抑制剂。

糖皮质激素可通过多种途径影响免疫系统，对单核/巨噬细胞、中性粒细胞、T淋巴细胞和B淋巴细胞均有较强的抑制作用。糖皮质激素可诱导免疫细胞凋亡，T淋巴细胞对此尤其敏感。另外，糖皮质激素还可抑制巨噬细胞功能，抑制巨噬细胞产生IL-1和抑制T淋巴细胞合成白细胞介素-2（IL-2）。一般来说，糖皮质激素可抑制细胞毒性淋巴细胞应答、混合淋巴细胞反应、NK活性和淋巴细胞增殖。糖皮质激素的抗炎作用的主要机制是抑制促炎因子产生、抑制抗原-抗体反应、降低毛细血管通透性、减轻毒素对机体的损害，从而减轻炎症反应。但该类激素无抗菌能力，而且抑制抗体形成，并干扰体液和细胞免疫功能，使感染扩散。糖皮质激素有强大的抗细菌内毒素作用，可减少内源性致热源的释放，并能抑制下丘脑对致热源的反应，有较好的退热作用。

目前常用的糖皮质激素（如醋酸可的松、氢化可的松、地塞米松、醋酸泼尼松等）均可引起感染，且与其剂量水平和暴露时间有直接关系，可引起恶性水痘。

（二）烷化剂

该类药物主要用作抗肿瘤药物，如环磷酰胺、苯丁酸氮芥等。它们有强烈的免疫抑制作用，对体液免疫的抑制更为明显，对淋巴组织有较高的选择抑制作用，可抑制细胞增殖，非特异地杀伤抗原敏感性小淋巴细胞，限制其转化为淋巴母细胞，对受抗原刺激进入分裂像的B、T细胞均有抑制作用。该类药物不仅可以引发感染，也可因抑制机体的免疫监视功能而引发多种肿瘤。

环磷酰胺是烷化剂类药物，最初是作为抗肿瘤药发展起来的，由于毒性较小，应用较广，目前主要用于器官移植和自身免疫性疾病的治疗。它进入细胞后，被分解成一种能阻断细胞复制的强效DNA烷化剂。临床上环磷酰胺用于减轻自身免疫性疾病的症状和骨髓移植受体的预处理。环磷酰胺对骨髓具有抑制性损伤作用，抑制淋巴细胞增殖及分化，导致淋巴细胞数量和功能改变。环磷酰胺能抑制体液免疫和细胞介导的免疫应答，对B淋巴细胞有很强的抑制作用。因此，在适当剂量下可以明显抑制抗体的产生。不同亚型的T淋巴细胞对环磷酰胺的敏感性不同，抑制性淋巴细胞（suppressor T cells，具有抑制细胞免疫及体液免疫的功能）较敏感，辅助性T细胞（helper T cells，具有协助体液免疫和细胞免疫的功能）对环磷酰胺的敏感性稍差。

（三）抗代谢药

抗代谢药是指能与体内多种物质发生特异性结合，从而影响人体代谢功能的药物，通常它们的化学结构与体内的核酸或蛋白质相似。有些抗代谢药可以特异性干扰核酸的代谢，阻止细胞的分裂和增殖。甲氨蝶呤、硫唑嘌呤、巯嘌呤等均具有嘌呤拮抗作用。由于免疫活性细胞在抗原刺激后的增殖期需要嘌呤类物质，此时给予嘌呤拮抗剂能抑制DNA的合成，从而抑制淋巴细胞的增殖，产生免疫抑制作用。有些抗代谢药对T淋巴细胞的抑制作用较强，较小剂量即可抑制细胞免疫，而抑制B淋巴细胞功能则需要较高剂量。

（四）钙调神经磷酸酶抑制剂

环孢素等钙调神经磷酸酶抑制剂可选择性作用于钙离子依赖的信号转导系统，使钙离子磷酸酶失去活性，细胞内钙浓度增高，从而抑制 T 细胞合成并分泌细胞因子（如 IL-2、IL-3、IL-4、粒细胞－巨噬细胞集落刺激因子和肿瘤坏死因子 α 等）。

（五）其他

抗艾滋病药齐多夫定、植物药雷公藤多苷等，均能抑制体液免疫和细胞免疫。

二、引起超敏反应的药物及其损伤表现

（一）引起 I 型超敏反应的药物及其损伤表现

大多数药物都可引起 I 型超敏反应，尤其是生物制品（如胰岛素）和抗生素（如青霉素、链霉素、磺胺药）等。主要临床表现有皮炎、荨麻疹、过敏性鼻炎、哮喘、血管神经性水肿、胃肠变态反应，严重者可出现过敏性休克。

（二）引起 II 型超敏反应的药物及其损伤表现

常见药物有解热镇痛药（如吲哚美辛、非那西汀、保泰松、安乃近）、异烟肼等。主要临床表现有溶血性贫血、白细胞减少症、急性肾小球肾炎、血小板减少症等。

（三）引起 III 型超敏反应的药物及其损伤表现

常见的药物有青霉素、磺胺类、保泰松和干扰素等。主要临床表现有血清病、皮肤血管炎、超敏性肺炎、慢性肾小球肾炎、系统性红斑狼疮、类风湿性关节炎等。

（四）引起 IV 型超敏反应的药物及其损伤表现

常见的药物有磺胺类、解热镇痛药、巴比妥类等。主要临床表现有超敏性皮炎、接触性皮炎、慢性结核分枝杆菌感染、肉芽肿和移植排斥反应等。

抗生素是诱发超敏反应的较常见药物，多种类型抗生素都能导致超敏反应，甚至威胁患者生命。青霉素是药物变态反应中最常见的药物。与非肠道给药途径相比，口服青霉素很少发生严重反应。大剂量、长时间使用青霉素可增加间质性肾炎和免疫性溶血性贫血的危险。青霉素变态反应高发的原因有两个：①青霉素为广谱抗生素，应用甚广；②青霉素不仅用于人类，还可用于动物，因此人们可以通过食品（如肉制品、奶制品）接触青霉素。

青霉素可诱发 4 种超敏反应类型中的任何 1 型。每 10 万名接受注射的患者中有 10～40 人发生超敏反应。其中最常见的临床表现是荨麻疹，属于 I 型超敏反应，但也有诱发鼻炎和哮喘的报道，严重者可出现过敏性休克。由于青霉素代谢产物的抗体 IgG 可结合到红细胞表面，因此，可发生 II 型超敏反应。青霉素也可诱发 III 型超敏反应，导致血清病样症状，表现为发热、关节疼痛、皮肤发痒、荨麻疹、淋巴结肿大、腹痛、蛋

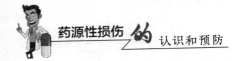

白尿、嗜酸性粒细胞增多和血沉加快等。严重者并发喉头水肿或脑血管神经性水肿。如果将青霉素涂抹在皮肤上，特别是用在发生炎症的皮肤或破损的皮肤上，常发生Ⅳ型超敏反应，导致湿疹性皮肤反应，罕见的致命性皮肤坏死也偶有发生。在这些情况下，患者常有严重的红斑及表皮分离现象，这类反应被认为是严重的迟发型超敏反应。

有青霉素过敏史的患者再次用药时，医护人员可以通过皮肤皮试反应来推测出现不良反应的可能性。皮肤呈阳性反应的人被认为有极大可能出现过敏反应。在有过敏反应史的患者中，再次给予青霉素引起过敏的可能性随着时间延长而降低。经口途径可能较少诱导过敏反应，但有5％的患者出现瘙痒和皮疹。

三、引起自身免疫性疾病的药物及其损伤表现

自身免疫性疾病是指机体对自身抗原发生免疫反应，而导致自身组织损害的疾病。造成自身免疫性疾病的药物可以使自身隐蔽的抗原暴露或释放、改变自身抗原或形成新的自身抗原，从而引起自身免疫。引起自身免疫性疾病的常见药物有肼屈嗪、甲基多巴、异烟肼、普鲁卡因胺、氯丙嗪、磺胺药和苯妥英钠等。如甲基多巴能改变红细胞膜上 Rh 系统的 e 抗原，使机体产生抗红细胞抗原，长期服用甲基多巴的患者中有10％～15％的人抗球蛋白试验阳性，约1％出现溶血性贫血。又如肼屈嗪、异烟肼等药物能与细胞核内组蛋白或 DNA 结合，改变其抗原性，诱导自身抗体产生，长期服用这些药物可以引起红斑狼疮样病变。

自身免疫性疾病主要有系统性红斑狼疮、免疫复合物型肾小球肾炎、溶血性贫血和血小板减少症等。

第四节　药源性免疫系统损伤的防治原则

一、免疫抑制的防治原则

免疫抑制剂在临床上广泛应用于治疗自身免疫性疾病、防止器官移植时的排斥反应以及肿瘤的化疗，但长期使用会对机体免疫功能产生不同程度的抑制作用。

防治药物引起的免疫抑制损伤，关键是严格掌握用药指征、药物剂量及疗程，用药期间注意严密监测患者的病情变化，特别是观察患者是否近期易患感染性疾病，以及进行肝肾功能、血液等实验室检查，以便早期发现毒性作用并及时停药或调整给药方案。

二、超敏反应的防治原则

药物引起的超敏反应可发生在用药过程中的任何阶段，与药物剂量无关，是不可预测的。防治药物超敏反应，必需详细询问患者用药史、过敏史及家族史，必要时须进行皮试，了解所使用药物的药理作用和不良反应（过敏反应发生率和严重程度），合理使用药物等。

药物超敏反应的治疗主要是及时停用可疑药物，轻者可用抗组胺药（马来酸氯苯那敏、氯雷他定等），严重者使用糖皮质激素。

三、自身免疫性疾病的防治原则

防治药物引起的自身免疫性疾病的关键是在长期使用一些可致自身免疫的药物时，尽早发现临床症状，必要时检查抗核抗体、C-反应蛋白等，及时停药。

附：案例 1

患者女，36 岁，因"外阴红斑 1 年，疼痛性溃疡 3 月余"入院。1 年来自用皮炎平、派瑞松乳膏于外阴红斑和溃疡处，以减轻疼痛，1～2 支/天。近 2～3 个月来，时常觉得全身无力，皮肤变薄，腹部、大腿出现红色条纹，体重增加 20 余斤。皮肤科检查：皮肤干燥、菲薄，腹部和大腿可见紫红色膨胀纹。外阴、肛周可见大片潮红斑，边界清楚，鳞屑不明显，大阴唇肿胀，左侧大阴唇内可见 1cm×1.5cm×0.5cm 较深溃疡。入院检查可见高血压、糖耐量异常、高血脂。促肾上腺皮质激素（adrenocorticotropic hormone，ACTH）、皮质醇昼夜节律消失。溃疡分泌物检出抗酸杆菌。逐渐停用皮质醇类激素并进行治疗，半年后痊愈。

案例 2

患者男，18 岁，因"上呼吸道感染"前来医院急诊科就诊，医生给予"0.9％氯化钠＋青霉素 640 万单位"进行治疗。询问时患者自诉前段时间曾在当地卫生所用过青霉素，询问家族史、过敏史、药物反应史，随即给予快速青霉素皮试，10 分钟后观察皮试结果：皮肤无改变，周围不红肿，无伪足，患者无自觉症状。遂按医嘱给予静脉输注青霉素。输注 5 分钟后突然手背面出现丘疹并伴瘙痒，波及颜面部及全身，继而面色苍白、脉搏细弱，甚至出现了胸闷、喉头紧迫感、血压测不到等情况。立即更换液体输液器，使患者平卧，给予保暖、吸氧，遵医嘱给予皮下注射盐酸肾上腺素 1 mg，并给予"10％葡萄糖 250 ml＋地塞米松 10 mg"静滴，5 分钟后患者神志转清，但仍检测不到血压。遵医嘱给予"10％葡萄糖 250 ml＋多巴胺 20 mg"静滴升压，30 分钟后患者神志清楚，面色红润，呼吸均匀，呼吸频率 18 次/分，脉搏有力，血压 110/80 mmHg，经过及时对症治疗和有效的护理，患者脱离了危险。

（何小莉）

参考资料

1. 丁颖果，张妤，方红，等.外阴溃疡外用皮质类固醇激素引起药源性 Cushing 综合症合并分枝杆菌感染 1 例［C］.华东六省一市第八次皮肤性病学术会议，2007 年 8 月 1 日.
2. 高晓燕，张向芬，刘春云.青霉素过敏反应 1 例急救与护理［J］.中国医疗前沿，2009，4（8）：80.

第三章　药源性运动系统损伤

　　运动系统包括骨、骨连接和骨骼肌三部分。骨骼肌附于关节两端的骨面，在神经系统的支配下收缩，从而牵动附着的骨产生各种运动。运动系统占人体重的 60%～70%，形成人体的支架。很多药物能引起骨、关节和肌肉功能障碍和形态改变，严重的甚至会导致患者死亡。大多数药物不良反应在停药后是可逆的。认识药源性运动系统损伤有助于采取必要的措施来预防和减轻损害。

第一节　运动系统的解剖生理

一、骨骼系统

　　骨骼系统（skeletal system）为全身骨的总称。成人共有 206 块骨，约占体重的 1/5。每一块骨都具有一定的功能形态和丰富的血管、神经分布。骨除了起支持、保护和运动杠杆作用外，还具有造血和储备钙、磷等矿物质的作用。人体 99% 的钙和 85% 的磷储存于骨组织内。

（一）骨的分类

　　根据所在的部位，骨可分为躯干骨、颅骨和四肢骨。按其形态，骨一般可分为长骨（long bone）、短骨（short bone）、扁骨（flat bone）及不规则骨（irregular bone）四种。

　　1. 长骨：呈长管状，可分为一体两端，主要位于四肢，在肢体运动中起支持和杠杆作用，如上肢的肱骨、下肢的股骨等。长骨的两端膨大称骺（epiphysis），附有光滑的关节软骨（构成关节面），中部细长称骨干（diaphysis），骨干内的空腔称骨髓腔（medullary cavity），容纳骨髓。骨干与骺相连接的部分称干骺端，幼年时此部分为透明软骨，称骺软骨（epiphysial cartilage）。骺软骨细胞不断分裂增殖，使骨不断加长。成年时骺软骨完全骨化，骨干与骨骺融为一体，遗留的痕迹为骺线（epiphysial line），此时长骨停止增长。骺软骨在 X 线检查时不显影，可借此判断身体发育情况及年龄。

　　2. 短骨：呈立方形，多成群分布，位于连接牢固、运动较复杂的部位，有多个关节面，可承受较大的压力，如手的腕骨和足的跗骨等。

3. 扁骨：呈板状，主要参与构成容纳重要器官的腔壁，如颅的顶骨、躯干的胸骨和骨盆的髂骨等，起保护和支持作用。

4. 不规则骨：形状不规则，如躯干的椎骨、颅底的蝶骨、面部的颧骨等。某些不规则颅骨常有含气的空腔，如上颌骨内的上颌窦、蝶骨的蝶窦、筛骨的筛窦等，可以减轻颅骨的重量，且对发音起共鸣的作用。

（二）骨的构造

骨主要由骨组织（bone tissue）、骨髓（bone marrow）、骨膜（periosteum）三部分构成，其内有丰富的血管、神经分布。

1. 骨组织：是高度特化的结缔组织，由多种细胞和细胞外基质构成，按结构分为表层的骨密质（compact bone）和内部的骨松质（spongy bone）。骨密质位于长骨的骨干和其他类型骨的表面，由紧密排列的骨板构成，质地致密，抗压、抗扭曲力强。骨干内的空腔为骨髓腔。骨松质主要分布于长骨两端和短骨、扁骨内，其中大量片状的骨小梁交织排列，呈海绵状，骨小梁沿骨的压力曲线和张力曲线排列。运动可使骨小梁增粗、变密，长期不活动或某些药物可使其变细、疏松。颅顶扁骨的内、外面骨密质构成骨板，两者间的骨松质称为板障。

2. 骨髓：是充填于骨髓腔和骨松质间隙内的结缔组织，分为红骨髓（red bone marrow）和黄骨髓（yellow bone marrow）两类。红骨髓具有造血功能，人体的红细胞和大部分的白细胞均由红骨髓产生；胎儿和幼儿的骨髓全是红骨髓。5 岁以后，长骨骨髓腔内的红骨髓逐渐被脂肪组织代替，失去造血功能，成为黄骨髓。成年人的红骨髓主要分布于长骨两端、短骨、扁骨和不规则骨的骨松质内，终生保持造血功能。当机体慢性失血过多或重度贫血时，黄骨髓可转化为红骨髓，恢复造血功能。临床上怀疑患者有血液系统疾病时，常在髂骨或胸骨等处进行骨髓穿刺，抽取少量红骨髓进行检查。

3. 骨膜：除关节面以外，骨的外表面均覆有骨外膜，骨髓腔面、骨小梁的表面均覆有骨内膜。骨外膜为致密的结缔组织，较厚，分为两层。外层主要含粗大的胶原纤维束，内层结构疏松，含骨祖细胞、小血管和神经等。骨内膜较薄，纤维细而少。骨膜的主要功能是保护和营养骨组织，对骨的生长、重建和骨折修复具有重要作用。骨折时如果骨膜缺失，骨易坏死，影响断端愈合。

（三）骨的生长

骨是由中胚层的间充质干细胞以两种方式发育形成。一种是膜内成骨，间充质干细胞先分化形成结缔组织膜，然后在膜内形成骨，如额骨、顶骨等。另一种是软骨内成骨，间充质干细胞先分化形成软骨，然后软骨逐渐被骨组织代替。以长骨的生长为例，在形成软骨雏形的基础上，骨干的中央发育形成初级骨化中心，并逐步发育为骨干。在长骨的两端形成次级骨化中心，发育为骨骺。骨骺与骨干之间以骺软骨连接，骺软骨细胞不断分裂、增殖、骨化，使长骨不断增长。骨外膜内层的骨祖细胞不断分化为成骨细胞，向其表面添加新的骨质，使骨逐渐增粗。

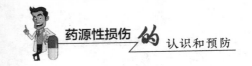

（四）骨质的化学成分和物理性质

骨质主要由 35% 的有机质和 65% 的无机质组成。有机质主要为骨胶原纤维（bone collagen fiber）和少量的黏多糖蛋白等构成的无定形基质，构成骨的支架，使骨具有韧性和一定的弹性；无机质主要是羟基磷灰石 $[Ca_{10}(PO_4)_6(OH)_2]$，沿骨胶原纤维长轴规则排列，也存在于骨胶原纤维的分子空隙中，使骨具有硬度和脆性。用燃烧方法去除骨有机质的煅烧骨脆而易碎，使用酸浸泡等方法去除骨无机质的脱钙骨柔软有弹性。不同年龄段骨的有机质与无机质的比例不同。成年人骨有机质和无机质的比例约为 3∶7，使骨具有一定弹性和较大的硬度。老年人骨的无机质所占比例更大，骨的脆性更大，容易发生骨折。幼儿骨的有机质和无机质各占 50%，骨较柔韧、弹性大、易变形，在外力作用下不易骨折或折而不断。

二、骨连结

骨与骨之间借助纤维结缔组织、软骨等相连，称为骨连结。骨连结有两种，即直接连结和间接连结。

（一）直接连结

骨与骨之间由纤维结缔组织或骨直接相连，无间隙。该连结较牢固，不活动或仅可少许活动。按连结组织，直接连结又分为纤维连结、软骨连结和骨性结合。

1. 纤维连结：包括韧带连结和两骨之间借薄层致密结缔组织连结形成的缝，前者如桡骨、尺骨之间的前臂骨间膜、椎骨棘突之间的棘间韧带等，后者如冠状缝、矢状缝等。

2. 软骨连结：包括纤维软骨连结和透明软骨结合，前者如椎体之间的椎间盘、两耻骨之间的耻骨联合等，后者如长骨干骺端的骺软骨等。

3. 骨性结合：纤维连结和透明软骨骨化后形成骨性结合，如骶椎之间的骨性结合，髂骨、坐骨、耻骨在髋臼形成的骨性结合等。

（二）间接连结

骨与骨之间由结缔组织囊相连，囊内相对关节面之间有潜在间隙，又称滑膜关节（synovial joint），简称关节（articulation）。滑膜关节一般具有较大的活动性，分布广泛，在肢体运动中最为重要。

1. 关节的基本结构：关节由关节面、关节囊和关节腔组成。

（1）关节面（articular surface）：构成关节各骨的相对面，其表面覆有薄层透明软骨。该软骨表面光滑、有弹性，可以减少摩擦、缓冲震荡和冲击。突起的一端为关节头，凹陷的一端为关节窝。

（2）关节囊（articular capsule）：由结缔组织构成的膜性囊，附于关节的周围。关节囊有两层：外层由致密结缔组织构成，厚而坚韧，维持关节的稳定，含有丰富的血管和神经；内层较疏松，薄而柔软，称为滑膜层。滑膜细胞能分泌滑液，润滑关节面。

（3）关节腔（articular cavity），关节囊所封闭的腔为关节腔，内含少量滑液，有润滑关节面和营养关节软骨的作用。

2. 关节的辅助结构：滑膜关节除具有以上三个基本结构外，还有韧带、关节盘等辅助结构，以增加关节面的相互适应性和关节的稳定性。

（1）韧带：由致密的纤维组织构成，分布在关节囊内或囊外，具有增加稳定性和限制关节过度活动等作用，如膝关节的交叉韧带和肘关节两侧的桡侧副韧带、尺侧副韧带等。

（2）关节盘：由纤维软骨板组成，一般周缘较厚、中央稍薄，可使关节面更相适应，有加强关节稳固性、增加关节活动幅度、缓冲震荡的作用，如膝关节内的内、外侧半月板。

（3）滑膜襞和滑膜囊：某些关节的滑膜层折叠突入关节腔形成滑膜襞，滑膜呈囊状膨出，形成滑膜囊。两者具有调解关节腔的形状、容积，减少肌腱与骨面之间的摩擦的作用。

三、骨骼肌

骨骼肌（skeletal muscle）是运动系统的动力部分，受躯体神经支配。人体骨骼肌有 600 多块，质量约占体重的 40%，主要分布于躯干和四肢。全身骨骼肌绝大多数附着于骨骼，通过收缩牵拉骨骼产生运动；少数骨骼肌附着于皮肤，称为皮肌，活动时牵拉皮肤产生表情或纹理，如面部的表情肌、颈部的颈阔肌等。

（一）骨骼肌的形态和构造

1. 骨骼肌的形态：骨骼肌按其外形大致可分为长肌、短肌、扁肌和轮匝肌四种。长肌呈长梭形，多分布于四肢，收缩时可产生大幅度的运动。有些长肌的起端有两个或多个头，分别称为二头肌、三头肌或四头肌；另一些长肌的肌腹被中间的肌腱划分为两个肌腹，称二腹肌。短肌较短小，多分布在躯干深部，收缩幅度较小，比如棘突间肌、横突间肌。扁肌薄而宽阔，主要分布在胸、腹壁。除有运动作用外，还对内脏器官具有保护、支持作用，如腹外斜肌、腹内斜肌。轮匝肌呈环形，主要位于孔裂周围，收缩时可以关闭孔裂，如眼轮匝肌、口轮匝肌。

2. 骨骼肌的构造：骨骼肌具有一定的生理功能。每块骨骼肌具有一定的组织结构，并有丰富的血管、淋巴管和神经分布。

（1）骨骼肌组织结构：骨骼肌由肌腹（muscle belly）和肌腱（tendon）两部分构成。肌腹位于肌的中央，由肌纤维组成，色红柔软，具有收缩功能。肌腱位于肌腹的两端，由平行排列的致密胶原纤维束构成，色白坚韧，牢固附着于骨骼上，没有收缩功能。长肌的肌腹呈梭形，肌腱呈索状；扁肌的肌腹呈片状，肌腱呈膜状，称为腱膜（aponeurosis）。

（2）骨骼肌的起止点和作用：骨骼肌一般跨过一个或多个关节，附着于关节两端的骨面上。通常将接近身体正中线或者四肢近侧端的肌肉附着点看作肌肉的起点，而将远离身体正中线或者四肢远侧端的肌肉附着点看作骨骼肌的止点。一般情况下，肌肉的收

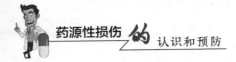

缩是其止点向起点靠拢，而且肌的起、止点是固定不变的。肌肉起点相对固定，也称为定点；肌肉的止点相对运动，也称为动点。

（3）骨骼肌的配布：肌肉在关节周围配布的方式和多少与关节运动轴的多少有关。一般单轴关节配备2组肌，如肘关节配备了前方的屈肌和后方的伸肌，负责肘关节的屈伸运动。双轴关节配备4组肌，如腕关节分别配布了前方的屈肌和后方的伸肌，以及内收肌和外展肌，分别负责腕关节屈、伸、内收和外展运动。以此类推，3轴关节则有6组肌，如使肩关节进行屈、伸、内收、外展、旋内和旋外等的肌肉。要完成一种动作，通常需要多组肌肉参与和协调。那些配布在一个关节（或运动轴）同一侧、作用相同的肌肉，称为协同肌；而另一些位于一个关节（或运动轴）对侧、作用相互对抗的肌肉，称为拮抗肌。

（二）骨骼肌的辅助结构

骨骼肌的辅助结构包括筋膜、滑膜囊和腱鞘等。这些辅助结构具有保持肌肉位置、协助肌肉活动、减少运动时的摩擦等作用。

1. 筋膜（fascia）：分为浅筋膜（superficial fascia）和深筋膜（deep fascia）两种。浅筋膜位于真皮之下，又称皮下筋膜，主要由疏松结缔组织构成，其内含有脂肪、浅静脉、皮神经以及浅淋巴结和淋巴管。脂肪的多少因身体部位、性别和营养状况而不同。浅筋膜包被全身各部，对肌和深部器官起保护作用，遍及全身且互相连续。深筋膜又称固有筋膜，位于浅筋膜深面，由致密结缔组织构成。深筋膜包被体壁和四肢的肌肉、血管和神经等。在四肢，深筋膜深入肌群之间，与骨相连，分隔肌群，构成肌间隔；肌间隔与包绕肌群的深筋膜共同构成筋膜鞘，容纳位于其内的肌肉、血管神经等结构。在病理情况下，筋膜具有限制炎症扩散、潴留液体等作用，损伤时也会出现肿胀和疼痛。

2. 滑膜囊（synovial bursa）：是封闭的结缔组织囊，位于肌腱与骨面之间，内有滑液，可减少肌腱与骨面之间的摩擦。

3. 腱鞘（tendon sheath）：是覆在某些长肌腱（如腕和踝等处的肌腱）表面的双层鞘管。腱鞘的外层为纤维层，由致密结缔组织构成，具有约束肌腱的作用；内层为滑膜层，呈双层圆筒鞘状结构，附着于肌腱表面和纤维层内面。两层之间有少许滑液，起润滑作用，使肌腱在鞘内自由滑动。

第二节　药源性骨质疏松症

药源性骨质疏松症（drug-induced osteoporosis，DIO）是由长期应用影响骨代谢的药物，引起骨形成减少、骨吸收增强，最终导致骨小梁变细、稀疏，而骨小梁的结构及骨基质钙化正常的全身代谢性骨病。药源性骨质疏松症患者骨强度下降、骨脆性增加，易发生骨折。这类药物有糖皮质激素、抗癫痫药、抗凝药、质子泵抑制剂、噻唑烷二酮类降糖药等。

一、临床表现

DIO 患者初期通常没有明显的临床表现，但随着病情进展，骨量不断丢失，骨质结构被破坏，患者出现骨痛、骨折和活动受限，重者可致残。患者的骨痛表现为腰背痛或全身骨痛，为自发性骨痛、放射性疼痛及局部压痛。疼痛通常于翻身、起坐及长时间行走后出现，负重活动可导致夜间疼痛加重，并可能伴有肌痉挛甚至活动受限。DIO 患者的骨质疏脆，在日常生活中受到轻微外力时容易发生骨折。骨折常见部位为椎体、髋部、前臂远端和肱骨近端，胸椎、腰椎压缩性骨折相当常见，患者可因椎体压缩性骨折而出现身高变矮或驼背等脊柱畸形。

患者血钙、磷和碱性磷酸酶值通常在正常范围，当有骨折时，碱性磷酸酶水平可轻度升高。双能 X 射线骨密度仪检测显示患者骨密度下降，当骨质丢失达 30％以上时，普通 X 线检查可有相应显示。

二、致病药物及其损伤机制

（一）糖皮质激素类药物（glucocorticoids，GCs）

临床常用的 GCs 有可的松、氢化可的松、泼尼松、泼尼松龙、地塞米松等。GCs 主要用于抗炎及抑制免疫，其所致糖皮质激素性骨质疏松症（glucocorticoid－induced osteoporosis，GIOP）是最常见的药源性骨质疏松症，常导致椎体、肋骨、髋部等多部位骨折。有研究报道，肾上腺皮质激素剂量超过阈剂量（泼尼松龙＞7.5 mg/d），且用药时间达数周以上，患者可产生药源性骨质疏松症。另有资料显示，原发疾病会影响骨质疏松症的发生。比如长期应用泼尼松龙的类风湿性关节炎患者，只要剂量＞1.5 mg/d 就可能发生骨质疏松症。患者接受长疗程、超生理剂量激素治疗时，在出现典型库欣综合征的同时，可能伴随骨量的丢失。此类患者在出现骨折之前，往往无临床症状，在进行骨密度（bone mineral density，BMD）测定时才会发现。如果 BMD 下降超过 2.5 个标准差，骨折的风险明显增加。骨丢失程度除与使用 GCs 的疗程、剂量有关外，还与其累积量有关。相关研究显示，持续使用 GCs 5～10 年，约 1/3 的患者可出现椎体或肋骨骨折。髋骨骨折的发生率也增加 2 倍。GIOP 的发病机制包括：①抑制骨形成。GCs 抑制成骨细胞增殖和 I 型胶原、非胶原蛋白的合成，促进成骨细胞的凋亡；GCs 具有抗维生素 D 活性作用，从而影响类骨质的矿化。相关研究显示，服用泼尼松 5 mg/d，持续 3 个月后，患者血浆 I 型前胶原氨基端/羧基端前肽、骨钙素和骨特异性碱性磷酸酶水平明显降低，而且 GCs 对骨形成的抑制作用呈时间及剂量依赖性。②促进骨吸收。GCs 抑制小肠对钙、磷的吸收，增加尿钙排泄，由此引起继发性甲状旁腺功能亢进，进而激活破骨细胞，溶解骨盐和降解有机质，产生溶解和吸收骨基质的作用。③影响垂体－肾上腺皮质轴功能。GCs 可降低内源性垂体促性腺激素水平并抑制肾上腺合成性激素，导致雌激素及睾酮合成减少。雌激素和雄激素能增强成骨细胞的活动，如果性激素不足，成骨细胞处于不活跃状态，破骨细胞的活动相对增强。

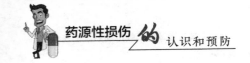

（二）抗癫痫药 （antiepileptic drug，AED）

AED 有苯妥英钠、苯巴比妥、卡马西平等。该类药可引起皮质骨骨密度减低，多见于股骨颈和腰椎，其主要表现为亚临床的骨代谢障碍、易摔跤、身材矮小、牙齿生长不全，严重者可发生桡骨自发性骨折，骨折的发生率是正常人的 6 倍。AED 引起骨质疏松症的机制可能为：①酶诱导作用。AED 可诱导肝细胞色素 P450 酶功能上调，使维生素 D_3 的分解代谢加速，从而减少维生素 D_3 在肝脏中的羟化，$25-(OH)D_3$ 的水平随之下降。②抑制骨形成。AED 可直接作用于成骨细胞，抑制细胞生长，降低成骨细胞的增殖率。③激素作用。AED 可降低机体对甲状旁腺激素的反应，减少肠钙吸收，影响类骨质矿化。

（三）抗凝药 （anticoagulant drug，ACD）

ACD 如华法林、肝素等，广泛应用于血栓栓塞性疾病的防治。华法林的抗凝作用：通过拮抗维生素 K，从而阻断维生素 K 介导的凝血因子 Ⅱ、Ⅶ、Ⅸ、Ⅹ 的翻译后修饰。长期应用华法林会导致骨质疏松性骨折，常发生在脊柱、髋骨和桡骨远端，也见于肋骨。目前，对华法林是否导致骨质疏松症尚存在分歧，但已有多项临床研究发现，长期口服抗凝药可以引起骨密度减低，使骨质疏松及骨折发生的风险增加。如男性房颤患者长期应用华法林时，脆性骨折发生率明显上升；女性长期口服抗凝药能够增加椎体和肋骨骨折的风险；老年人长期口服抗凝药，与脆性骨折存在显著相关；长期应用华法林可明显降低儿童的腰椎骨密度。华法林所致骨质疏松症的致病机制可能与骨钙素羧化有关。骨钙素属于 γ-羧谷氨酸包含蛋白，由成骨细胞合成，在其分泌入血前，在成骨细胞内需完成翻译后修饰。羧化的骨钙素可通过促进钙与骨骼中羟磷灰石基质的结合而促进骨骼矿化。华法林也可拮抗维生素 K，使骨钙素的羧化受抑制，减少骨钙沉积，抑制骨矿化。孕妇使用肝素进行长期抗凝治疗时，其骨密度明显下降。普通肝素引起骨质疏松的风险高于低分子肝素。肝素诱发骨质疏松的机制可能是抑制骨形成或促进骨吸收，或上述两方面共同作用。

（四）质子泵抑制剂 （proton pump inhibitor，PPI）

PPI 如奥美拉唑，是治疗消化性溃疡、胃食管反流性疾病等胃酸分泌异常疾病的一线药物，与阿莫西林、克拉霉素等药物联用可治疗幽门螺杆菌感染。PPI 可增加骨质疏松和骨折风险，引发的骨质疏松常位于椎体和髋部。一项对 1211 名绝经后妇女服用奥美拉唑的椎骨骨折风险的前瞻性研究显示，服用奥美拉唑是椎骨骨折的独立危险因素。PPI 致骨质疏松症的致病机制可能包括：①代偿性甲状旁腺功能亢进，减少消化系统的钙吸收。PPI 强大的抑酸作用可减少消化系统对钙的吸收，引发代偿性甲状旁腺功能亢进，导致破骨细胞吸收骨速度加快。②抑制骨形成。相关研究表明，胃壁细胞具有潜在的分泌雌激素的作用，胃内雌激素可直接导致胃饥饿素 （ghrelin） 的表达，胃饥饿素可能作用于成骨细胞，增加骨形成。PPI 可降低胃壁细胞分泌雌激素的水平而抑制骨形成。另外，细胞毒素相关蛋白 A （CagA） 阳性的幽门螺杆菌感染者，服用 PPI 可诱发胃黏膜萎缩、胃壁细胞减少，使局部产生雌激素减少，从而抑制骨形成。

（五）噻唑烷二酮类（thiazolidinediones，TZDs）降糖药物

TZDs 包括罗格列酮和吡格列酮。该类药物与体内受体结合后激活，改善 2 型糖尿病患者的胰岛素抵抗、高胰岛素血症和高糖血症代谢紊乱，目前临床广泛用于 2 型糖尿病、多囊卵巢综合征和非酒精性脂肪肝的治疗。在临床应用中发现，罗格列酮在 2 型糖尿病的治疗中有明显的降血糖作用，但也增加了骨质疏松及骨折的风险。TZDs 致骨质疏松的机制可能是直接抑制骨形成。TZDs 是过氧化物酶体增殖物激活受体 α（peroxisomal proliferators activate receptorsα，PPARα）激动剂，PPARα 激活后，间充质干细胞向成骨细胞分化减弱，向脂肪细胞分化增强。另外，PPARα 激活后能诱导多种细胞凋亡，而成骨细胞是一种 PPARα 表达细胞。因此，罗格列酮能诱导成骨细胞凋亡。

（六）其他

长期使用强效利尿剂（high efficacy diuretics）可使骨密度减低，甚至增加髋部骨折的风险。该药引起的骨质疏松常累及全身，多见于髋部等非脊柱部位。呋塞米（furosemide）主要通过抑制肾小管髓袢的 $Na^+-K^+-Cl^-$ 同向转运体而起到利尿的作用，其抑制钠和氯离子吸收的同时，也可抑制钙离子的吸收，增加肾脏的钙排泄，导致长期的负钙平衡。环孢素（ciclosporin）可降低骨密度和骨矿化代谢，诱发骨质疏松。利奈孕酮为孕激素类药，长期应用该药可使雌激素水平降低和骨量减少。过量的甲状腺素可导致甲状腺功能亢进，从而引起骨质疏松。长期大量应用环磷酰胺可造成骨质疏松。接受抗病毒药物蛋白酶抑制剂治疗的艾滋病患者，其骨质疏松风险增加。

三、药源性骨质疏松症的防治

药源性因素在早期容易被忽视，当进展为严重的骨骼变形甚至骨质疏松性骨折时，患者病残率与致死率迅速增加，也使患者原发病的治疗更加困难。因此，在应用可能诱发药源性骨质疏松的药物时，应定期监测患者的骨代谢指标和骨密度。一旦诊断为药源性骨质疏松症，最有效的干预措施是立即停用致病药物，改为短期或间歇给药，或减少给药剂量，同时给予抗骨质疏松药物治疗。对于如何预防和治疗药源性骨质疏松症，目前尚无明确指南，其防治策略主要根据原发性骨质疏松相关防治原则制定。骨质疏松症的治疗方法包括药物疗法、营养疗法、运动疗法、物理疗法及手术疗法等，其中药物疗法为主要治疗手段，其主要作用机制包括改善骨矿化、抑制骨吸收和促进骨形成。当患者骨密度降低或者骨折风险增加时，需要在补充钙和维生素 D 的基础上，应用双膦酸盐或者特立帕肽治疗。

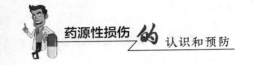

第三节 药源性骨坏死

药源性骨坏死主要指缺血性骨坏死，大量、长期应用激素是造成股骨头缺血性坏死的主要原因。系统性红斑狼疮以及类风湿性关节炎患者更易出现药源性缺血性骨坏死。

一、临床表现

临床表现主要以髋、膝关节或大腿内侧疼痛为主，活动后加重，休息时减轻；有的向下放射至股前、臀部或膝内侧部；随着病程的发展，疼痛进行性加重，甚至发生在休息时，伴有关节强直、无力。晚期髋关节活动受限，肢体短缩，屈曲内收挛缩畸形，肌肉萎缩。

股骨头缺血坏死影像学可分四期：Ⅰ期为股骨头缺血坏死早期，出现有诊断价值的"新月征"，即相当于软骨下溶解期，关节下方负重区可见 1～2 mm 宽的透明带。Ⅱ期为骨坏死后新骨形成，即软骨下坏死性缺损呈不同的异常信号，形成带状、环状、新月状或不规则状密度增高区，周围密度减低，股骨头外形尚正常。Ⅲ期为股骨头修复和重建，表现为关节间隙尚正常，周围骨质疏松更明显，但已不呈球形。Ⅳ期为关节强直，关节间隙明显变窄、消失，骨小梁贯穿关节，关节融为一体。膝关节缺血坏死，影像学表现为胫骨上端和股骨下端骨质疏松，散在骨密度增高区。

二、致病药物及其损伤机制

(一) 激素类 (steroids)

引起骨坏死的激素主要是糖皮质激素类，如泼尼松、地塞米松等。骨坏死以负重关节最为常见，首先是髋关节，其次是肱骨头、膝关节。激素引起的骨坏死好发于 30～60 岁年龄段，以男性多见。有研究显示，严重急性呼吸综合征（severe acute respiratory syndrome，SARS）患者，应用甲泼尼龙的冲击剂量>320 mg/d、用药时间>30 天和甲泼尼龙总量>2000 mg 者，骨坏死的发生率明显升高。激素用量越大、用药时间越长，骨坏死的发生率就会越高，且静脉注射导致的损伤比口服给药方式更严重。

激素引起骨缺血坏死的机制包括：①微血管出血。激素可引起体内脂肪分解，血中游离脂肪酸增多，同时血液内和骨组织内的前列腺素 E 增多，导致骨组织内小血管炎症。而股骨头内小静脉炎可导致股骨头内多灶性、多阶段髓内出血，血供中断。②血栓形成。股骨头软骨下终末血管内血液流动缓慢，而且缺血使局部低氧及酸中毒，可损伤血管内皮，引起血栓形成、血管闭塞，导致股骨头缺血坏死。③骨小梁损伤。激素引起骨质疏松，使股骨头下骨小梁在机械压力下发生微细骨折、塌陷，使微血管受压或破裂出血，从而导致骨缺血坏死。④骨细胞脂肪变性、坏死。使用激素后，股骨头内骨细胞胞质内出现脂质沉积，随着激素应用时间延长，脂质沉积物逐渐增多并融合成脂肪滴，多个脂肪滴会逐渐融合成大的脂肪滴。严重的脂肪变性使细胞器功能受到干扰，进而引起核固缩、裂解，从而导致细胞死亡。

（二）其他

有资料显示，5 例风湿病患者在进行非甾体类抗风湿药治疗中，不间断地大剂量应用吲哚美辛（indomethacin）10～15 个月，5 例患者均发生无菌性骨坏死。吲哚美辛的抗炎机制主要是抑制环氧合酶，抑制前列腺素合成。前列腺素能使血管舒张，并直接松弛小动脉及平滑肌，故吲哚美辛引起的骨坏死，可能是由于药物抑制炎症的同时，使血管收缩、小动脉平滑肌痉挛，引起股骨头血运障碍所致。

三、药源性骨坏死的防治

患者如果大量、长期服用激素，需要检测是否存在关节疼痛或僵硬的症状。基于上述药源性骨坏死机制，具有溶栓和改善骨微循环作用的尿激酶、具有止痛和扩张血管作用的罂粟碱、具有疏通微循环和活血化瘀作用的复方丹参药物，可以改善患肢骨的血液供应，继而增加侧支循环和疏通股骨头，营养血管，促进成骨细胞增生及破骨细胞被吸收，使坏死骨质逐渐吸收，新骨形成，股骨头得以恢复；也可 X 光检查下将骨生长因子注入坏死股骨颈骨膜下，促进新骨形成；此外，对保守治疗无望的病例，可施行手术治疗。

第四节 药源性佝偻病和骨质软化症

佝偻病（rickets）及骨质软化症（osteomalacia）是以骨基质钙盐沉着障碍为主要特征的慢性全身性疾病，表现为新形成的骨有机质不能以正常的方式进行钙化，骨组织内类骨组织过多聚积。该类疾病如发生于婴幼儿时期，称为佝偻病；发生于成年人时期，则称为骨质软化症。患者长期应用某些药物可发生骨质脱钙，小儿可发生药源性佝偻病，成人可发生药源性骨质软化症。

一、临床表现

（一）佝偻病

佝偻病常见于骨骺板未闭合的儿童。患儿骨骼的症状首先是颅骨软化，表现为额、颞部隆起，枕、顶部扁平，呈方颅畸形，囟门闭合延迟；肋骨和肋软骨连接处骨质增生凸出，称为佝偻病串珠；胸骨下方剑突区内陷，似漏斗，或胸骨向前方突出，胸廓两侧内陷形成鸡胸；桡骨、尺骨远端因类骨质增生，腕部呈梭形肿大，但关节活动不受影响；负重骨可出现畸形，如膝内翻呈 O 型腿，膝外翻呈 X 型腿，胫骨下端向前倾成角，形成"军刀腿"，扁平足也较常见。

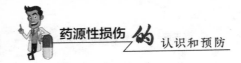

　　X线检查时可见病变主要位于干骺端，如桡、尺骨腕端和胫腓骨踝端。在急性期，骨端和骨干均可见骨质疏松，骨小梁稀疏，骨骺的骨化中心较小，边缘模糊；干骺端边缘模糊不清，进一步发展为毛刷状；由于受重力压迫或负重，呈杯口状凹陷，周径增大，骨骺线增宽，且不规则。骨皮质稀疏、变薄，边缘模糊，骨干部的横骨小梁减少，纵骨小梁持续存在，但较为纤细。由于类骨质缺乏，骨支撑能力大大减弱，长骨常有弯曲畸形，呈膝内翻或膝外翻，弯曲长骨凹面骨皮质常有增厚。

　　实验室检查发现：患儿血磷明显低于正常，血钙略低于正常，尿钙多减少，24小时尿钙多降至 0.0755 mmol/kg（3 mg/kg）以下；正常血清钙与磷的乘积约为 60，佝偻病患者这一乘积仅为 40 或更低；碱性磷酸酶中度升高。有些病例血清钙已降至发生抽搐的水平，而血清磷的水平却是正常的，如果血清碱性磷酸酶活性增高到 13 个金氏单位，紧接着又同时发生血清钙磷乘积降低，则可以大体上诊断为佝偻病。

（二）骨质软化症

　　骨质软化症常见于骨骺板已闭合的成年人。由于年龄因素，本病与佝偻病在临床症状及放射学表现上有所不同。患者出现背、腿、肩或肋骨疼痛，以腰痛和下肢疼痛最显著，骨痛严重者不能在床上翻身。晚期患者的脊柱和下肢可见各种畸形，如驼背、脊柱侧弯和膝内、外翻及长骨弯曲。骨盆和股骨变形以及中度、重度肌无力可以导致患者步履蹒跚。

　　X线检查有三个特点：①弥漫性骨密度减低，表现为骨皮质和骨小梁模糊不清，由骨小梁的边缘和骨皮质新形成的类骨质钙化不全引起，呈"绒毛状"，与骨质疏松不同。②压力畸形。受重力负荷影响，使骨质弯曲成各种畸形，最常见的是脊柱和下肢。③路塞带（Looser 带），即骨质软化症的最主要 X 线特征"假骨折线"，表现为耻骨支、坐骨支、肋骨和肩胛骨的盂下部分常见一条线状透亮带，此透亮带多为对称性。此线可持续存在数月至数年，线两端可见骨膜下骨质隆起，治疗有效后此线即消失。一般认为，"假骨折线"实际上是愈合不良的不完全骨折，即发生不完全骨折之后，愈合的类骨质或纤维组织没有钙化或钙化不全，或者是骨营养血管周围骨质吸收较多。实验室检查同佝偻病。

二、致病药物及其损伤机制

（一）抗惊厥药物（anticonvulsant drug）

　　抗惊厥药物包括苯妥英钠、苯巴比妥、氨甲安定等。X 线检查发现，应用抗惊厥药物治疗 3 年以上患者中，15％有骨病理改变。在儿童表现为佝偻病，而在成年人表现骨质软化症，但大多数病例仅在 X 线上有变化，无临床症状，实验室检查有碱性磷酸酶增高及 25-(OH)D_3 浓度降低。抗惊厥药物致骨软化机制包括：①维生素 D_3 减少。抗惊药诱导肝药物代谢酶活性，促进维生素 D_3 代谢，使血液中维生素 D_3 浓度下降。②抑制维生素 D_3 的活化。抗惊厥药物抑制肝脏 25-羟化酶活性，使维生素 D_3 不能转化为 25-(OH)D_3，有活性的维生素 D_3 减少。③减弱维生素 D_3 的生理功能。抗惊厥药物直

接作用于维生素 D_3 靶器官，使维生素 D_3 作用降低。

（二）甲状旁腺素（parathyroid hormone，PTH）

PTH 是治疗甲状旁腺功能减退的药物，应用过量时，可使骨软化。PTH 致骨质软化症机制包括：①促进未分化间叶细胞分化成破骨细胞。②促进破骨细胞溶酶体释放水解酶，溶解骨质，使骨质脱钙。③使破骨细胞的蛋白质和黏蛋白合成增加，并能降低成骨细胞及其基质的合成。

（三）糖皮质激素（GCs）

长期应用糖皮质激素除出现骨质疏松外，还可导致骨质软化症。糖皮质激素引起骨软化的机制包括：①可抑制维生素 D_3 羟化过程，或干扰维生素 D_3 的作用，从而使肠道钙吸收减少。②大剂量皮质激素可使尿排钙增高，使骨钙进一步减少。③促进胶原和骨基质的分解，使骨盐不易沉着，导致骨形成障碍。

（四）利尿药（diuretics）

长期使用利尿药，可引起骨质软化症。利尿药致骨质软化症的机制可能与尿钙排泄增加有关。肾脏是体内排钙的主要器官，尽管每天通过肾小球滤过的钙达 9～12 g，但 99％被肾小管重吸收。因此，每天的排钙量很少，仅为 100～150 mg/d。利尿药促进尿钙排泄，使钙丢失增加，尤其是肝肾功能受损者更易发生骨质软化症。

（五）抗酸药物（antacids）

抗酸药物如碳酸氢钠、氢氧化铝、铝碳酸镁等，属于弱碱性物质，口服后能中和胃酸而降低胃内容物酸度，发挥缓解消化性溃疡性疼痛和促进溃疡愈合的作用。长期服用抗酸药物，可诱发骨质软化症。其致病机制包括：①肠内容物呈碱性时，钙的溶解度降低，从而使钙的吸收减少。②氢氧化铝的铝离子在肠道内与磷酸形成不溶性磷酸盐，减少肠道磷酸盐的吸收。

（六）抗生素（antibiotics）

1. 长期应用四环素类药物，患者可发生骨质软化症。其可能的致病机制包括：①影响钙的吸收。四环素类药物在肠道内与钙结合，形成络合物，可减少钙的吸收。②影响骨的生长。四环素类药物与骨组织钙结合形成钙化合物，抑制骨生长。③影响维生素 D_3 活化。大剂量应用四环素类药物时，可致肝肾功能损害，导致 D_3 的羟化过程发生障碍，因而活性 $1,25-(OH)D_3$ 减少。

2. 长期应用利福平后，患者可发生骨质软化症。利福平致骨质软化症机制可能是诱导肝药酶，使维生素 D_3 代谢增加，从而降低血液中维生素 D_3 浓度；再者，利福平导致肝肾功能损害，进而影响维生素 D_3 的活化。

（七）其他

长期使用能诱导肝药酶活性增加的药物，可诱发骨质软化症，如三环类抗抑郁药、

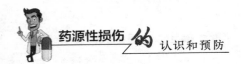

四环素衍生物（如米安色林）、口服降糖药、肌肉松弛剂、解热镇痛药（如氨基比林）、保泰松、苯海拉明、灰黄霉素、多西环素及螺内酯等。长期大量应用甲状腺素可导致骨质脱钙软化，其致病机制在于甲状腺素有直接促进骨溶解的作用，并能促进肾排泄钙。如果连续给予双膦酸盐 6～12 个月，可能抑制骨矿化作用。

三、药源性佝偻病和骨质软化症的防治

掌握临床用药的适应证，明确药物的毒副作用，避免滥用药物，在很大程度上可以减少该类药源性疾病的发病率。对肝肾功能不全者，应减量使用能诱发骨质软化症的药物；若需长期用药，应定期检测血钙、磷、碱性磷酸酶以及骨质变化。临床有明显骨质软化症者，应当用大剂量维生素 D_3 治疗，直至临床症状和体征消失。如维生素 D_3 10000 IU/d，连续 3 个月，以后维持 1000 IU/d。对无症状但伴有一种或多种实验室检查异常者，应用维生素 D_3 预防性治疗，如用 2000～5000 IU/d 可纠正小儿长期应用抗惊厥药所致的实验室检查异常。长期应用可引起骨质软化症的药物者，尤其是儿童，应多进食高钙低磷饮食，多晒太阳，以防发生骨质软化症。

第五节　药源性关节炎

药源性关节炎是指因药物直接刺激、过敏反应或代谢物堆积而导致的关节疾病。

一、临床表现

该病的典型症状为局部关节疼痛（持续性钝痛、酸痛或剧痛）、僵硬，关节炎症状轻微或仅局限于 1 或 2 个关节。不典型者仅有全身肌肉及关节酸痛，但几乎都是服药后立即发生，偶尔延迟到 24 小时。严重患者可引起关节周围组织器质性改变，症状多为暂时性，且数周或数月后常可自行缓解，关节功能也能恢复正常。有少数患者的关节病变的发展过程与类风湿性关节炎相似。实验室检查没有特异性。个别可出现血沉快、抗核抗体阳性、血尿酸及白细胞计数有时增高。X 线检查仅见软组织肿胀，偶见关节边缘腐蚀。

二、致病药物及其损伤机制

1. 疫苗：接种百日咳疫苗、卡介苗、风疹疫苗和牛痘疫苗后，可引起关节痛和关节炎。接种百日咳出现血管炎及关节痛，接种卡介苗后约 0.5％的患者出现关节炎，风疹疫苗接种后常出现膝关节短暂的轻度关节痛，牛痘疫苗接种后 10 天内可常见单侧膝关节炎。

2. 抗菌药物：喹诺酮类药物可损伤关节。有研究者报道，患者服用喹诺酮类药物萘啶酸（nalidixic acid）后常出现关节肿胀、疼痛，行走困难。诺氟沙星、培氟沙星和环丙沙星等对关节尤其是对承受重量的关节也有一定的损害。此外，链霉素、青霉素、

异烟肼、吡嗪酰胺、四环素类等均可诱发关节痛，其中青霉素是引起关节炎最常见的药物。

3. 循环系统药物：抗心律失常药奎尼丁可反复引起对称性、可逆性、不伴免疫球蛋白异常的多关节炎。奎诺龙可引起关节软骨腐蚀及负重关节永久性损害，表现为关节痛和关节炎。一些抗高血压药物如普拉洛尔、美托洛尔、哌唑嗪和卡托普利可导致药源性关节炎。普拉洛尔、美托洛尔是 β1 肾上腺素受体阻滞药，前者可引起关节反复积液，后者的常见不良反应是关节痛；哌唑嗪是 α1 受体阻滞药，能诱发急性发热性多关节炎，然而间隙使用哌唑嗪和卡托普利则不会导致急性发热性多关节炎。

4. 影响免疫功能的药物：有些药物可增强免疫细胞毒性作用。抗肿瘤药物白细胞介素－2 可引起人体出现以流感样症状为特征的关节痛及肌肉痛，一般持续 4～6 小时，这种不良反应与用药剂量有关。长期应用免疫增强剂左旋咪唑的患者可出现关节痛及肿胀、肌痛及肌无力，其中以类风湿性关节炎及泪腺干燥综合征最为常见。应用青霉胺治疗类风湿性关节炎的患者中 20％～50％出现此类不良反应。免疫抑制剂环孢素可以引起高尿酸性关节炎。

5. 其他：利尿药如螺内酯、氢氯噻嗪、氯噻酮、依他尼酸、呋塞米及乙酰唑胺等都可引起高尿酸性关节炎。有报道称，奥美拉唑也可引起高尿酸性关节炎。皮质激素在停药后可出现类似于系统性红斑狼疮的关节痛。吸虫和绦虫病患者服用吡喹酮后可发生关节酸胀、疼痛，停药后症状自行消失。硫氧嘧啶、右旋糖酐铁、胰岛素和氯喹等均可诱发关节痛。

药源性关节炎的致病机制：①药物作用可改变组织的抗原性，如青霉胺、风疹疫苗、抗甲状腺药硫氧嘧啶等。②药物及其代谢产物直接对关节软骨细胞产生毒性作用或使软骨细胞释放蛋白水解酶，从而使软骨破坏，如喹诺酮类药物和抗疟疾药氯喹。③药物引起痛风或使痛风恶化，如低剂量水杨酸盐类（如阿司匹林）、利尿剂、环孢素、吡嗪酰胺可以引起高尿酸血症，导致痛风性关节炎。④药物引起代谢性骨病，如激素、抗癫痫药、泻药等引起骨质软化、骨质疏松、骨坏死等，均可导致关节痛。

三、药源性关节炎的防治

药物引起的骨关节功能障碍大多数是可逆的，停药后可恢复正常。因此，认识药源性骨关节疾病非常重要，轻者无须治疗，重者需采取适当措施来减轻其带来的危害。

第六节　药源性肌痛和肌痉挛

由于药物干扰骨骼肌的正常功能，引起肌肉疼痛、触痛、动作困难、不安腿综合征和扭转性肌痉挛等典型的临床症状，称药源性肌痛和肌痉挛。肌痛和肌痉挛是药物影响骨骼肌正常功能的一种早期症状，进而可发展成为肌病。

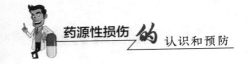

一、临床表现

典型表现为肌肉疼痛、触痛、肌痉挛、动作困难、不安腿综合征和和扭转性肌痉挛等。不安腿综合征指小腿深部于休息时出现难以忍受的不适，运动、按摩可暂时缓解的一种综合征，另有不安肢综合征，表现为患者在静息的状态下，双侧的下肢都出现感觉异常和特别的不适，有活动双腿的强烈愿望，导致患者严重的睡眠障碍，多见于中老年人；扭转性肌痉挛是一组以躯干和（或）四肢发作性肌张力扭转性增高为特征的疾病，表现为躯干或四肢发作性肌张力障碍和不自主的扭转动作。

二、致病药物及其损伤机制

（一）抗感染药

1. 对氨基水杨酸钠：有资料显示，稀释对氨基水杨酸钠 8.0 g，给患者静脉滴注，第二天静脉滴注 15 分钟后患者出现四肢肌肉剧痛。口服对氨基水杨酸钠亦可引起肌肉剧痛，停药后肌肉剧痛消失。还有的患者服用对氨基水杨酸钠半个月后出现扭转性肌痉挛。

2. 氧氟沙星：常见的肌肉和骨骼系统损害包括关节痛、关节病变、骨损害、肌肉疼痛、肌张力增高、肌腱损害等。

（二）心脑血管用药

1. 胺碘酮：主要用于治疗室性和室上性心动过速和期前收缩、阵发性心房扑动和颤动以及预激综合征等。相关研究显示，给予冠心病、频发室性期前收缩患者胺碘酮 400 mg，3 次/天，服药 7 天后患者出现帕金森病样震颤，停药 6 天后症状消失；也有用药时间不超过 12 天者停药后症状迅速消失的报道；但长期用药者，停药后仍有长期运动障碍。

2. 硝苯地平：为钙拮抗剂，可致严重肌痉挛伴末梢神经感觉异常。有报道称，患者服用硝苯地平的剂量偏高时，可出现肌肉震颤。

3. 氟桂利嗪：改善脑血液循环的药物，主要用于治疗脑血管疾病、偏头痛、眩晕、睡眠障碍等。患者服用该类药物后 1～5 天可出现下肢剧痛，疼痛时以双足、小腿处为重，多呈烧灼样、针刺样疼痛，服用一般止痛药无效，停药可以缓解。

4. 其他：作用于肾上腺素能神经末梢的抗高血压药胍乙啶、治疗慢性心力衰竭的洋地黄等可致肌痛性肌病，表现为对称性近侧肌肉疼痛、疼痛性痉挛及压痛、强直。抗高血压药尼群地平可诱发不安腿综合征。

（三）肌松药

氯琥珀胆碱是一种去极化肌松药，该药能在一段时间内产生极度的肌肉松弛作用，临床上广泛应用于全麻时气管插管。有研究表明，氯琥珀胆碱可使约 50% 的患者在术后当天发生肌痛，有些患者则表现为类似体育锻炼后的肌肉酸痛。疼痛好发部位有颈、肩、背和胸部，以大剂量反复用药者多见。

（四）其他

哮喘患者服用沙丁胺醇可引起肌肉震颤和肌痉挛。碘卡酸用于脊髓造影可致肌肉剧痛。二甲麦角新碱可致双下肢发冷、肌痛、水肿，亦可致腰、背、腹股沟部位持续疼痛，并伴有少尿和尿痛。苯丙胺、甲丙氨酯、苯乙双胍、巴比妥类等药物可引起近侧大肌群肌病伴肌肉肿胀和压痛。西咪替丁、氯丙嗪可引起锥体外系症状。曲克芦丁可致全身肌肉酸痛和不安腿综合征。

锥体外系是人体运动系统的组成部分，其主要功能是调节肌张力、协调肌肉运动与平衡，这种调节功能有赖于其调节中枢的神经递质多巴胺和乙酰胆碱的动态平衡。当多巴胺减少或乙酰胆碱相对增多时，则可出现胆碱能神经亢进的症状，出现肌张力增高、面容呆板、动作迟缓、肌肉震颤、流涎等症状；急性肌张力障碍时，出现强迫性张口、伸舌、斜颈、呼吸运动障碍及吞咽困难、静坐不能等；迟发性运动障碍时，出现口－舌－颊三联征，如吸吮、舐舌、咀嚼等。这就是锥体外系反应。

药源性肌痛和肌痉挛致病机制与药物药理作用增强有关。肝脏首过效应下降，药物在循环中与血浆蛋白的结合率降低，药物与局部肌肉组织亲和能力增强均可增强药物药理作用，导致发病。有的发病与脑供血不足有关，比如对氨基水杨酸钠；还有的与细胞内钙离子浓度降低有关，比如硝苯地平。

三、药源性肌痛和肌痉挛的防治

患者有肌痛和肌痉挛时，要考虑是否是药源性肌痛和肌痉挛，诊治前必须全面掌握患者病史及用药史。如果是药源性肌痛和肌痉挛，应该采取减药、停药或应用抗胆碱能药物对抗，也可用穴位按摩法治疗肌痉挛。

第七节　药源性神经肌肉传递障碍

药源性神经肌肉传递障碍是由于某些非麻醉目的药物阻碍神经肌肉传递，引起术后呼吸抑制、显露或加剧重症肌无力和出现药源性肌无力综合征。了解药源性神经肌肉传递障碍非常重要，可以预见其发生和及时采取必要的措施，否则可导致不必要的发病。

一、临床表现

（一）术后呼吸抑制

术后呼吸抑制是药源性神经肌肉传递障碍最常见的表现形式，表现为术后不能立刻恢复自主呼吸。术前或手术时给予某些药物后，除加强肌肉松弛剂所致的神经肌肉传递障碍作用外，还可引起呼吸抑制。此外，对一些肌肉松弛状态已消失的患者，还可出现

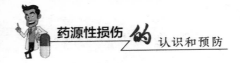

延迟性术后呼吸抑制。

（二）显露或加剧重症肌无力

患者服用某些药物治疗时，显露先前未被诊断的重症肌无力症状，停药后肌无力症状不消失。此外，多种药物，包括用于治疗重症肌无力者，也可加剧原已稳定的重症肌无力。

（三）药源性肌无力综合征

某些药物可引起可逆性肌无力疾病。对既往并无神经肌肉传递障碍的患者，肌无力症状一般在治疗开始后很快发生，停药后迅速消失。

二、致病药物及其损伤机制

（一）抗生素

氨基糖苷类，尤其是新霉素、链霉素、卡那霉素、庆大霉素和妥布霉素，可导致神经肌肉传递障碍。若手术前或手术时给予这些药物，可引起术后呼吸抑制和无关手术的肌无力综合征。对重症肌无力患者，这类药物还可引起症状短暂恶化。有报道称，鼻窦炎患者静脉注射氨苄西林后，出现重症肌无力症状，停药后恢复。另有报道上呼吸道感染患者用氨苄西林 1000 mg/d 治疗后，出现复视和肌无力加重，停药后数日内症状改善。此外，多黏菌素 B、多黏菌素 E、林可霉素等可引起神经肌肉损害，表现为上睑下垂、复视和上肢抬举无力等肌无力症状。

（二）抗风湿药

D−青霉胺用于类风湿性关节炎的治疗。有报道称，长期使用 D−青霉胺的患者可发生肌无力综合征，在临床上药源性肌无力与原发性重症肌无力难以鉴别。该类患者最早的临床表现是眼肌麻痹，病变广泛，通常在停药后数月内逐渐痊愈，但也有致患者死亡的报道。

（三）心血管药

抗快速心律失常的药物，如普鲁卡因胺和奎尼丁，可阻碍神经肌肉传递。有报道称，奎尼丁可显露或加剧重症肌无力，与肌肉松弛剂相互作用，可引起延迟性术后呼吸抑制。β1 肾上腺素受体阻滞药普萘洛尔、心得平和普拉洛尔等，可导致肌无力综合征或显露重症肌无力。肠胃外给予神经节阻滞药治疗高血压危象时，可引起急性呼吸麻痹，此药还有加强琥珀酰胆碱的作用，可导致术后呼吸抑制。

（四）精神药物

抗躁狂症药碳酸锂有显露重症肌无力及延长肌肉松弛剂泮库溴铵和琥珀酰胆碱所致神经肌肉传递障碍的作用。抗抑郁症药苯乙肼和治疗精神分裂症药氯丙嗪有加强琥珀酰胆碱的肌肉松弛作用，后者可同时加剧患者的重症肌无力。

（五）其他

有报道称，患者服用苯妥英钠后出现肌无力综合征，也有此药加剧重症肌无力的报道。皮质类固醇和促肾上腺皮质激素可导致重症肌无力患者病情短暂恶化。替代剂量的甲状腺素也可使重症肌无力恶化。短效麻醉剂氯胺酮和丙泮尼地有加强琥珀酰胆碱功能而阻碍神经肌肉传递的作用。吸入甲氧氟烷的患者可显露重症肌无力。

药源性神经肌肉传递障碍的致病机制包括：①增加血液中乙酰胆碱受体的抗体，如青霉胺等。②抑制乙酰胆碱的释放，如皮质激素等。③突触后受体阻滞，如多黏菌素、心得安和普鲁卡因胺等。该类药竞争突触后膜上乙酰胆碱受体结合部位，在某种意义上与箭毒类似。④突触前后的双重阻滞，如苯妥英钠、氯丙嗪及氨基糖苷类抗生素等。该类药既有阻碍乙酸胆碱释放的作用，又有突触后的箭毒样作用。

三、药源性神经肌肉传递障碍的防治

任何肌无力综合征患者都应考虑是否有药源性神经肌肉传递障碍的可能性。医生必须了解患者药物治疗史，并且进行相应的实验室检查，比如进行腾喜龙（抗胆碱酯酶药）试验（tensilon test）、常规的重复神经刺激试验、单纤维肌电图及乙酰胆碱受体抗体试验。停药后很快痊愈以及各种电生理学或血清学异常随之消失，提示患者是药源性疾病。必须排除使神经肌肉传递安全系数降低或药物代谢障碍的疾病，如尿毒症等。

轻者停药即可，重者（如抗生素源性术后呼吸抑制）须采取一定措施。对这种患者的处理，最重要的是在监护病室内保证完善的呼吸监护，并迅速纠正各种循环或代谢障碍。多数患者数小时内会恢复自动呼吸。一些较为严重的病例，可给予葡萄糖酸钙治疗，部分患者很快奏效。用钙剂无效或氯化腾喜龙试验阳性者，可用新斯的明来抵销突触后神经肌肉阻滞，与阿托品一并注射以防出现毒蕈碱样症状（毒蕈碱样症状表现为体内多种腺体分泌增加和平滑肌收缩所产生的症状和体征，如多汗、流涎、流泪、鼻溢、肺部干湿啰音、呼吸困难、恶心呕吐、腹痛腹泻、肠鸣音亢进、尿频尿急、大小便失禁、瞳孔缩小、视力模糊、血压下降）。

第八节　药源性肌病

肌病（myopathy）是指肌肉的原发性结构或功能性病变，可分为遗传性和获得性两大类，常可影响全身的肌肉。其发病机制与内分泌异常、感染、自身免疫疾病、中毒及遗传等因素有关。而药源性肌病是由具有肌毒性的药物所引起。药源性肌病通常是可逆的，但如不及时治疗，药源性肌病可致死或致严重后遗症。

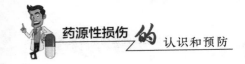

一、临床表现

严重的肌病的典型表现为进行性、对称性近端肌无力，不典型表现为远端弥漫性或局限性肌无力。肌痛是最常见的临床症状，也有部分病例表现为无痛性肌病。前者有坏死性肌病、多发性肌炎和皮肌炎、线粒体肌病，后者有糖皮质激素肌病、神经肌病等。药源性肌病常伴有肌肉组织的病理变化，病理改变包括：①空泡性改变，如依米丁、胺碘酮、氯喹、羟化氯喹和秋水仙碱可引起肌肉空泡变性；②肌萎缩；③坏死，如他汀类药物和贝特类药物可引起肌肉坏死；④局部纤维化，许多药物肌内注射会引起局部肌肉纤维化、组织挛缩，包括抗生素类、氯喹、氯丙嗪、哌替啶、苯海拉明、曲安西龙等；⑤炎症，如 D-青霉胺或 L-色氨酸可以引起肌肉炎症。

二、致病药物及其损伤机制

（一）引起坏死性肌病的药物

引起坏死性肌病的药物详见本章第九节。

（二）引起多发性肌炎和皮肌炎的药物

治疗风湿性关节炎的药物（如 D-青霉胺）可导致多发性肌炎和皮肌炎。这类患者会出现肩部、骨盆和腰部疼痛和无力，相当一部分患者还有吞咽困难等临床表现，其发生率与药物剂量无关，患者在停药 6 周后可恢复。D-青霉胺导致多发性肌炎和皮肌炎的机制可能与药物引起某些抗原暴露，从而导致机体发生自身免疫反应有关。

（三）引起线粒体肌病的药物

齐多夫定是核苷类逆转录酶抑制剂，用于治疗艾滋病。有研究表明，2％的用药患者产生肌病，而使用齐多夫定超过 260 天，17 ％的患者出现肌病。该类患者出现近端肌肉疼痛、肌无力，实验室检查部分患者肌酸激酶（CK）浓度升高。值得注意的是，艾滋病本身也会引起以上临床表现，因此对两者进行区分显得极为重要。齐多夫定引起肌病的机制，主要是抑制了线粒体 DNA 转录酶，导致肌细胞线粒体蛋白合成障碍而出现肌毒性。此外，还可能与增加肌细胞脂质蓄积有关。

（四）糖皮质激素类药物引起的肌病

皮质类固醇是最常见的导致肌病的药物。含氟的皮质类固醇更容易诱发肌病，如地塞米松、倍他米松、曲安西龙。有研究显示，60％接受地塞米松治疗的癌症患者出现肌病；每日应用泼尼松（≥40 mg/d）的哮喘患者中，64％发生了肌病。糖皮质激素肌病以肌肉萎缩为重要临床特征，根据患者起病情况分为急性及慢性两种。急性类固醇肌病（steroid myopathy，SM）也称为急性四肢瘫痪性肌病（acute quadriplegic myopathy），是类固醇使用后于急性期出现的一组肌病综合征，多发生于短时间、大剂量使用糖皮质激素时，但国内外均有小剂量使用即出现急性 SM 的报道。急性 SM 既可发生于治疗初始，也可发生于维持治疗阶段，多发生于类固醇激素治疗后 5~7 天。临床上出现广泛肌无力及横纹肌溶解，伴有肌痛，严重者可发生呼吸肌受累。有些患者表现为严重肌萎缩、迟缓性四肢瘫、腱反射减弱或消失，而感觉系统及颅神经多不受累。慢性 SM 相对多见，起病隐匿，见于使用泼尼松或同等量其他类型激素 40~60 mg/d，治疗后期 3~4 周缓慢出现典型的肢体无力，下肢重于上肢，以四肢近端受累为主，通常髂腰肌早期受累且症状严重，同时伴有库欣综合征的临床表现，可造成患者起立困难而卧床不起。

实验室检查：血清 CK 正常或偏低，血液电解质水平正常。病理检查有肌肉萎缩和纤维化。类固醇皮质激素性肌毒性机制很可能与其干扰信使 RNA 的合成和蛋白质的合成，导致肌纤维萎缩有关。

（五）引起神经性肌病的药物

1. 氯喹：氯喹用于治疗疟疾、肠外阿米巴病、风湿性关节炎和系统性红斑狼疮。大剂量应用氯喹可导致神经性肌病。患者有缓慢进展的无痛性近端肌无力，从下肢逐渐发展到上肢，也可累及心肌和周围神经，但无肌肉痛。实验室检查：患者血清 CK 正常或轻度升高，肌电图有肌病特征并有神经转导速度减慢，病理检查为肌肉空泡变。氯喹导致肌病的机制可能与肌肉细胞自身吞噬及磷脂积聚有关。

2. 秋水仙碱：秋水仙碱是治疗痛风的有效药物，近来也用于治疗自身免疫性疾病，如白塞病（behcet disease）。该药能导致神经性肌病。患者表现为近端肌无力，远端腱反射消失，伴有周围神经症状。实验室检查可见血清 CK 值升高，肌电图可见神经肌肉损害表现，病理检查为肌肉空泡变。秋水仙碱致肌病的机制，可能是干扰微管功能导致肌肉细胞自身吞噬性空泡积聚。

（六）其他

依米丁是吐根树的基本成分，用于催吐和治疗阿米巴病。依米丁能诱发患神经性厌食症的年轻女性发生肌病，多表现为近端肌无力和肌痛，亦有少见但更严重的横纹肌溶解和心肌病的报道。依米丁肌毒性机制是肌细胞的蛋白质合成受到抑制，导致细胞退化，伴有空泡变。胺碘酮可以导致自身吞噬性空泡性肌病和多发性神经病。环孢素能导致痛性线粒体肌病，尤其与其他肌毒性药物联合应用时更易致病。丙戊酸钠亦可引起肌病，机制是卡尼汀缺乏，补充卡尼汀可改善肌病，肌肉活检所见类似于齐多夫定诱发的肌病，有线粒体异常和胞内脂质沉积。维生素 E 也能导致近端痛性肌无力，实验室检查可见血清 CK 值升高，肌肉活检可见肌坏死。

三、药源性肌病的防治

患者有肌肉功能障碍时，医生要考虑是否为药源性肌病。如果是药源性肌病，则应该采取必要的措施来预防和减轻这种不良反应。必要时可以及时停药，以使肌肉功能障碍得到部分或完全改善。而明确药物的肌肉毒性机制对预防、减轻和治疗这种不良反应至关重要。诊治前必须全面掌握患者病史及用药史、家族史，目的是为了评估是否存在能诱发或加重肌肉疾病的因素。可以采取一些措施来预防药源性肌肉疾病的发生：①对

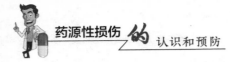

已知具有肌肉毒性的药物采用最小有效剂量，因为药物的不良反应往往是剂量依赖性的。②尽量避免联合应用有肌肉毒性的药物，对有潜在肌肉疾病的患者应尽量避免应用此类药物。③在使用肌肉毒性药物时，要密切观察病情，以便及早发现症状和必要时停药。

第九节　药源性横纹肌溶解症

横纹肌溶解症（rhabdomyolysis，RL）是由于骨骼肌细胞完整性改变，导致肌红蛋白（myoglobin，Mb）、肌酸磷酸激酶（creatine phosphokinase，CPK）等酶类以及离子等释放入血，血液中的肌红蛋白经肾小球滤过后堵塞肾小管，造成肾功能损伤，进而出现急性肾衰竭和代谢紊乱的疾病。

RL于1910年首次被发现，早期症状为可逆性肌肉无力、疼痛，严重时可致死。药源性RL是药物引发的横纹肌损伤，据统计有80％的RL是药源性RL，20％是由酒精摄入过量所致。

一、临床表现

RL的临床表现如下：①肌肉疼痛和触痛、肿胀及全身无力。②有发热、白细胞或中性粒细胞比例升高等炎症反应。③尿外观呈茶色或红葡萄酒色。④30％的患者出现急性肾功能衰竭，病情较重时可有少尿、无尿或其他氮质血症的表现。⑤实验室检查：患者发病时血肌红蛋白含量升高，CPK含量明显上升，可高于正常值10倍以上。发病初期患者主要表现为高钾血症、高尿酸血症、高磷酸血症。CPK值为诊断RL的重要指标。

二、致病药物及其损伤机制

（一）调血脂药

1. 他汀类药物：辛伐他汀、西立伐他汀、普伐他汀、阿托伐他汀等。该类药通过竞争性抑制内源性胆固醇合成限速酶，即3-羟基-3-甲基戊二酸单酰辅酶A（HMG-CoA）还原酶，阻断细胞内羟戊酸代谢途径，使细胞内胆固醇合成减少。所有他汀类药物均可导致RL，故称为肌肉毒药物。他汀类调脂药和苯氧酸衍生物（吉非贝齐）合用，则发生药源性RL的概率上升，一般发生于用药后3个月，发病率低于1％。另有资料显示，单用洛伐他汀时，药源性RL的发病率为0.15％，与烟酸合并应用时，其发病率为2％，与环孢素和烟酸合并应用时发病率为5％，与环孢素和吉非贝齐合并应用时，其发病率达28％。资料表明，西立伐他汀（cerivastatin）导致RL并发肾衰竭而致死者的危险性，是其他他汀类药物的20倍以上。西立伐他汀这种严重不良反应多见于高剂量用药者及老年患者，与吉非贝齐合用时易发生。2001年西立伐他汀在美国市场被收回。除西立伐他汀外，辛伐他汀发生 RL 最多。

2. 贝特类药物：包括非诺贝特、吉非贝齐和苯扎贝特等。该类药属于苯氧芳酸类调脂药，能明显降低血浆极低密度脂蛋白的含量，因而降低甘油三酯。非诺贝特的主要不良反应为胃肠道反应、皮肤过敏反应、肝肾功能损害，但最严重的不良反应是 RL。对肾功能正常的患者，单独应用非诺贝特引起的 RL 病例报道很少，目前临床报道发病资料主要是合并用药所致。合并用药易产生药物间的相互作用，增加肌病、RL 的发病率。非诺贝特引起 RL 的病例多发生于肾功能不全的患者，这可能是由于非诺贝特是经肾代谢，常规剂量的非诺贝特对肾功能不全的患者来说，可能剂量过大。

（二）抗感染药

肌内注射庆大霉素可导致臀肌损伤后挛缩。肌内注射庆大霉素后刺激性较大，如果注射到肌筋膜间，吸收更加困难，其化学性损伤时间更长，对肌细胞损害更加严重。病理检查，可发现病变早期，肌细胞糖原减少、线粒体破坏、肌丝溶解，后期肌细胞坏死、纤维化。抗真菌药两性霉素 B 可引起低钾血症而致横纹肌溶解。此外，喹诺酮类抗菌药物也可引起 RL。

（三）其他

治疗阿尔茨海默病的药物、胆碱酯酶抑制剂多奈哌齐可能导致 RL。麻醉剂可卡因会造成一种高热状态，这是肌毒性的一种易感因素。镇痛药阿片制剂（如二醋吗啡、美沙酮等）、中枢镇静剂巴比妥酸盐等在过量服用后可导致昏迷和肌肉压迫，从而使肌肉受损。胺碘酮、秋水仙碱、阿糖胞苷、环磷酰胺、苯海拉明、地西泮、他克莫司、利尿药、催吐药、泻药、茶碱、长春新碱、特布他林、甘珀酸、乙醇等均可引起 RL。

药源性 RL 的致病机制包括：①肌纤维膜损伤。肌毒性药物可增加磷酸酯酶 A 的活性，肌纤维膜的渗透性增加，Na^+ 进入细胞增多，Na^+-K^+-ATP 酶被激活，这个过程需要能量，如果导致 ATP 耗竭，则可影响细胞转运功能。与此同时，细胞内 Na^+ 浓度升高，可引起细胞内 Ca^{2+} 蓄积而激活细胞内的蛋白水解酶，此酶可破坏细胞结构而引起肌细胞进一步损伤。②他汀类血脂调节药在抑制胆固醇合成的同时，也降低血清辅酶 Q10（CoQ_{10}）的浓度，从而引起细胞线粒体功能紊乱，最终导致细胞能量耗竭；或因胆固醇合成减少，细胞膜成分中的胆固醇也随之减少，导致细胞膜的通透性及不稳定性增加。③严重的低钾血症。当血清钾浓度低于 2 mmol/L 时，就会出现 RL。其机制主要是低钾导致机体丧失了肌肉收缩所诱发的舒血管反应，进而出现肌肉缺血；低钾使肌肉糖原合成减少，能量储备缺乏；低钾时 Na^+-K^+-ATP 酶活性降低，细胞内 Na^+ 增多，与 Na^+ 伴随的物质转运活动受损。④增加 ATP 消耗，使能量储存耗竭。比如酒精可直接损伤肌纤维膜，增加 Na^+ 的渗透性，进而增加 Na^+-K^+-ATP 酶泵的活性，使储存的能量耗竭；此外，高热也增加肌肉的能量需求，导致损伤。某些药物可引起恶性高热，与抗精神病药所致的恶性综合征类似，伴有间歇性肌张力障碍和焦虑不安情绪，进而增加 ATP 需求量，甚至出现肌肉坏死。

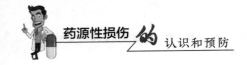

三、药源性 RL 的防治

由于他汀类药物主要经细胞色素 P450 酶代谢，以及与苯氧酸衍生物（吉非贝齐）合用则导致药源性 RL 概率上升的特点，在应用这类药物时需注意：①肝脏和肾脏功能受损者慎重服用他汀类调节血脂药，若肝脏和肾脏受损较为严重，应禁用他汀类调节血脂药。②严重代谢和内分泌疾病患者应禁用他汀类药物调节血脂药。③65 岁以上老年患者服用他汀类调节血脂药时，用药剂量不宜超过成人正常剂量的 3/4。④与影响细胞色素 P450 酶的药物合用时均应慎重，切忌与吉非贝特、非诺贝特等贝特类调节血脂药合用。

RL 的治疗原则是立即停药并预防急性肾衰竭的发生。具体治疗措施包括停药以减少药物刺激并防止肌肉剧烈运动。较轻者停药后可自行恢复，严重者则需进行"水化"，增加肾小球灌注压，碱化尿液等支持疗法。可输入大量 0.9% 氯化钠注射液，直到患者进行透析治疗。

（程薇波）

参考资料

1. 高英茂，李和. 组织学与胚胎学 [M]. 2 版. 北京：人民卫生出版社，2010.
2. 李恩，薛延，王洪复，等. 骨质疏松鉴别诊断与治疗 [M]. 北京：人民卫生出版社，2005.
3. 盛辉，李文君，盛春君，等. 噻唑烷二酮类降糖药物与骨质疏松症 [J]. 中华骨质疏松和骨矿盐疾病杂志，2011，4（2）：113-115.
4. GAGE B F, BIRMAN-DEYCH E, RADFORD M J, et al. Risk of osteoporotic fracture in elderly patients taking warfarin: results from the National Registry of Atrial Fibrillation 2 [J]. Arch Intern Med, 2006, 166 (2): 241-246.
5. 姜玲海，张军，方忠宏，等. 药源性横纹肌溶解症高危因素研究 [J]. 中国药房，2015，26（29）：4082-4086.
6. 王静华，陶沂，丁素菊，等. 药源性神经肌肉疾病 [J]. 药学服务与研究，2005，5（2）：191-195.
7. 邓湘源，马婷，崔彩雯，等. 双膦酸盐类药物性颌骨坏死：1 例病例报告及文献回顾 [J]. 中华老年口腔医学杂志，2011，9（4）：223-226.

第四章　药源性心血管系统损伤

药源性心血管系统损伤（drug-induced cardiovascular injury，DICI）是指由各类处方或非处方的化学药物、生物制剂、传统中药以及天然药、保健品、膳食补充剂及其代谢产物乃至辅料等所诱发的心血管系统损伤。这种由药物直接或相互作用引起的与治疗目的无关的不良反应，导致心血管系统形态结构以及生理功能异常的症状，称为药源性心血管系统疾病（drug-induced cardiovascular disease，DICD），不仅包括药物正常用法用量情况下所产生的不良反应，也包括误用、超剂量应用、错用及应用不合理和药物中毒等情况所引发的疾病，一般反应较严重而且持续时间较长。药源性心血管疾病是最常见的药源性疾病之一，常见病症包括药源性心力衰竭、高血压、低血压、过敏性休克、心律失常、心绞痛、心肌疾病、心包炎、感染性心内膜炎及阿-斯综合征等。

第一节　解剖生理基础

心血管系统为血液运输的网络，是由心脏、动脉、毛细血管、静脉等部分组成的一个闭合环路。心脏居于中心地位，是血管系的动力器官。心脏由四个腔室（即左心房、左心室、右心房、右心室）构成，左心房和左心室连通，右心房和右心室连通，左右心房之间和左右心室之间不直接连通。人的心脏位于胸腔，稍偏左侧。每个人的心脏体积和本人的拳头差不多。心脏通过节律性收缩和舒张把左心室内的血液泵入动脉系统，进入动脉的血液，随着动脉系统逐级分支（经大动脉、中动脉、小动脉），最终到达毛细血管（毛细血管是连接微小动脉和微小静脉的薄壁管道），毛细血管内血流缓慢，为组织提供营养和氧分，血液进入毛细血管静脉端后逐级汇入小静脉、中静脉、大静脉，最终到达上腔静脉和下腔静脉，流回右心房，再流入右心室，经肺动脉到达肺部毛细血管后进入肺静脉，流回左心房，再流入左心室，进入下一个循环。当内外环境发生变化时，机体通过神经和体液调节，协调心脏和血管的活动，保证血液循环的正常进行。

心脏具有传导兴奋和调节心脏节律的结构（称为心脏传导系统），能够有节律地收缩和舒张。心脏传导系统是由心肌内能够产生和传导冲动的特殊心肌细胞构成，包括窦房结、房室结、房室束和左右束支。窦房结是心跳的起搏点。在心动周期中，心脏传导系统产生并传导冲动信号，使得心脏有节律地收缩和舒张，维持心脏各腔内压力、容积周期性的变化；心房和心室之间具有瓣膜，瓣膜的开闭具有一定的方向性，保证了血液

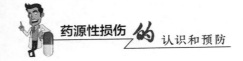

沿一定方向流动。

自主神经系统在心血管功能的调节中发挥重要作用，与心血管疾病的发生、发展也有密切关系。心脏自主神经分为交感神经和副交感神经（迷走神经）两大分支。其中交感神经兴奋释放大量儿茶酚胺，导致心肌收缩力、心率、心脏传导组织传导性增加，从而激活肾素－血管紧张素－醛固酮系统，增加外周血管及内脏容量和血管张力。迷走神经可拮抗交感神经作用，迷走神经兴奋使心脏产生负性肌力、负性心律、负性传导作用。肽类神经递质与去甲肾上腺素和乙酰胆碱共存于同一神经元内，并可一起随递质释放，调节心血管活动。在去甲肾上腺素作用于心脏时，其作用受到其他一些生物活性物质的调制，包括乙酰胆碱、腺苷、血管紧张素、阿片类物质、缓激肽、组胺、内皮素、P物质、5－羟色胺（5－hydroxytryptamine，5－HT）、白细胞介素和肿瘤坏死因子等。除经典的体液调节因子血管紧张素、阿片肽类、心房钠尿肽、前列腺素、激肽类、组织胺、神经肽类、内皮素与一氧化氮等以外，心脏体液调节还受细胞因子的影响。

心血管系统是多种药物作用的重要靶器官。近年来，随着诸多新药以及中成药制剂的上市，药源性心血管疾病的发病率逐年上升。

第二节　损伤机制

药源性心血管疾病的发病因素涉及药物和机体两个方面，是药物与机体相互作用的结果。受遗传、免疫、经济条件及医疗条件的影响，在不同年龄、性别、种族、职业、文化程度及经济状况的人群中，药源性心血管疾病的表现往往有所不同。

一、患者因素

（一）年龄

1. 婴幼儿：药源性心血管系统损伤的不利因素有，①血液中药物与蛋白结合力较成人低；②肝肾功能发育不全；③肝脏药物代谢酶系统发育不完善；④肾血液量仅为成人的20%～40%；⑤排出药物及其代谢产物的能力低下。因此，婴幼儿容易出现药源性心脏损伤。

2. 老年人：药源性心血管系统损伤的不利因素有，①脏器储备功能下降；②药物与蛋白结合力降低；③心肌细胞 $Na^+ - K^+ - ATP$ 酶活性降低；④肝肾功能下降；⑤老年人常有器质性心脏病变，同时服用药物种类较多；⑥多种因素导致老年人药物半衰期延长。因此，药源性心脏损伤在老年人中也更常见。有文献显示，心血管药物不良反应发生的年龄集中在49～79岁。

（二）性别

女性药源性疾病的总发生率高于男性。但有报道称男性药源性高血压病、冠心病等的发病率高于女性，而女性药源性 QT 间期延长，对药物的过敏反应，对地高辛、肝素和卡托普利等药物的不良反应发生率较男性高。

（三）遗传因素

遗传基因差别是个体对药物反应差异的重要因素。遗传性心肌细胞离子通道功能异常，葡萄糖－6－磷酸脱氢酶缺陷，乙酰化代谢异常，血细胞结构、代谢、功能和凝血因子异常，免疫功能异常（如高敏感性）等，是诱发药源性心血管病的重要因素。药物基因组学研究发现，细胞色素 P450 酶是多数药物代谢的关键酶系，该酶系基因具有四种多态形式（主要是 CYPZD6）。由于编码此酶的基因具有遗传多态性，导致患者对药物呈不同的代谢方式。若基因变异，会丧失对包括心血管药物、抗精神病药物等在内的许多药物的降解能力，诱发药源性心血管疾病。

（四）基础疾病状态

患者所患疾病可改变药物动力学和药效学，引起药物吸收、分布、代谢、排泄发生变化。当有心肌缺血、损伤、坏死、炎症、重构和（或）肝肾功能减退、电解质紊乱（低钾血症、低镁血症等）时，患者易发生药源性心血管病。

二、药物因素

（一）药物应用不当

药物剂量过大、输液速度过快、配伍不当、用药种类过多、疗程过长、误用于禁忌证、用药差错或事故等，均可致药源性心血管疾病。

（二）药物毒副作用

药理作用范围广，而治疗作用范围窄，超出治疗作用的部分即为副作用。药物剂量过大、用药时间过长或患者存在基础疾病，就容易产生毒性效应。如肾上腺皮质激素等药物致水钠潴留和细胞外液增多，并有使血管平滑肌对升压物质反应增强、促进肝血管紧张素原合成增多等作用，长期应用可致约 20% 的患者血压增高。普罗帕酮具有负性肌力作用，对左心室功能受损或有潜在心功能减退的患者可诱发心力衰竭。某些麻醉药物（如氯胺酮、γ－羟丁酸钠等）具有兴奋交感神经和阻滞迷走神经的作用，可使血压升高。有的抗肿瘤药物使用时间较长时，对心肌细胞具有直接毒性，致心肌收缩功能紊乱。

（三）给药方式

文献显示静脉滴注给药引发的药源性疾病最多。其主要原因为：静脉给药时，药物直接进入血液循环，药物浓度较高，对机体的刺激较强。近年来，随着中药制剂品种的不断丰富，中药制剂静脉滴注引起的不良反应较多。这与中药制剂成分复杂、不明成分较多有关。另外，制剂过程中引入的一些无效物质如鞣质、天然蛋白、淀粉以及药物辅

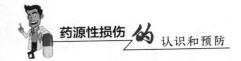

料等，均为引起药物不良反应的重要因素。

（四）药物相互作用

1. 药效学方面相互作用：不同药物可同一作用靶位，或可作用于同一生理系统或生化代谢途径，通过改变药物运输机制或电解质平衡等多种方式产生相互作用，最终产生相加、协同或拮抗作用。如维拉帕米与普萘洛尔联合用于心绞痛患者时，维拉帕米通过阻滞钙离子内流，减少细胞内钙离子量，可引起房室传导阻滞及心肌收缩性下降，与β受体阻断药普萘洛尔合用时，增加心脏毒性，引起严重的心律失常，或使心率明显减慢甚至停搏。

β受体，即肾上腺素能β受体。肾上腺素能受体是介导儿茶酚胺作用的一类组织受体，根据对去甲肾上腺素的敏感性，分为肾上腺素能α受体和β受体。去甲肾上腺素对于α受体的作用较肾上腺素更为敏感，而肾上腺素对β受体的作用更敏感。皮肤、肾、胃肠的血管平滑肌以α受体为主，骨骼肌、肝脏的血管平滑肌以及心脏以β受体为主。

2. 药代动力学方面相互作用：是临床上最常见的一类相互作用。这类相互作用最终影响药物在作用靶位的浓度，改变其作用强度。而临床上应用的药物有些是肝药酶诱导剂，有些是肝药酶抑制剂。前者致细胞色素 P450 酶的合成或活性增加，使通过这一途径消除的药物代谢加速；后者使细胞色素 P450 酶受到抑制，使另一药物的代谢减少。

第三节　损伤的病理变化和损伤表现

能引起药源性心血管损伤的药物种类繁多，机制复杂，相应的病理变化及临床表现也是多种多样，甚至同一种药物在不同个体、不同剂量下可出现不同表现。根据受损器官有无结构性损伤，可分为器质性损害（有明显的结构损伤）及功能性损害（无明显的结构损伤）。两者常同时存在，但与非药源性心血管损伤相比，药源性损伤缺乏特异性。

一、药源性心血管损伤的病理变化

（一）心脏病变

1. 心电紊乱：心血管类药物、抗感染药物等通过诱发异位冲动及传导异常，导致心律失常，可不伴有明显心肌变性坏死，停药后可不留明显后遗症。

2. 心脏功能抑制：某些药物具有负性肌力作用，使心肌收缩力下降，心排血量减少，进而引发心力衰竭，血压降低乃至休克。

3. 冠状动脉血流量减少：强心苷类正性肌力药使心肌收缩力增强，心肌耗氧量增加，导致冠状动脉供血相对不足，如β受体阻滞剂诱发冠状动脉血流减少，降血压药物减少冠状动脉血流或促发"窃血现象"等，均可引起药源性冠心病。

4. 心肌损害：药物对心肌细胞具有直接或间接影响，可使心脏体积增大，重量增加，心室壁肥厚或变性、坏死，导致心肌收缩力下降、心电不稳、心律失常、心力衰竭等。药物过敏可引起药源性心包炎，若炎症累及心内膜，可继发细菌感染，引起细菌性心内膜炎。

（二）血管病变

1. 药物使血管平滑肌收缩或张力增高，引起高血压，或者引起周围动脉收缩，血管痉挛，导致雷诺综合征（多种原因引起的一组综合征，表现为手指发凉、麻木、苍白、发紫、继而潮红，偶有疼痛；疾病晚期，逐渐出现手指背面汗毛消失，指甲生长变慢、粗糙、变形，皮肤萎缩变薄，指尖或甲床周围形成溃疡，并可引起感染）。药物使血管平滑肌舒张，外周阻力下降，引起低血压乃至休克。

2. 血栓栓塞性疾病，详细机制尚不清楚。易感患者多为有严重静脉曲张、肥胖、糖尿病、高血压、创伤、手术或长期卧床者以及有深静脉栓塞和肺栓塞家族史者。可能由药物引起血管内皮损伤所致。

3. 药物引起高脂蛋白血症，加重动脉粥样硬化，可诱发或加重冠心病。

二、药源性心血管损伤的临床表现及机制

在药源性心血管病中，以药源性心律失常、心电图异常、药源性心力衰竭、药源性高血压、药源性冠心病、药源性心肌病变等较为常见，其余较为少见的有药源性低血压、药源性心包积液、药源性心脏瓣膜病、药源性血栓栓塞性疾病等。

（一）药源性心律失常

药源性心律失常指药物引起的心律失常、导致原有心律失常加重或诱发新的心律失常。药源性心律失常是隐匿性心律失常，临床症状轻微，但是普遍存在。所有抗心律失常药物均有潜在的致心律失常作用。

各种类型的心律失常均可发生，其中以快速性心律失常较为常见。多种药物与 QT 间期延长（心电图上 Q 波与 T 波的时间间隔延长）及随后发生的致命性心动过速有关。

临床上，药源性心律失常症状差异较大。轻者可无自觉症状，一般患者表现为心悸、胸闷、恶心、头昏、晕厥、虚脱等不适；重者可出现急性心源性脑缺血综合征，即突然发作的、严重的、致命性、缓慢性或快速性心律失常，使心排血量在短时间内锐减，导致严重脑缺血，出现神志丧失和晕厥等症状（阿－斯综合征），甚至引起心脏骤停和心脏性猝死。

药源性心律失常的危险因素可分为可纠正危险因素和不可纠正危险因素两种。不可纠正危险因素首要的是潜在心脏疾病。此外，情绪激动（潜在的心律不齐）、电解质紊乱（如高血钾、低血钾等）、肝肾疾病、抗心律失常药物浓度过高等均是药源性心律失常的潜在危险因素。

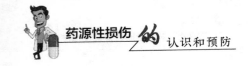

（二）药源性心力衰竭

药源性心力衰竭是药物所致心脏功能受损［心脏收缩功能障碍、心肌收缩力减弱和（或）舒张充盈受限、顺应性下降、心脏前后负荷过重］，引起心泵血能力降低，导致静脉系统血液淤积、动脉系统血液灌注不足，以致不足以维持机体生理代谢而产生的一系列综合征。药源性心力衰竭的机制尚不完全清楚，目前认为与下列因素有关：

1. 直接或间接损伤心肌细胞：如蒽环类药物通过氧化应激，促进细胞色素 C 氧化酶释放，继而激活 caspase－3（即半胱氨酸蛋白酶－3，是细胞凋亡过程中最主要的终末剪切酶），诱发心肌细胞凋亡。

2. 药物导致水钠潴留：非甾体抗炎药（nonsteroidal anti－inflammatory drugs，NSAIDs）可引起水钠潴留，还可干扰利尿剂和血管紧张素转化酶抑制剂的作用，增加心脏前负荷，诱发或加重心力衰竭。

3. 负性肌力作用：负性肌力作用就是使心肌收缩力减弱。有些药物可以使心肌收缩力减弱，如钙通道阻滞剂阻碍细胞跨膜 Ca^{2+} 转运，从而对心脏产生负性肌力作用。当钙通道阻滞剂的血管扩张效应无法与其负性肌力相平衡时，患者会出现明显的血流动力学及临床症状的恶化。

4. 血管阻力增加：药物使血管收缩，导致血管阻力增加。

急性心力衰竭时患者出现呼吸困难、心动过速、血压过低，慢性心力衰竭时出现疲劳、心悸、喘息、咳嗽。

（三）药源性高血压

药源性高血压占药源性心血管疾病的 7.1%～10.0%。很多药物可以导致血压一过性或者持久性升高，或干扰抗高血压药物的降压作用，如雷尼替丁、甲氧氯普胺等可使血压增高，但机制不明。一般认为，药源性高血压的发生机制涉及水钠潴留、细胞外液容量增加、直接或间接作用于神经系统、收缩血管平滑肌以及降压药物的反常效应或停药综合征等。

药源性高血压诊断的主要依据：①血压升高达到高血压诊断标准；②有头痛、头晕、心悸、失眠、乏力、水肿等临床表现；③血压升高及其临床症状与相关药物有一定时间关系；④从该药药理作用推测有致高血压的可能；⑤有些药或与其他药物合用时可导致高血压；⑥撤药后血压恢复至用药前水平，临床症状消失；⑦进行药物激发试验后，血压再次升高。

患者症状符合以上 7 项中任意 3 项或具备⑥、⑦两项中任意一项，同时具有其他任意 1 项者，即可考虑为药源性高血压。

（四）药源性冠心病

药源性冠心病主要表现为药源性心绞痛及药源性心肌梗死。

药源性心绞痛是由药物引起心肌耗氧量增加或冠状动脉供血不足，心肌急性缺血、缺氧等的一类综合征，表现为前胸阵发性、压榨性疼痛，疼痛主要位于胸骨后部或心前区，可放射至心前区、左肩、颈、下颌部与左上肢，也可向下放射到上腹部。每次发作持续 3~5 分钟，停药可缓解或恢复正常。

药源性心肌梗死是药物引起正常或已发生粥样硬化的冠状动脉持续性痉挛，血栓形成，心肌耗氧量增加，导致冠状动脉供血不足，导致心肌持续性缺血缺氧，引发心肌坏死，表现为剧烈而持久的胸骨后疼痛，休息及使用硝酸酯类药物不能完全缓解，伴有血清心肌酶水平增高及进行性心电图变化，可并发心律失常、休克或心力衰竭，常可危及生命。

药源性心绞痛及药源性心肌梗死的发生机制可能与下列因素有关：

1. 心肌耗氧量增加：凡能增加心率、收缩期血压及心肌收缩力的药物，尤其是增加心率及收缩期血压的药物，如肾上腺素、异丙肾上腺素、硝酸甘油等，都可以导致心肌耗氧量增加。

2. 冠状动脉痉挛：很多药物可引起冠状动脉痉挛，导致心肌缺血，引起药源性冠心病发作，如麦角新碱、去氧肾上腺素、甲氧明、多巴胺、麻黄碱、阿司匹林等。

3. 冠状动脉盗血现象：某些扩血管药物（如双嘧达莫、硝普钠等）不能扩张缺血区的小动脉，只能扩张非缺血区血管。由于非缺血区血管扩张、阻力下降，缺血区的血流通过侧支循环流向非缺血区，产生了冠状动脉盗血现象，使缺血区的血供进一步减少，从而引起心绞痛发作。

4. 冠状动脉灌注压不足：冠状动脉的血液来自主动脉，冠状动脉从主动脉根部发出后沿心脏表面行走，给心肌供血，主要依靠主动脉的舒张压维持其血流灌注。可以导致心排血量减少或血管扩张的药物，如降压药、抗心律失常药、硝酸酯类，均可导致舒张压下降，使冠状动脉灌注不足，进而诱发药源性冠心病。

5. 药物反跳现象：有些药物被长期或大剂量应用时容易出现药物反跳现象，如硝酸甘油、钙通道阻滞药等。当骤然减量或停药后，该类药物可引起血流动力学反跳现象，诱发心肌缺血，致心绞痛发作。

6. 药物过敏：某些药物可以引起过敏反应，释放出较多的血管活性物质，导致冠状动脉痉挛，或引起血管炎，波及冠状动脉，产生药源性冠心病。

（五）药源性心肌损伤（心肌炎、心肌病）

多种药物可以引起心肌损伤。如抗微生物类药物（如磺胺类、四环素、青霉素、两性霉素 B 等），有时可引起药敏性心肌炎；抗肿瘤药物（如氟尿嘧啶等）可以干扰心肌细胞代谢；抗精神失常药、抗抑郁症药、心血管药物、免疫抑制剂（如他克莫司）等均可通过各种途径直接或间接损伤心肌细胞。

第四节　常见引起心血管损伤的药物

可引起药源性心血管损伤的药物种类繁多，不能逐一列举，本节仅阐述几种常见药品。

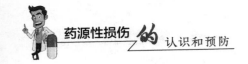

一、作用于心血管系统的药物

作用于心血管系统的药物在引起药源性心血管损伤的药物中约占 39.6%，其中以抗心律失常药物和拟肾上腺素类（激动肾上腺素受体的药物，主要用于升压、平喘、治鼻充血等）药物较为常见。

（一）增强心肌收缩力的药物（洋地黄类药物）

增强心肌收缩力的药物主要包括洋地黄、地高辛、毒毛花苷 K 等，具有增强心肌收缩力、提高心肌兴奋性的作用，是目前治疗心力衰竭常用的强心药物，同时也可用于治疗某些快速心律失常，如心房颤动、心房扑动以及室上性心动过速等。

洋地黄类药物的有效治疗量、中毒量和致死量相当接近，再加上患者对药物的耐受性个体差异较大，故容易发生中毒。洋地黄中毒者中 80%～90% 伴发心律失常，常表现为室性心律失常、心房颤动及房扑、窦性心动过缓、房室传导阻滞（心脏电激动传导过程中，发生在心房和心室之间的电激动传导异常，可导致心律失常，使心脏不能正常收缩和泵血）。

洋地黄类药物中毒时不论是否出现心律失常，均可诱发或加重心力衰竭。对于单纯舒张性心力衰竭，用洋地黄治疗效果不明显，甚至使症状更加明显。对窦性心律的心力衰竭患者，突然停用地高辛等药物可使原有心力衰竭加重。较常见的表现还有厌食、恶心、呕吐、腹泻、眩晕、头痛、疲倦、失眠、谵妄和黄视症（黄视症表现为视物变黄，同时在增加照明背景下视敏度降低、视物模糊、色觉减退和旁中心暗点，可以由洋地黄中毒引起）、绿视症（绿视症表现为视物变绿）等。

（二）抗心律失常药物

现有抗心律失常药物均有不同程度的致心律失常作用，使原有心律失常加重或新发生危及生命的心律失常（如室速或室颤）。根据对心肌细胞膜上不同离子通道的作用，抗心律失常药物分成四类（Ⅰ～Ⅳ类），各类药物对心肌细胞动作电位和心电图的影响不同。Ⅰ类抗心律失常药物又称钠通道阻滞剂或膜稳定剂，据其特点又分为三个亚类：ⅠA 类有奎尼丁、丙吡胺、普鲁卡因胺等，ⅠB 类有利多卡因、苯妥英钠、美西律等，ⅠC 类有氟卡尼、普罗帕酮等。Ⅱ类抗心律失常药物为 β 受体阻滞剂，其竞争性占据心肌细胞膜上 β 受体而降低或阻断交感神经的兴奋性，进而作用于窦房结、房室结和心肌等部位，产生负性肌力作用。Ⅲ类抗心律失常药物又称钾通道阻滞剂（如胺碘酮、索他洛尔等），可以减少或阻滞钾离子跨心肌细胞膜的外流，使跨膜动作电位的复极时间延长，进而诱发恶性室性心律失常。Ⅳ类抗心律失常药物（如维拉帕米等）主要作用于跨心肌细胞膜上的钙通道。

Ⅰ类和Ⅲ类易致快速性心律失常，如奎尼丁、普鲁卡因胺、丙吡胺、胺碘酮等可致心室复极异常，且以ⅠA 和ⅠC 类发生率最高，可引发心室颤动和猝死。Ⅱ类和Ⅳ类易致缓慢性心律失常，如普罗帕酮、恩卡尼等可引起心内膜下血管床收缩，同时抑制心肌收缩力，使冠状动脉血流量减少，诱发心绞痛。抗心律失常药物较少引发心力衰竭。普罗帕酮具有负性肌力作用，对于左心室功能受损或有潜在心功能减退的患者可诱发心力衰竭。丙吡胺可诱发充血性心力衰竭。抗心律失常药物在治疗量时可出现低血压，甚至休克。

（三）硝酸酯类药物

这类药物具有扩血管作用，抑制血小板聚集和黏附，具有抗血栓形成的作用，多用于治疗心绞痛。由于其具有扩张血管的作用，可引起低血压甚至休克，尤其在血容量不足时，可使心肌缺血加重，诱发或加重心绞痛。停用硝酸酯类药物或硝酸酯类药物间断性给药治疗时，可发生反跳现象，导致心绞痛加重，甚至急性心肌梗死发作。患者还可伴发心率加快、头痛、颅内压升高、眼压升高、高铁血红蛋白血症等不良反应。偶有过敏反应致心动过缓、循环虚脱。

（四）β受体阻滞剂

该类药物能选择性地与β肾上腺素受体结合，从而拮抗神经递质和儿茶酚胺对β受体的激动作用。肾上腺素受体分布于大部分交感神经节后纤维所支配的效应器细胞膜上，其受体分为3种类型，即β1受体、β2受体和β3受体。β1受体主要分布于心肌，可激动引起心率和心肌收缩力增加；β2受体存在于支气管和血管平滑肌，可激动引起支气管扩张、血管舒张、内脏平滑肌松弛等；β3受体主要存在于脂肪细胞上，可激动引起脂肪分解。这些效应均可被β受体阻滞剂所阻断和拮抗。普萘洛尔、美托洛尔和阿替洛尔等可抑制窦房结冲动的发生及房室传导，因而可引起或加重心律失常、心力衰竭，导致心动过缓、低血压及房室传导阻滞，不宜用于冠脉痉挛所致的心绞痛。长期服用β受体阻滞剂可使效应细胞上β受体数目上调，突然停药可发生或加重心绞痛。普萘洛尔可引起四肢冰冷、腹泻、倦怠、口或皮肤干燥、恶心、指（趾）麻木、异常疲乏等。β受体阻滞剂应用1个月后，5%~10%的患者在停药2~7天内可发生撤药综合征，表现为反跳性高血压、心绞痛、心肌梗死、心律失常及猝死等。

二、作用于中枢神经系统的药物

其中以抗精神病药物和抗抑郁症药引发药源性心血管疾病较为多见，如氯丙嗪、氟哌啶醇、阿米替林、多塞平等均可引起心肌损伤。

（一）抗精神病药物

抗精神病药物分为典型抗精神病药物（传统抗精神病药物）和非典型抗精神病药物（非传统抗精神病药）两种。典型抗精神病药物以氯丙嗪为代表，主要用于治疗精神分裂症、躁狂症；非典型抗精神病药多为多巴胺受体阻断剂，如奥氮平、利培酮等。

有调查研究表明，治疗精神分裂症的一线药物以非典型抗精神病药物引起的不良反应居多。非典型抗精神病药物引起的心血管系统不良反应以轻度心动过缓、体位性低血压较常见，多见于治疗初期，尤其是用药后第一周。心动过速和心电图异常颇为常见，表现为Q-T延长、T波增宽或倒置。氯丙嗪等可引起心肌缺钾，使心肌复极延迟，引

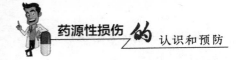

起严重心律失常，甚至导致心源性脑缺血综合征。

（二）抗抑郁药物

该类药物是一组主要用于治疗以情绪抑郁为突出症状的精神疾病药物，该类药物只能消除抑郁症状，而不能使正常人的情绪提高。该类药可以引起体位性低血压、反射性心动过速、房室或室内传导阻滞，如三环抗抑郁药。研究还证明该类药物可增加脑出血风险。

三、抗感染药物

磺胺类、四环素、青霉素、两性霉素 B 等可引起心肌损伤，有时还可引起药敏性心肌炎。

（一）青霉素类和头孢菌素类药物

青霉素类和头孢菌素类药物均属于 β-内酰胺类抗生素。青霉素不稳定，可以分解为青霉噻唑酸和青霉烯酸。前者可聚合成青霉噻唑酸聚合物，与多肽或蛋白质结合成青霉噻唑酸蛋白，为一种速发的过敏原，是产生过敏反应最主要的原因；后者可与体内半胱氨酸形成迟发型致敏原——青霉烯酸蛋白，与血清病样反应有关。过敏性休克是青霉素导致的较为常见的药物不良反应，另有报道称该类药物还可引发严重心律失常。头孢菌素过敏反应较少见。

（二）大环内酯类抗生素

大环内酯类抗生素是一类分子结构中具有 12~16 碳内酯环的抗菌药物的总称，属于快速抑菌剂。大环内酯类抗生素如红霉素、螺旋霉素及克拉霉素的心脏毒性主要表现为 QT 间期延长和尖端扭转型室性心动过速，来势凶险，临床上患者可出现昏迷和猝死，以红霉素诱发为多。这是大环内酯类抗生素可导致的一种特殊类型的不良反应。

四、作用于呼吸系统的药物

平喘药氨茶碱等较易引发心血管系统损伤。氨茶碱可直接松弛支气管和胆道等平滑肌，以解除痉挛，并可间接抑制组织胺等过敏物质的释放；氨茶碱可作用于心脏，扩张冠状动脉及外周血管，促进心肌收缩，并增加心排血量；氨茶碱还有较好的利尿作用。

氨茶碱的疗效及毒性反应与其血药浓度、给药速度密切相关。安全有效的血药浓度范围为 6~15 μg/ml。氨茶碱的毒性常出现在血药浓度为 15~20 μg/ml 时，患者早期可表现为恶心、呕吐、易激动、失眠等，当血药浓度超过 20 μg/ml 时，患者可出现心动过速、心律失常，血药浓度超过 40 μg/ml 时，患者可发生发热、失水、惊厥等，严重者甚至引起呼吸、心跳停止。

五、糖皮质激素类药物

糖皮质激素由肾上腺皮质合成和分泌，属甾体类化合物，调节糖、脂、蛋白质和水、电解质等物质的代谢，且能对抗炎症反应。常用的合成药有泼尼松、泼尼松龙和地塞米松。长期应用糖皮质激素类药物可导致蛋白质分解代谢增加，血脂增高并异常沉积，引发或加重动脉粥样硬化，此外还可引起水电解质紊乱。水钠潴留，可使血压升高。

六、组胺 (histamine，H) 受体拮抗剂

体内组胺受体有 H1、H2、H3 三种亚型。其中 H1 受体多分布于毛细血管、支气管、肠道平滑肌，当 H1 受体活化时，患者可出现过敏性荨麻疹、瘙痒、喉痉挛及支气管痉挛等反应。H2 受体则主要分布于胃壁细胞及血管平滑肌细胞，具有促进胃酸分泌及扩张毛细血管等作用。H3 受体的作用尚在研究中。

(一) H1 受体拮抗剂

H1 受体拮抗剂以其对细胞上组胺受体位点的可逆性竞争作用而阻止组胺作用于靶细胞，通过阻滞和拮抗 H1 受体而发挥抗过敏作用。

第二代 H1 受体拮抗剂特非那定、阿司咪唑等可诱发心律失常、心动过速、心室颤动，偶可引起死亡，多见于过量用药；在有基础疾病时（低血钾、先天性 QT 间期延长）或同时服用大环内酯类抗生素、酮康唑、伊曲康唑、西咪替丁等时，损伤更易发生。

(二) H2 受体拮抗剂

其代表药物有西咪替丁、雷尼替丁和法莫替丁等。西咪替丁静脉滴注过快可减弱心肌收缩力，导致心动过缓、面部潮红等。静脉注射时偶有血压骤降、房性期前收缩、心跳呼吸骤停。

七、胃肠促动力药

胃肠动力为消化道运动所需的胃肠肌肉的收缩蠕动力，包括肌肉收缩的力量和频率。胃肠动力障碍时，表现为易饱、腹胀、恶心、呕吐等消化不良症状，影响食欲、进食和机体营养吸收，还可导致食物在胃中滞留延长，胃酸分泌增加，进而造成黏膜损害，引起胃炎，因此需要胃肠促动力药进行治疗。胃肠促动力药有多种，常见的有甲氧氯普胺、多潘立酮、伊托必利和莫沙必利等，每种药物的药理作用不尽相同。如，西沙必利的作用机制主要是选择性地促进肠肌层神经丛节后处乙酰胆碱的释放，从而增强胃肠的运动，但不影响黏膜下神经丛，因此不改变黏膜的分泌。该药物可诱发心律失常。又如，莫沙必利与可延长 QT 间期的药物（如普鲁卡因、奎尼丁、氟卡尼、索他洛尔等）及可引起低钾血症的药物合用时，可引发心律失常。

八、抗肿瘤药物

抗肿瘤药物种类繁多，主要包括烷化剂、抗代谢药、抗肿瘤抗生素、抗肿瘤激素、植物来源的抗肿瘤药等几大类。这些药物或多或少都可以对人体造成损伤，各脏器对这

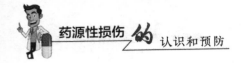

些药物的敏感性不一样。

（一）烷化剂类药物

该类药物以环磷酰胺、异环磷酰胺引起药源性心脏损伤最为常见。环磷酰胺在常规剂量时一般不会产生心脏毒性反应，但大剂量（>120 mg/kg）时可导致急性心肌炎、心肌坏死、局灶性穿壁性心肌出血及冠状动脉炎，并可致心力衰竭（常见于最后一剂2周后），甚至死亡。与多柔比星合用时，可增加心脏毒性。异环磷酰胺静脉注射时可引起心率和血压的短暂改变。福莫司汀、氮芥静脉注射可引起静脉炎和栓塞性静脉炎。顺铂可引起心动过速、低血压。白消安可引起心内膜纤维化。

（二）抗代谢类药物

该类药物主要有氟尿嘧啶、氟尿苷、吉西他滨等药物。它们可损伤心肌细胞，引起冠状动脉痉挛，促使心肌局部缺血、缺氧，且这一过程不可逆，导致患者出现心绞痛和心电图变化、心律失常、心力衰竭、心肌梗死、低血压。若损伤血管，可导致血栓和栓塞、静脉炎。

（三）抗生素类药物

该类药物种类繁多，常见引起心脏损伤的药物有伊达比星、表柔比星、丝裂霉素、柔红霉素、多柔比星、阿柔比星等。这类药物常可引起心肌炎、心律失常、心力衰竭，甚至猝死。应用这些药物时，要监测心脏功能。与放疗或其他易引起心脏损害的药物合用时，可加重心脏毒性。

表柔比星引起的心肌损伤、心力衰竭，可以发生于终止治疗几周以后，并可能对相应的药物治疗无效。丝裂霉素引起的心肌损伤，可发生于停药后2~4周，患者可突发心力衰竭而猝死。柔红霉素的心脏毒性发生率为2%~10%，危害较大，可表现为突发性心动过速、心脏扩大、急性心力衰竭，能迅速导致死亡，在60岁以上的老年人、原有心肌病变或以往接受过胸部放射治疗的患者中更易发生。心肌损害大多发生于开始治疗后1~6个月，有时可发生猝死，而常规心电图无明显改变，通过心电监测可以早期诊治，有望获救。多柔比星是一种广谱抗肿瘤抗生素，对多种肿瘤有效。该药的心肌毒性和给药累积量密切相关。轻者表现为心动过速、传导阻滞或心电图改变，重者可因心肌炎而发生心力衰竭。心肌损伤程度与剂量有关。值得注意的是，心力衰竭可在用药几周后出现，并且可能对治疗无反应。阿柔比星的心脏毒性可表现为心动过速、心律失常，偶尔可出现心力衰竭，心脏毒性比多柔比星轻。

（四）植物抗肿瘤药

该类药物最初提取自植物，具有心脏毒性的药物包括多西他赛、紫杉醇、依托泊苷、替尼泊苷、安替可、喜树碱、三尖杉酯碱等。其心血管系统毒性主要表现为低血压、心动过速、心悸、心律失常、高血压、静脉炎。低血压多发生于剂量较大时，一般在给药后4小时左右出现。

(五) 其他抗肿瘤药

其他可以引起心脏损伤的抗肿瘤药物包括米托蒽醌、利妥昔单抗、BP 素（从牛胰腺中提取的广谱抗肿瘤药物）等。其心血管系统损伤主要表现为心律失常、心肌梗死、心力衰竭、低血压、心动过速、心悸、高血压、血管扩张、心力衰竭等。

第五节　药源性心血管损伤的预防与诊治

一、药源性心血管损伤的预防

药物引发的心血管损伤，几乎涉及临床各类型。为减少和防止心血管损伤的发生，保证用药安全，科学用药、正确预防具有十分重要的意义。

1. 准确采集病史，仔细询问药物、食物过敏史及药物不良反应病史，这对有过敏倾向和特异体质的患者十分重要。

2. 注意心脏功能监测。在应用有潜在心脏不良反应的药物之前，必须对患者进行详细的心脏检查，以做对照。首次用药注意监测心电图、心率、血压，注意观察有无异常。

3. 减少不必要的联合用药。老年人病多，用药的品种较多，应提醒患者可能出现的不良反应和药物间的相互作用，合理安排服药时间，做到用药剂量个体化。用药品种应合理，不要超剂量给药。还应了解患者自用药的情况，以免重复用药和发生药物不良的相互作用。

4. 注意不同年龄的给药特殊性。小儿，尤其新生儿按体重或体表面积计算，用药期间加强观察，避免使用不良反应大的药物。对老年人、幼儿及重病患者宜从小剂量开始。

5. 注意患者存在的基础疾病。肝病和肾病患者除不选用对肝肾功能有不良影响的药物外，还应适当减少用药剂量。应用有潜在心脏不良反应的药物时，注意临床观测，须按规定定期检查心脏功能。如果患者存在心脏疾病，给药剂量宜从小剂量开始。

6. 妊娠期心血管负担加重，部分药物可通过胎盘作用于胎儿，哺乳期一些药物可经乳汁进入婴儿体内，引起副作用，故孕产妇应特别慎重选药。

7. 应用新药时，必须掌握有关资料，慎重用药，严密观察。

8. 使用中药注射剂前，应按照中医辨证施治的理论对症用药，仔细询问患者过敏史，严格按照药品说明书中的剂量、溶媒、药物浓度使用，单独静脉滴注时，不应与其他药物配伍。

9. 其他。能口服用药的患者，尽可能不注射用药，严格掌握用药适应证。对于可以引起低血压的药物，应提醒患者预防跌倒。

总而言之，选用药物时要权衡利弊，注意用法与用量，制定个体化最佳给药方案，

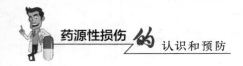

尽量做到个体化给药，进行药物不良反应监察，通过监测患者血药浓度，最大限度地减轻患者痛苦。

二、药源性心血管损伤的诊断策略

药源性心血管损伤常常缺乏特异性的临床表现，尤其是原有心血管疾病时更是如此。因此，药源性心血管疾病应在全面了解患者临床病史的基础上进行排他性诊断。部分药物引起不可逆的组织损伤，有时在停药后仍可出现进一步发展。为了及时诊断药源性心血管损伤，对心血管疾病患者，必须注重下列措施。

1. 必须详细询问用药史，包括既往用药史、现在用药史、药物过敏史和家族药物不良反应史。必须认真分析有无药源性心血管损伤的易患因素，认真检查患者有无皮疹、发热、血管神经性水肿、关节痛、休克等药物过敏反应。药源性心血管损伤可能伴有其他系统器官损害（如黄疸）的表现。

2. 进行必要的辅助检查，有助于诊断。心电图（动态及运动心电图）、超声多普勒等有相应改变。放射性核素显影可显示心肌梗死，对心功能等有提示意义。血液检测、血清酶谱的改变可提示心肌梗死的存在。细菌培养能协助诊断细菌性心内膜炎。免疫学检查可提示变态反应的发生。血药浓度的检测在诊治的过程中有重要意义。

3. 必须详细询问和观察所用药物与新发生疾病或疾病恶化的关系，如药源性心律失常多在用药后或剂量加大后 1 小时内出现或原有的心律失常恶化（如期前收缩增加 3～10 倍），且持续时间>1 小时。

4. 怀疑出现药源性心脏损伤时，必须认真核对所用药物的剂量、疗程和累积量等，必要时测定血浆浓度是否已超过有效浓度高值。

5. 排除非药源性因素，尤其注意患者原有心脏病引起的可能。设法从联用的多种药物中找出致病药物，必要时可停用可疑药物，密切观察患者病情是否明显好转或缓解。

三、药源性心血管损伤的治疗原则

1. 一旦发生药源性疾病，应立即停用致病药物，去除病因，密切观察病情。

2. 加强排泄，延缓吸收，及时用拮抗药，消除症状。

（1）积极对症治疗：患者发生药源性心律失常时，停止使用该药，给予心电监护，纠正低钾、低镁、抗心律失常；患者发生药源性心力衰竭时，及时强心利尿，及早治疗影响心功能的原发疾病，纠正电解质紊乱；患者发生药源性心绞痛时，改善心肌供血，若是因为停药所致，则应恢复到原来的剂量；患者发生药源性高血压时，给予降压治疗，尽快将血压降至安全水平。

（2）加强支持疗法。确保患者安静休息，选用营养心肌的药物，维持水和电解质平衡等。

（3）病情严重者，应酌情处理，进行生命体征监护，及时选用心肺脑复苏和（或）维持心肺脑功能疗法。

总而言之，预防为主，防治结合，合理用药，加强对患者及家属的宣传教育，指导其合理用药，保证患者的用药安全。

（王亚琴）

参考资料

1. 曹英杰，范亚平.药源性高血压［J］.国际泌尿系统杂志，2013，33（1）：143－146.
2. 李秀琴，王嗣雷.浅析心血管系统有害的药物相互作用及教学体会［J］.安徽卫生职业技术学院学报，2008，7（1）：91－92.
3. 袁奕，张凤如.药源性心力衰竭的发生机理［J］.国际心血管病杂志，2007，34（4）：251－254.
4. MINOTTI G，MENNA P，SALVATORELLI E，et al. Anthracyclines：molecular advances and pharmacologic developments in antitumor activity and cardiotoxicity［J］. Pharmacol Rev，2004，56（2）：185－229.
5. FEENSTRA J，HEERDINK E R，GROBBEE D E，et al. Association of nonsteroidal anti－inflammatory drugs with first occurrence of heart failure and with relapsing heart failure：the Rotterdam study［J］. Arc Intern Med，2002，162（3）：265－270.
6. 张彩丽，王延华.药源性心血管疾病发病原因探析［J］.医药前沿，2013，3（27），86－87.
7. 鲁端.药源性心血管病［J］.全科医学临床与教育，2010，8（4）：364－368.
8. 冷静，苏华，马爱华，等.药源性心血管疾病的临床特点及药学监护［J］.中国临床药学杂志，2007，16（3）：190－193.
9. LOPEZ GE，HERDEIRO MT，FIGUEIRAS A. Determinants of under－reporting of adverse drug reactions：a systematic review［J］. Drug Saf，2009，32（1）：19－31.
10. 周聊生，牟燕.药源性疾病与防治［M］.北京，人民卫生出版社，2008.
11. 李少波，陈武.药源性心血管疾病［M］.北京：中国医药科技出版社，1998.
12. 王树青，鞠伟华，周宣秀.常见药物不良反应与救治（西药分册）［M］.北京：军事医学科学出版社，2013.
13. 李秀云，张冬林.药物不良反应观察［M］.北京：人民军医出版社，2012.
14. 杨丽京.吲哚美辛致急性药物性高血压1例［J］.青岛大学医学院学报，2002，38（4）：286.
15. 谢东阳.伴典型PQ段压低的减肥药物性心肌炎误诊为急性心房梗死1例［J］.临床心电学杂志，2006，15（3）：206.

第五章 药源性消化系统损伤

口服用药是最方便、最容易被患者接受的用药途径。药物经口服或经胃肠道消化吸收后作用于全身而发挥治疗作用。但另一方面，药物也直接与胃肠道黏膜接触，对消化道黏膜造成局部刺激，容易造成药源性消化系统损伤（drug-induced digestive disease，DIDD）。此外，绝大多数药物被机体吸收后，在肝脏进行代谢，也容易对肝脏造成损伤。药源性消化系统损伤占全部药物不良反应的 20%～40%，但多数药源性消化系统损伤并无明确的流行病学资料。药源性消化系统损伤可累及消化系统的各脏器，导致消化道黏膜完整性受损，消化管运动、腺体分泌功能障碍，从而影响营养物质的消化和吸收。研究表明，在使用非甾体类药物治疗相关疾病时，8%～16%的患者发生胃肠道损伤。对于既往有溃疡病史的人群，药源性消化系统损伤发病率高达 33%。在所有因黄疸住院患者中，2%～5%患者是由药物损伤肝脏所致。在所有重症肝炎住院患者中，有10%左右是药源性肝脏损伤。亚临床型的药源性肝脏损伤的发生率远远高于有症状者，其中抗结核治疗者发生中度转氨酶升高的比例为 15%～30%，大多数发生于用药后 1～7 周。免疫抑制剂环孢霉素 A 引发肝脏损伤的概率为 20%～40%。药源性消化系统损伤还具有种族易感性、性别易感性，女性较男性更敏感。随年龄增长，易感性增加。

第一节 解剖生理

消化和吸收是人体获得能量、维持生命的重要生理功能。消化和吸收都由消化系统完成。消化系统由消化管和消化腺组成。消化管是从口到肛门的通道，包括口腔、咽、食道、胃、小肠（十二指肠、空肠、回肠）、大肠（盲肠、阑尾、升结肠、横结肠、降结肠、乙状结肠、直肠）、肛门。其中口腔至十二指肠，称为上消化道；空肠至肛门称为小消化道。根据体积大小，消化腺分为大消化腺和小消化腺。大消化腺包括肝脏、胰腺、唾液腺（腮腺、颌下腺、舌下腺），小消化腺包括胃腺、肠腺和其他小腺体。

食物在消化道经过一系列复杂的消化分解过程，成为小分子物质而被吸收，然后经肝脏加工处理转变成为人体的必需物质，供全身各组织器官使用，其余未被消化吸收的和无营养价值的残渣形成粪便，被排出体外。消化过程的完成依靠消化道的物理（运动）作用和化学作用，以及两者之间相互协调的作用，这些生理过程的完成均通过神经和体液的调节实现。

除消化和吸收功能外，消化系统还有一定的清除有毒物质及致病微生物的能力，并参与机体的免疫功能。消化系统还分泌多种激素参与全身生理功能的调节。

一、食管的解剖生理

食管上连咽部，约起于第 6 颈椎平面，下端在膈下与胃的贲门相连接，长约 25 cm，门齿距食管起点约 15 cm。食管位于气管之后，但因气管的下端稍偏，故在气管分叉处，食管的前面是左主支气管。食管壁由黏膜、黏膜下层与肌层组成，缺乏浆膜层，因此食管病变容易扩散至纵隔。食管分为颈、胸、腹三部分，胸部食管又分为上、中、下三段。食管有三处较为狭窄：一处在食管上端，有环咽肌围绕食管的入口；另一处在主动脉弓水平，有主动脉和左主支气管横跨食管前侧；最后一处在食管下端，即食管穿过纵隔的裂孔处。这三处狭窄是生理性的，但同时也是瘢痕性狭窄、憩室、肿瘤等病变的好发部位。

二、胃的解剖生理

胃是贮存和消化食物的重要脏器，位于腹腔左上方，为一弧形囊状器官，上连食管，入口为贲门，出口为幽门，连接十二指肠。胃壁从外向内分为浆膜层、肌层、黏膜下层和黏膜层。肌层在贲门和幽门处均增厚，形成贲门和幽门的括约肌（其功能为防止返流和防止胃过早排空）。黏膜下层有丰富的血管、淋巴管及神经丛。黏膜层有丰富的腺体，可分泌胃液。胃液分泌可分为自然分泌（消化间期分泌）和刺激性分泌（消化期分泌）。胃液呈酸性。

胃具有运动和分泌两大功能。混合性食物从进食至胃完全排空需 4~6 小时。

三、小肠的解剖生理

小肠包括十二指肠、空肠和回肠。十二指肠位于胃幽门部和空肠之间，呈 "C" 形，长约 25 cm（约十二个手指并列的宽度），分为球部、降部、横部和升部四部分。十二指肠除接受胆汁和胰液外，本身还能分泌碱性十二指肠液，内含多种消化酶。空肠大部分位于上腹部。回肠主要位于左下腹和盆腔，末端连接盲肠。小肠系膜较长，呈扇形，根部窄，固定在腹后壁，活动度较大。小肠壁由内至外分别为黏膜、黏膜下层、肌层和浆膜层。空肠和回肠的血液供应来自肠系膜上动脉，静脉分布与动脉相似，最后汇入门静脉。小肠是食物消化和吸收的主要部位，小肠黏膜分泌含有多种酶的碱性肠液，使食糜在小肠内被分解和吸收。

四、大肠的解剖生理

大肠包括盲肠、升结肠、横结肠、降结肠和乙状结肠等，下接直肠。在回肠与盲肠交界处，有黏膜和环形肌折叠成的回盲瓣，能阻止大肠内容物反流入小肠，并控制食物残渣进入大肠的速度。结肠的静脉分别经肠系膜上、下静脉汇入门静脉。大肠的主要生理功能是吸收水分、储存和转运粪便、吸收部分电解质和葡萄糖。

大肠内存在大量细菌，这些细菌可利用肠内物质合成维生素 K、维生素 B 复合物

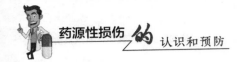
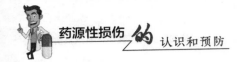

和短链脂肪酸等，供体内代谢需要。

阑尾起于盲肠根部，外形呈蚯蚓状，其体表投影约在脐与右髂前上棘连线中外 1/3 交界处，称为麦氏点。由于阑尾随盲肠的位置改变而改变，阑尾尖端可指向六个方向。阑尾动脉是肠系膜上动脉的分支，属无侧支的终末动脉，当血运障碍时阑尾易坏死。

直肠位于盆腔的后部，上接乙状结肠，下连肛管，长 12～15 cm。直肠的主要功能是排便，也能吸收少量水、电解质、葡萄糖和部分药物，还能分泌黏液以利排便。

第二节　损伤机制

药源性消化系统损伤的发病机制可能与药物本身、机体因素、环境因素、医疗技术因素四个方面有关，但尚有诸多细节不完全明确。药源性消化系统损伤中以肝损伤及胃肠道损伤最为常见，本节着重讨论药源性肝损伤及胃肠道损伤的机制。

一、药源性肝损伤的机制

药源性肝损伤主要与药物对肝脏的毒性、机体的特异质反应有关。众多证据表明，大多数药物对肝脏的损伤并不是由药物本身所致，而是与其毒性代谢产物有关。肝脏基础疾病、同时应用多种损伤肝脏的药物、使用肝酶诱导剂、患者遗传特异质等是药源性肝损伤的危险因素。肝毒性药物分为本质性肝毒素和特异体质性肝毒素两类。本质性肝毒素常常引起典型的急性肝脏损害，与药物剂量密切相关，与个体的敏感性无关（如 2-硝基丙酰、三氯乙烷等）。此类药物引起肝脏损伤主要是因为药物经细胞色素 P450 酶作用，产生毒性代谢产物如亲电子基、自由基等，这类代谢产物与肝细胞内大分子物质共价结合或产生活性氧自由基，从而导致细胞膜脂质过氧化，最终导致肝细胞坏死。大多数肝毒性药物为特异体质性肝毒素，该类药物引起的肝脏损伤与剂量无关，与个体的敏感性密切相关。此类药物引起的肝脏损伤的潜伏期长短不一，可在服药后数月才发病，一般损伤程度为轻到中度，较少引起严重的肝损伤。这类药物有氟烷、异烟肼、美芬妥英和氯丙嗪等。

二、药源性胃肠道损伤的机制

非甾体类药物相关性胃肠道损伤的发病机制与药物的局部毒性、系统作用有关。机制主要有以下几个方面：①当胃肠道 pH<4 时，非甾体类药物直接可引起黏膜损伤。非甾体类药物直接通过黏膜表面进入上皮细胞，从而干扰细胞代谢，导致细胞破裂而死亡。②抑制前列腺素合成。非甾体类药物可通过抑制环氧化酶的活性，减少内源性前列腺素合成，从而削弱胃黏膜的屏障作用。③抑制黏液及重碳酸盐的分泌，降低黏膜的通透性和血流量。④非甾体类药物促使血管内皮细胞合成白三烯，从而激活中性粒细胞向内皮细胞的吸附过程，损伤内皮细胞，形成白色血栓，并可释放氧自由基、IL-1、肿

82

瘤坏死因子（TNF），促进炎症反应，参与胃肠黏膜损伤。有些非甾体类药物还有抗血小板聚集的作用，可诱发消化道出血。

女性、高龄、有溃疡病史、吸烟、酗酒、正在使用糖皮质激素、服用两种或以上非甾体类药物者，是非甾体类药物相关性胃肠道损伤的高危人群。幽门螺杆菌感染是否会增加非甾体类药物副作用的发生率尚存在争议。Heynemna 等报道非甾体类药物口服给药时，胃肠道损伤的发病率约为 15%，而局部用药时，其胃肠道损伤的发生率极低，但局部刺激作用较强。临床上为了避免非甾体类药物的局部作用，开发了药物的肠溶剂型，胃肠黏膜损伤虽然得以减轻，但并不能完全防止。新近研制的非甾体类药物可选择性地抑制环氧化酶-2，从而使药物的胃肠黏膜损伤明显减轻。有作者回顾性分析了良性食管病变 55 例，其中药物损伤所致 11 例，11 例中 2 例由阿司匹林引起，食管大片溃疡出血 1 例，行急症手术探查以控制出血，发现在溃疡面上紧嵌着 2 片阿司匹林。

三、其他

不同药物引起的胰腺炎的发病机制不同，往往与药物导致胰腺变态反应、直接毒性损伤、高脂血症、高钙血症、堵塞胰管、影响胰腺血液供应等有关。

中药所致药源性消化系统损伤的机制，可能与中药的毒副作用、中药的某些成分导致机体发生过敏反应有关，其作用机制尚需进一步研究。

值得注意的是，某些医务人员缺乏对药物不良反应的预防、诊断、治疗等知识，不合理用药及医疗技术与业务素质不高，也是造成药源性消化系统损伤的重要因素。

第三节　损伤表现

据世界卫生组织统计，药物不良反应所致死亡占全世界死亡原因的 1/3。我国每年因药物不良反应住院的患者高达 250 万人，在住院患者中，每年约有 19.2 万人死于药物不良反应。其中消化系统药物不良反应占所有药物不良反应的 20%～40%，药源性消化系统损伤的临床表现见表 5-1。

表 5-1　药源性消化系统损伤的临床表现

组织	临床表现
食管	食管炎、食管溃疡、食管穿孔、食管狭窄
胃	非甾体抗炎药相关胃病、类固醇溃疡、胃穿孔、急性胃黏膜病变、胃息肉增生、胃肿瘤
肠道	非甾体抗炎药相关肠病、非甾体抗炎药相关胶原性结肠炎、假膜性肠炎、出血性结肠炎、结肠黑变病、麻痹性肠梗阻、肠穿孔、肠系膜缺血性疾病、胃肠石、直肠炎、直肠溃疡
肝脏	急性肝炎、亚急性肝炎、慢性肝炎、脂肪肝、肝内胆汁淤积、肝血管病变、肝硬化、胆管消失综合征、硬化性胆管炎、肝肿瘤、肝梗死、肝脓肿
胰腺	急性胰腺炎、慢性胰腺炎

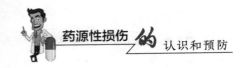

组织	临床表现
胆囊	胆囊结石、胆囊梗死、胆囊炎
腹膜	腹茧症（硬化性腹膜炎）、化学性腹膜炎、腹膜后纤维化

消化系统损伤可分为两大类：第一类是药物副作用、剂量过大导致的药理作用或药物相互作用引发的疾病，与药物剂量大小有关。这一类疾病是可以预防的，其危险性较低，如氨基糖苷类、四环素类、头孢素类可引起香豆素类药物的抗凝作用增强，从而引起出血。第二类为过敏反应或特异反应，与药物剂量无关。这类疾病较难预防，其发生率较低但危害性很大，可导致死亡。如某些药物可引起实质器官（肝、胰）发生变态反应、组织损伤、功能障碍，从而引起黄疸、腹痛、肝功能障碍等。

药源性消化系统损伤的临床症状与其他病因（病毒、细菌、饮食、肿瘤、精神因素等）所致消化系统损伤的临床症状基本相似，几乎涉及消化系统损伤的所有症状，其损伤程度与药物种类、剂量、使用时间及患者的特异性体质有关。药源性消化系统损伤的常见临床症状有吞咽疼痛、恶心、呕吐、呕血与便血、腹痛、腹泻、黄疸、便秘等。若为药物过敏反应引起的消化系统损伤，则可出现发热、皮疹、乏力、肌痛、关节痛等消化系统以外的表现。

一、吞咽疼痛和吞咽困难

口服药物从口腔经食管，很快到胃，一般情况下，较少引起食管损伤，但在某些情况下药物也可引起食管黏膜损伤，常表现为食管炎或食管溃疡，有时可并发食管出血、狭窄、穿孔、感染等。临床表现形式多样，程度轻重不一，但都有相似的起病过程。通常在服药后 4～12 小时内出现突发胸骨后疼痛、吞咽时疼痛和吞咽困难。胸骨后疼痛多呈持续性，进食不能缓解，反而加重，可向颈、背、上肢等部位放射，可伴有咽喉部异物感及紧缩感。常见的药物有抗生素类、铁剂、非甾体类药物等。抗菌药物是引起药源性食管损伤最常见的药物，如多西环素、红霉素、阿莫西林、利福平等。该类药物引起损伤的主要表现为化学性刺激，损害并不严重，其中多西环素导致消化系统损伤的频率最高。非甾体类药物，如阿司匹林等也常引起药源性食管损伤。铁剂呈酸性，若停滞于食管黏膜上，可引起黏膜糜烂、充血、水肿，形成食管溃疡及狭窄。抗胆碱药物依美溴铵主要用于治疗尿失禁和夜尿症，多在睡前服用，由于该药接触水即膨胀崩解，如果睡前不用水直接服下，患者可发生食管炎、食管溃疡和狭窄。普萘洛尔、氟尿嘧啶、卡托普利、氨茶碱、地高辛、泼尼松等均有引起食管损伤的报道。

二、药源性恶心、呕吐

恶心、呕吐也是药源性消化系统损伤的常见症状，由药物刺激胃肠黏膜化学感受器、胃肠壁机械感受器、咽部感觉神经或药物直接作用于呕吐中枢所致。抗肿瘤药最易引发恶心、呕吐。大剂量使用顺铂时，恶心、呕吐的发生率几乎达 100%；环磷酰胺、卡莫斯汀、甲氨蝶呤引起恶心、呕吐的发生率为 60%～90%；长春新碱引起恶心、呕吐的发生率小于 10%。一些抗生素、麻醉药及洋地黄类药也常致恶心、呕吐。

三、溃疡（伴呕血、便血）

呕血，就是呕吐血液，多由上消化道出血所致。血液从肛门排出，粪便颜色呈鲜红、暗红或柏油样（黑便），均称为便血。便血多见于下消化道出血，特别是结肠与直肠病变的出血，但亦可见于上消化道出血。药源性上消化道出血是由于药物直接或间接损伤消化道黏膜及血管，引起黏膜糜烂、溃疡或血管破裂；药物使机体凝血功能发生障碍；药物使原有消化道病变加重，引起胃黏膜充血、糜烂、溃疡甚至出血穿孔，导致大便潜血试验阳性、呕血及黑便。药源性呕血和便血多由非甾体类药物、糖皮质激素、抗肿瘤药物、抗菌药物、抗凝剂等药物引起。

1. 非甾体类药物引发的溃疡（伴呕血和便血）：服用非甾体类药物是消化性溃疡的三大主要病因之一。长期口服非甾体类药物者，其消化道溃疡发生率为 10%~25%，其中胃溃疡的发病率比普通人群高 40 倍，十二指肠溃疡发生率比普通人群高 8 倍左右。治疗剂量下不同的非甾体类药物导致药源性消化系统损伤的发生率不相同，也就是说，各种非甾体类药物对消化系统的毒性大小不一。常规剂量下，布洛芬不易引发消化系统损伤。若以布洛芬为标准，假设其毒性值为 1.0，那么常见非甾体类药物的毒性值如下：双氯芬酸的毒性值为 2.3，阿司匹林的毒性值为 4.8，萘普生的毒性值为 7.0，吲哚美辛的毒性值为 8.0，吡罗昔康的毒性值为 9.0。

2. 糖皮质激素引发的溃疡（伴呕血和便血）：糖皮质激素导致的消化道溃疡往往是多发性的，且多同时伴有出血。多种糖皮质激素可引起消化道溃疡。在各类药物引起的溃疡中，由泼尼松引发的占 4.98%，由氢化可的松引发的占 3.62%，由地塞米松引发的占 1.81%。以 3~14 岁儿童为多见，占 73.8%。糖皮质激素导致的溃疡与用药剂量密切相关，当泼尼松每天用量≥20 g 时，容易发生溃疡。糖皮质激素导致的溃疡与服药方式密切相关，长期或每日多次服药者更容易发生，隔日或清晨顿服，其溃疡发生率明显降低。溃疡一般发生在幽门前区，很少发生在十二指肠。

糖皮质激素引起的溃疡多具有隐匿性，多数在病情严重时才被发现，其原因可能是糖皮质激素使患者的痛阈升高或炎症反应降低。在许多病例中，腹部不适是穿孔的唯一症状。因此，长期应用大剂量糖皮质激素的患者，如突然出现腹部不适，应警惕胃肠穿孔的可能。

3. 抗菌药物引发的溃疡（伴呕血和便血）：化学性刺激是抗菌药物引起胃黏膜的损害的主要原因，其中以四环素、红霉素最为常见。青霉素、头孢菌素类可引起过敏性肠黏膜水肿，导致消化道出血。甲硝唑可使上消化道黏膜损伤，引起严重腹痛、黑便。抗真菌药伊曲康唑可引起上腹不适、恶心。

4. 抗肿瘤药物引发的溃疡（伴呕血和便血）：抗肿瘤药物因使用剂量大、疗程长且多采用联合用药，易导致消化道损伤。常见的临床表现有恶心、呕吐、腹痛、腹胀等，重者可有消化道溃疡，且多以上消化道出血为首发表现。上消化道出血通常表现为黑便（柏油样便）、呕吐物为咖啡色或鲜血。大量出血可引起失血性休克。据报道，甲氨蝶呤、6-巯嘌呤、环磷酰胺均可引起消化道出血。

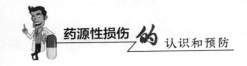

四、腹痛

在所有具有副作用的药物中，可引发腹痛的药物约占20％。抗生素、非甾体类药物、抗肿瘤药物等均可导致腹痛。这些药物引发消化道炎症、溃疡、出血、穿孔、胃肠道运动异常、胃息肉增生、胃肿瘤等损伤时，常常伴随腹痛。

此外，腹痛也是药源性胰腺炎、胆囊炎的主要症状。Barrett等发现磺胺异噁唑、柳氮磺吡啶等可诱发急性胰腺炎。止痛药、四环素、钙剂、硫唑嘌呤、利尿剂及雌激素等均被证实与胰腺炎发生有关。有报道认为糖皮质激素、甲硝唑、H2受体阻滞剂（西咪替丁、雷尼替丁、法莫替丁）等可能与急性胰腺炎发病有关。

长期口服避孕药、奥曲肽、头孢曲松等可并发胆囊结石、胆囊炎，引起腹痛。

五、结肠黑变病

结肠黑变病是以结肠黏膜黑色素沉着为特征的非炎症性肠病，其本质是结肠黏膜固有层内巨噬细胞含有大量脂褐素。该病以60岁以上男性多见，其临床表现主要有腹胀、便秘及排便困难，少数患者有下腹部隐痛及食欲欠佳等症状，可能与长期滥用蒽醌类泻剂（如番泻叶、大黄等）有关。多数患者可有腹痛、腹胀等非特异表现。

六、药源性腹泻

药源性腹泻是由药物或药物相互作用引起的大便次数增多及粪便性状改变。其症状常表现为水样便、糊状便、脂肪泻、黏液便、脓血便、血性水样便，常伴有腹痛、恶心、呕吐、腹胀，严重者可有寒战、高热、休克、昏迷甚至死亡。其病理生理基础为胃肠道黏膜损伤和胃肠功能紊乱。

（一）抗菌药物相关性腹泻

抗菌药物可引起肠内菌群失衡，导致交替性腹泻和伪膜性肠炎，称为抗菌药物相关性腹泻。目前认为除万古霉素、肠道外给药的氨基糖苷类外，几乎所有的抗菌药物均能诱发抗菌药物相关性腹泻，特别是林可霉素、克林霉素、青霉素类、头孢菌素类等。据调查，在使用抗菌药物的患者中约有10％发生腹泻。腹泻常发生于抗菌药物治疗过程中第1～10天，偶尔在治疗终止后2～6周发生。已经出现腹泻但仍然继续使用抗菌药物者，其病程可长达2～4周，病死率高。抗菌药物相关性腹泻的典型临床表现是水样便、绿色黏液或血样便，常伴有上腹痉挛性疼痛和腹胀、发热。

20世纪50年代，人们开始注意到患者接受广谱抗菌药物治疗后，腹泻和伪膜性肠炎发病率升高。研究发现，抗菌药物抑制了对抗特异性厌氧菌的乳酸杆菌，导致艰难梭菌（难辨梭状芽孢杆菌）过度繁殖，产生毒素，该毒素能在肠黏膜局部造成小血管内凝血、血栓形成和血管壁坏死，并刺激黏膜分泌增加，分泌物和炎性细胞、纤维素等形成伪膜，伪膜从肠黏膜上脱落，形成溃疡并导致腹泻。研究证实，抗菌药物相关性腹泻的常见病原菌还有金黄色葡萄球菌、铜绿假单胞菌、肠球菌、肺炎克雷伯菌、真菌等。

（二）化疗相关性腹泻

化疗相关性腹泻在临床上并不少见。化疗可引起黏膜损伤，导致腹泻，常见的可引起腹泻的化疗药有氟尿嘧啶、紫杉烷类、羟喜树碱、希罗达、阿糖胞苷、放线菌素 D、羟基脲、甲氨蝶呤、秋水仙碱等。腹泻可发生于化疗当天，也可发生在化疗后一段时间，典型的临床表现为无痛性腹泻或伴轻度腹痛、喷射性水样便，每天数次或数十次，持续 5~7 天，严重者长达 2~3 个月。用庆大霉素、小檗碱、呋喃唑酮等治疗化疗药引起的腹泻，常常无效。另外，化疗过程中，止吐剂（如美司钠）也可能引起腹泻。

（三）其他药源性腹泻

Martin 等报道质子泵抑制剂（奥美拉唑、兰索拉唑、泮托拉唑）最常见的不良反应为腹泻，其次是恶心、呕吐及腹痛，但其发生率极低。兰索拉唑引起的腹泻发生率略高于其他两者。吲哚美辛、舒林酸等非甾体类药物相关性胶原性结肠炎的临床特征为水样腹泻，伴或不伴有腹痛。雷尼替丁可引起淋巴细胞性结肠炎。利尿剂和扩血管药如呋塞米、依他尼酸、布美他尼等，可引起内脏血流量下降，从而引起缺血性结肠炎，导致腹泻。快速静脉点滴垂体后叶素，可使肠道平滑肌痉挛，引起腹痛、腹泻甚至大便失禁。有文献报道，给患者进行肠内营养时，若原有肠道功能未能恢复，加上营养液渗透压过高、菌群失调、营养不良、细菌污染等原因，腹泻发生率为 3.0%~30.6%。

七、药源性黄疸

药源性肝损伤或药物所致溶血，均可引起黄疸。前者常伴肝功能不全等其他表现，后者多有发热、贫血、肝脾肿大等症状。

八、药源性便秘

药物抑制或损害肠壁自主神经、干扰肠道平滑肌运动、药物对肠道内环境的改变均可致药源性便秘。常见药物有止痛剂、麻醉剂、抗胆碱能药、抗肿瘤药、含阳离子制剂（铋剂、硫酸钡、硫糖铝）等。

九、药源性肝损伤

药源性肝损伤是继病毒性肝炎、脂肪肝之后排名第三位的肝损伤。根据全球流行病学调查，大概有超过十万分之一的发病率。目前已知 900 多种药物可导致肝损伤，由于个体敏感性不同，其临床表现差异很大，从无症状到暴发性肝衰竭均可见。药源性肝损伤病例大多急性起病，有 10%~30% 为急性肝衰竭，其中 10%~15% 会引发死亡。药源性肝损伤的临床表现没有特异性，常在服用某种药物之后出现乏力、食欲缺乏、肝功能损伤等症状。急性肝衰竭者，可能会出现黄疸、皮肤瘙痒等症状。根据损伤发生机制，药源性肝损伤可分为如下几类：

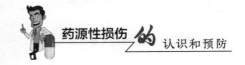

（一）急性药源性肝损害

1. 肝细胞毒损害。

（1）肝炎型：主要表现为黄疸，黄疸出现前可有乏力、食欲缺乏、上腹不适、恶心、呕吐、尿色深等症状，但一般无发热。肝脏可肿大，伴有压痛。丙氨酸转氨酶（ALT）水平明显增高，严重者可有肝衰竭，并发肝性脑病而死亡。轻症患者可为无黄疸型肝炎。该种类型多由异烟肼、氟烷和醋胺酚等药物引起。

（2）脂肪肝型：特点为脂肪肝、氮质血症和胰腺炎，患者多有感染病史，常在连续用药3～5天后出现类似肝炎型的症状。此类药源性肝损伤尤其易发生于妊娠期并发肾盂肾炎的妇女。

2. 肝内淤胆。

（1）单纯性淤胆：起病较隐匿，发病时无发热、皮疹和嗜酸性粒细胞增多，有ALT增高，黄疸较轻。最常见的为甲睾类同化激素，其次是华法林、硫唑嘌呤和新生霉素等。其中以甲睾酮和口服避孕药引起的淤胆最多，潜伏期在1～3个月。

（2）毛细胆管性淤胆：临床表现类似急性肝炎，可有先驱期，伴有发热、皮肤瘙痒和黄疸。特点为淤胆伴炎症，多在用药后1～4周出现。最常见的药物是氯丙嗪，其次为磺胺类和呋喃类化学抗菌药、吲哚美辛、西咪替丁、双醋酚丁、红霉素等。

（二）慢性药源性肝损害

1. 慢性肝炎：临床表现多为缓慢起病，症状有乏力、厌食、肝区痛、上腹部不适等。如未及时诊断和停药，可进展为肝硬化或肝衰竭而死亡。双醋酚丁、甲基多巴、异烟肼等多种药物可致慢性肝炎，1/3以上的患者有长期服药史。

2. 慢性肝内淤胆型：氯丙嗪、磺胺药、酮康唑等药物不但可引起急性肝内胆淤，还可引起慢性肝内淤胆，少数病例可发展为胆汁性肝硬化。

3. 肝硬化：药物可引起几种类型的肝硬化：①大结节或坏死后肝硬化，通常由药源性慢性肝炎或亚急性重型肝炎发展而来；②伴有脂肪变性的肝硬化，主要由甲氨嘌呤和无机砷引起；③胆汁性肝硬化，继发于肝静脉或肝内小静脉闭塞。

4. 脂肪肝：药源性脂肪肝为肝弥漫性脂肪变，可引起明显的临床症状。静脉滴注门冬酰胺酶多造成慢性脂肪肝，大剂量注射四环素可引起急性脂肪肝。

5. 肝素蓄积症：肝素蓄积症指药物所致的肝、脾脏内磷脂沉着症，见于胺碘酮类药物。

6. 肝血管病变：临床上一般表现为肝肿大，可无症状，但严重者可有腹腔出血、肝肾衰竭等并发症，死亡率很高。其病理改变主要是肝血窦呈海绵状或囊性扩张，其发生机制不明。

长期服用口服避孕药物可致肝静脉血栓形成，临床呈典型性 Budd－chairi 综合征（由各种原因所致肝静脉和下腔静脉肝段阻塞引起的一种肝后门脉高压症，急性期患者有发热、右上腹痛、少尿、黄疸、肝大、迅速出现大量腹膜腔积液，肝区有触痛）。肝小静脉闭塞是由于药物使血管内皮损伤，继而导致成纤维细胞增生及胶原纤维形成，管腔闭塞，临床上见于乌拉坦和硫鸟嘌呤等药物。

7. 其他：长期服用雄激素和雌激素可引起肝腺瘤，并偶可导致腺瘤癌变，发生肝细胞癌或胆管细胞癌，而血清甲胎蛋白水平大多正常。磺胺类降糖药可造成肝肉芽肿，一般无肝损伤。如长期服用含砷剂或有长期砷类药物接触史，患者可有非硬化性门脉纤维化症，临床类似门脉高压症。门脉高压症是指由门静脉系统压力升高所引起的临床综合征，临床表现为脾大、脾功能亢进，进而发生食管胃底静脉曲张、呕血、黑便及腹膜腔积液等症状和体征，可伴有蜘蛛痣、肝掌和肝功能减退的表现。

十、药源性肠梗阻

药源性肠梗阻是由于药物不良反应引起肠道功能性或器质性损害，致肠内容物运行受阻，常见症状有腹痛、腹胀、停止排便等。导致药源性肠梗阻的药物有非甾体类药物、抗精神病药、抗肿瘤药物、抗凝剂、抗胆碱能药。

大量或长期应用抗精神病药，可导致麻痹性肠梗阻，与抗胆碱能药物合用时更甚，往往是致死原因之一。

抗肿瘤药物长春新碱、阿糖胞苷等也可引起药源性肠梗阻。

第四节　常见引起消化系统损伤的药物

导致药源性消化系统损伤的药物种类较多。根据临床报道，归纳如下：

1. 抗生素类药物，如大环内酯类、磺胺类、头孢菌素类、喹诺酮类等可致药源性肝病，长期应用林可霉素、头孢菌素、氨苄西林等可致假膜性肠炎。

2. 抗结核药物，除链霉素外，其他大部分药物均对肝脏有不同程度的毒性，其中异烟肼、吡嗪酰胺对肝脏损害较大，在联合用药时更易发生药源性消化系统损伤。

3. 非甾体类药物，临床应用甚广，目前全世界每天有 3000 万人使用，以胃肠道损伤多见。

4. 激素类药物，如肾上腺糖皮质激素、口服避孕药等，可致胃肠道及肝脏损伤。

5. 抗真菌药物，如氟康唑、酮康唑等，可致肝脏损害。

6. 其他，如免疫抑制剂、抗病毒药、抗肿瘤药、循环系统药、降血脂药、消化系统药、中枢神经系统药、麻醉药等也有致消化系统损伤的报道。Chan 等报道黄热病疫苗可导致个别患者出现急性肝炎、肝衰竭，甚至死亡。

7. 中药，据统计，有数十种中药及其复方制剂可导致肝脏、胃肠道损害。常见的有大黄、雷公藤、决明子、苦参、牡蛎、何首乌、鱼胆、乌头及壮骨关节丸、雷公藤片等。

上述药物中，以非甾体类药物和抗结核药物引发的消化系统损伤最常见。

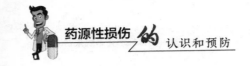

第五节　预防

因药源性疾病导致患者住院费用增加并由此引发的医患矛盾已引起国内外学者的重视。Chyka 等研究指出，约 50％的药源性疾病是完全能够避免的，而药源性消化系统损伤作为常见的药源性疾病，每年的医疗消耗惊人。因此，预防药源性消化系统损伤意义重大。

一、合理用药

严格掌握用药指征，遵循正确的用药方法。在药物治疗期间，注意监测各种毒性反应。一旦出现药物不良反应，应采取果断措施，如停药或换药。一旦确诊为药源性消化系统疾病，应告知患者致病药物，规劝患者避免再度使用化学结构相同或类似的药物，并将结论在患者门诊病历或出院诊断书中写清楚，并做出醒目的标识，防止再次用药，导致发病。

二、加强药源性损伤的认知教育

让"药能治病，也能致病"的观念深入民心，尤其需要改变传统医药无毒的认识偏见。《神农本草经》已经指出"是药三分毒"。例如：柏子仁被用来养心安神时，其润肠滑便的作用有致泻的不良反应；服人参不当，可致燥热上火、心律不齐，或导致"人参综合征"。目前已发现能够致死的中药有 20 多种，如专治类风湿性关节炎的雷公藤，驱蛔虫药苦楝子，植物药如生附子、生半夏、巴豆，矿物质药如水银、砒霜，动物药如斑蝥、蝎子、白花蛇等。

三、加强药物基因组研究

研究基因变异所致的不同患者对药物的不同反应，并在此基础上研制新的药物或新的用药方法，对于预防药源性消化系统损伤意义重大。Guzey 等研究指出，检测患者药物作用的靶组织的基因类型有助于识别具有特异质的患者，可预防非剂量依赖型不良反应的发生。

四、对高危患者应进行预防性治疗

女性、高龄、原有溃疡病史、吸烟、酗酒、正在使用糖皮质激素及服用两种或两种以上非甾体类药物、原有肝脏疾病、同时应用多种可损伤肝脏的药物者，都属于患药源性消化系统损伤的高危患者，预防性使用护胃保肝治疗能在一定程度上防止药源性消化系统损伤的发生。

附：案例

患者男，45 岁，因反复头痛半个月，发热 6 天，呕吐 2 天入院。入院诊断为隐球菌性脑膜炎，既往无慢性肝脏及胆道疾病史，无其他基础疾病史。入院时肝功能：血清 ALT 22 U/L，天冬氨酸转氨酶（aspartate aminotransferase，AST）11 U/L。初始给予"注射用两性霉素 B 脂质体 10mg＋5％葡萄糖注射液 500 ml"，qd，静脉滴注；氟胞嘧啶片 1 g，qid，po。第 2 天加用氟康唑注射液（规格：100 ml：200 mg，批号：A434203）200 mg 静脉滴注，bid。连用 6 天后复查肝功能，ALT 884 U/L，AST 604 U/L。查体：患者无发热、腹痛、恶心等，皮肤巩膜无黄染，肝区无叩痛。乙肝表面抗原、丙肝抗体、甲肝抗体、戊肝抗体及相关免疫指标均正常，怀疑为药源性肝损伤，氟康唑注射液所致可能性大。立即停用氟康唑注射液，继续使用注射用两性霉素 B 脂质体和氟胞嘧啶片，并加用多烯磷脂酰胆碱注射液、复方甘草酸苷注射液保肝治疗。入院第 9 天复查肝功能：ALT 447 U/L，AST 63 U/L。之后肝功能逐渐恢复正常（表 5－2），直至出院。

表 5－2 患者肝功能变化情况（U/L）

时间	丙氨酸转氨酶	天冬氨酸转氨酶
第 1 天	22	11
第 7 天	884	604
第 9 天	447	63
第 14 天	247	90
第 26 天	57	42

（周家青）

参考资料

1. GÜZEY C，SPIGSET O. Genotyping of drug targets：a method to predict adverse drug reactions？[J]. Drug Saf，2002，25（8）：553－560.

2. 何鹏彬，张培福，吴恒. 842 例药物不良反应致死分析 [J]. 中国新药杂志，2002，11（5）：401－403.

3. PIETZSCH M，THEUER S，HAASE G，et al. Results of systematic screening for serious gastrointestinal bleeding associated with NSAIDs in Rostock hospitals [J]. Int J Clin Pharmacol Ther，2002，40（3）：111－115.

4. BEIJER H J，DE BLAEY C J. Hospitalisations caused by adverse drug reactions（ADR）：a meta－analysis of observational studies [J]. Pharm World Sci，2002，24（2）：46－54.

5. 高峰玉，钱家敏. 结肠黑变病致病因素的分析 [J]. 中华消化杂志，2001，21（50）：306－307.

6. LACOSTE－ROUSSILLON C，POUYANNE P，HARAMBURU F，et al. Incidence of serious adverse drug reactions in general practice：a prospective study [J]. Clin Pharmacol Ther，2001，69（6）：458－462.

7. CHAN R C，PENNEY D J，LITTLE D，et al. Hepatitis and death following vaccination with 17D－

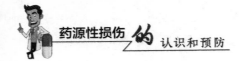
药源性损伤 的 认识和预防

204 yellow fever vaccine [J]. Lancet, 2001, 358 (9276): 121—122.

8. HEYNEMAN C A, LAWLESS—LIDAY C, WALL G C. Oral versus topical NSAIDs in rheumatic diseases: a comparison [J]. Drugs, 2000, 60 (3): 555—574.

9. FUGH—BERMAN A. Herb—drug interactions [J]. Lancet, 2000, 355 (9198): 134—138.

10. CHYKA PA. How many deaths occur annually from adverse drug reactions in the United States? [J]. Am J Med, 2000, 109 (2): 122—130.

11. BORDET R, GAUTIER S, LE LOUET H, et al. Analysis of the direct cost of adverse drug reactions in hospitalised patients [J]. Eur J Clin Pharmacol, 2001, 56 (12): 935—941.

12. DORMANN H, MUTH—SELBACH U, KREBS S, et al. Incidence and costs of adverse drug reactions during hospitalisation: computerised monitoring versus stimulated spontaneous reporting [J]. Drug Saf, 2000, 22 (2): 161—168.

13. MEIER F, MAAS R, SONST A, et al. Adverse drug events in patients admitted to an emergency department: an analysis of direct costs [J]. Pharmacoepidemiol Drug Saf, 2015, 24 (2): 176—186.

14. 史晶怀. 药物性胃溃疡急性穿孔两次死亡 1 例 [J]. 农垦医学, 2008, 30 (4): 352.

第六章　药源性呼吸系统损伤

　　药物不良反应可致各个器官受损。药物不良反应累及呼吸系统，引起不同程度的呼吸系统疾病，则称为药源性呼吸系统损伤（drug-induced respiratory injury）。

　　药物对呼吸系统可以造成多种损害。最早认识到药物对肺的损害的是 Willian Osler，他于 1880 年发现过量吗啡可导致急性肺水肿；1961 年就有首例报道白消安引起肺纤维化；1972 年 Rosenow 系统论述了药物与肺损害的联系。随着药物研发及其临床使用的快速发展，医药市场上药物品种不断增多，有关药源性呼吸系统损伤的报道也逐年增多。据报道，药源性呼吸系统损伤约占全身药物不良反应的 8%，已发现超过数百种药物可以导致呼吸系统损伤，包括化疗药物、心血管药物、抗生素、非甾体类药物、麻醉药、感冒药，甚至最新的分子靶向制剂等。

　　各种药物引起呼吸系统损伤的时间不一，变化较大。有些药物在首次应用时立即出现呼吸系统损伤的症状（如青霉素过敏致喉头水肿，阿司匹林过敏致哮喘）；也有些药物引起的损伤在治疗结束后数月，甚至数年以后才出现（如有用卡莫司汀治疗后 17 年才发生药源性肺纤维化的文献报道）。与其他系统的药物损伤一样，呼吸系统损伤也包括毒性作用、变态反应、停药效应、后遗效应等多个方面，这些不良反应有重有轻，有的是暂时的、可逆的，也有些慢性损伤可引起呼吸系统长期的不可逆病变，甚至致伤、致残。常见的药源性呼吸系统疾病包括药源性喉头水肿、药源性支气管哮喘、药源性间质性肺炎、药源性弥漫性肺间质纤维化、药源性肺水肿、药源性过敏性肺泡炎、药源性哮喘、药源性嗜酸粒细胞性肺炎、药源性肺血管炎、药源性肺动脉高压、药源性呼吸衰竭等。

第一节　解剖生理

　　呼吸系统由鼻、咽、喉、气管、支气管和肺组成，基本功能是通过和外界环境的气体交换摄取机体代谢需要的 O_2 和排出代谢产生的 CO_2，使机体得以生存。呼吸肌的节律性的收缩、舒张活动是肺通气能够正常进行的原动力，呼吸肌的节律性收缩、舒张活动受呼吸中枢控制。凡能影响呼吸肌、呼吸器官和呼吸中枢的药物都可能引起呼吸系统疾病。

　　呼吸系统的解剖结构和生理功能改变是呼吸系统疾病发病的基础。呼吸系统包括呼吸道和肺两部分。呼吸道以环状软骨为界，分为上呼吸道和下呼吸道。上呼吸道包括

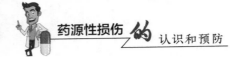
鼻、咽、喉，即鼻腔到咽喉的空气通道。药源性损伤也与该部分解剖和生理功能有关，在上呼吸道的药物不良反应表现为鼻黏膜水肿、咽喉水肿。下呼吸道是指气管、支气管、段支气管、细支气管、终末支气管组成的支气管树；支气管以下部分构成肺；支气管进入肺门后逐级分支，首先分出叶支气管（左肺2支、右肺3支），叶支气管再分出段支气管，以后逐渐分级，分出小支气管、细支气管（管径1 mm左右）、终末细支气管（管径0.5 mm）、呼吸性细支气管、肺泡管、肺泡囊和肺泡；支气管至终末细支气管为肺的导气部，呼吸性细支气管至肺泡构成肺的呼吸部。肺的表面由脏层胸膜包裹。

肺组织分为肺实质和肺间质两部分。肺实质由各级支气管、肺泡管、肺泡囊和肺泡构成，肺间质指肺内的结缔组织以及其中的血管、淋巴管和神经。肺有双重血供，一方面是来自压力较高的支气管动脉，另一方面来自是压力较低的肺动脉。肺动脉和支气管动脉进入肺内后反复分支，最终形成毛细血管网，分布于肺泡壁（肺泡间隔），然后再在毛细血管的静脉端汇入肺静脉后，流回心脏。肺动脉将静脉血输送到肺组织，在肺泡壁完成气体交换。支气管动脉来自体循环，一般每侧肺都有1或2条支气管动脉，通常起源于主动脉，少数情况起源于肋间动脉、膈下动脉和锁骨下动脉。支气管动脉为气道、肺门淋巴结、脏胸膜及部分纵隔提供营养血供。肺间质和肺实质中任何一部分受损都会造成呼吸困难，产生不同的临床症状及体征。

肺循环血流缓慢，同时肺血管存在分流，影响药物在肺组织中的代谢灭活，使药物在肺组织中停留时间较长、浓度较高。较高浓度的药物及其活性代谢产物可引起肺组织局部毒性反应，导致药源性肺损伤。

第二节　损伤机制

呼吸系统和人体内其他系统一样，除了本身有一个保护机制以外，也要通过全身系统协调维持自身内环境稳定。人体内存在免疫系统、基底膜修复系统、蛋白分解系统、氧化/抗氧化系统等，各系统相互协调，维持机体健康。细胞毒药物可通过打乱上述系统的平衡，造成呼吸系统损伤。虽然关于药源性呼吸系统损伤的报道越来越多，但目前对药源性呼吸系统损伤的发生机制尚不十分清楚，大致概括为三大类：①直接损害肺组织（包括肺间质和肺实质）的细胞；②过敏性或免疫反应引起细胞损伤；③间接影响呼吸功能的损伤。过敏性损伤或免疫反应性损害是由免疫细胞激活引起，药物作为半抗原或抗原样物质发挥作用，表现为Ⅰ、Ⅲ和Ⅳ型变态反应。变态反应在药源性喉头水肿、药源性哮喘、药源性肺炎、药源性肺水肿等中都起着重要作用。青霉素过敏所致喉头水肿和过敏性休克即为Ⅰ型变态反应。下面分别阐述药源性哮喘和药源性间质性肺疾病的损伤机制。

一、药源性哮喘的损伤机制

哮喘（asthma），又名支气管哮喘，是一种由呼吸道过敏引起的以支气管可逆性发作性痉挛为特征的慢性阻塞性炎性疾病，表现出反复发作的伴有哮鸣音的呼气性呼吸困难、咳嗽、胸闷等症状，多在夜间发生。药源性哮喘（drug－induced asthma，DIA），即药物引发的哮喘，其发病机制比较复杂，不同的药物可能通过同一机制引起哮喘，一种药物也可能通过几种机制诱发哮喘。阿司匹林、吲哚美辛、对乙酰氨基酚、双氯芬酸钠、布洛芬等解热镇痛药，通过抑制前列腺素E的生成（前列腺素E有舒张气管作用），可引发哮喘；H2受体阻滞剂，如西咪替丁和雷尼替丁等可拮抗H2受体，使支气管平滑肌细胞内环磷酸腺苷浓度降低，诱发或加重哮喘；新斯的明、安贝氯铵、加兰他敏、石杉碱甲等抗胆碱酯酶药，可使神经节乙酰胆碱累积，致气道痉挛或腺体高分泌；双黄连注射液、清开灵注射液、复方丹参注射液、穿琥宁注射液等中药注射剂诱发哮喘的报道也很多。目前认为，药物诱发哮喘的机制可以归纳为以下几个方面。

1. 变态反应：以青霉素为代表的抗生素和以普鲁卡因为代表的麻醉剂引起哮喘发作的机制是通过特异性IgE介导的Ⅰ型变态反应诱发支气管痉挛，因此常同时伴有荨麻疹或过敏性休克。青霉素及头孢菌素类作为半抗原可诱发或加重哮喘，常见的是用药后数分钟到数小时哮喘症状出现或加重。发生机制为机体已有青霉素或头孢霉素抗体，接触此类半抗原即可致敏。

2. 阿司匹林引起哮喘：相关机制至今尚未完全明了。过去许多学者认为与Ⅰ型变态反应有关，但现在认为抑制环氧化酶是阿司匹林性哮喘的主要机制之一。目前倾向于下列两种观点：①通过前列腺素F、A、B及D_2等（使支气管收缩物质）与前列腺素E（使支气管扩张）的失衡引起支气管收缩痉挛。②通过抑制环氧化酶，使花生四烯酸经脂氧酶途径代谢增多，产生大量硫肽白三烯和白三烯，促使支气管强烈收缩，白三烯可诱发支气管痉挛。此外，阿司匹林抑制环氧化酶还可使具有松弛气道平滑肌作用的前列腺素E生成减少，拮抗支气管扩张。

3. 药物对呼吸道黏膜的局部刺激：吸入色甘酸钠、垂体后叶粉、乙酰半胱氨酸、某些糖皮质激素气雾剂和粉雾剂等可以诱发哮喘，主要是因为吸入上述药物可对气道黏膜产生直接刺激作用，释放嗜酸性阳离子蛋白、组胺、白三烯、各种蛋白酶等，引起支气管平滑肌收缩、气道狭窄和气流受限，导致哮喘发作。

4. 药物的β受体阻断作用诱发哮喘：过量使用异丙肾上腺素时，其中间代谢产物3－甲氧基异丙肾上腺素对β受体具有阻断作用，可诱发哮喘。普萘洛尔等β受体阻断类药物可能导致哮喘剧烈发作。此外，组胺、乙酰胆碱本身的药理作用也可诱发哮喘。

5. 激活的补体诱发哮喘：泛影葡胺等碘造影剂可以在体外激活少数患者的补体系统，其机制是含碘造影剂可引起血管内皮细胞损伤，启动补体激活系统，释放过敏反应毒素，使嗜碱性粒细胞、肥大细胞脱颗粒，释放组胺，导致Ⅰ型变态反应发生，造成气道平滑肌痉挛、黏膜肿胀、血管通透性增高，从而引起哮喘。

6. 某些药物可使体内蛋白质发生乙酰化，成为变性蛋白，机体可对这种变性蛋白产生抗体，从而引起变态反应，如乙酰半胱氨酸诱发哮喘。

二、药源性间质性肺疾病的损伤机制

间质性肺疾病（interstitial lung disease，ILD）是一组以不同程度肺泡炎及肺纤维

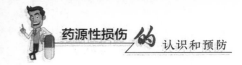

化为基本病理改变的异质性非肿瘤和非肺部感染性疾病的总称，以弥漫性间质纤维化为主要特征，以活动性呼吸困难、弥漫性浸润阴影、限制性通气障碍、弥散功能降低和低氧血症为临床表现。药源性间质性肺疾病（drug－induced interstitial lung disease，DILD）是药物引起的间质性肺病，约占药源性呼吸系统损伤的70%。不同药物所致药源性间质性肺病的发生率从1/10万到40%不等。白消安是治疗慢性骨髓增生性疾病的主要药物，也是被最早报道可引起间质性肺病的细胞毒药物，通常起病隐匿。

药源性呼吸系统损伤不仅与药物的种类有关，还与药物服用时间的长短，累积剂量，患者年龄，既往是否接受过放疗、化疗及其他细胞毒药物治疗有关。这些因素有协同作用，危险因素越多，越容易引起呼吸系统损伤。发病的危险因素包括年龄、药物剂量、合并间质性肺炎、肾功能损害、高浓度氧疗、联合放疗、化疗病史、基础呼吸功能、全身状态等。药源性呼吸系统损伤与氧自由基有关，年龄越大，抗氧化能力越差。博来霉素是典型的例子，但卡莫司汀却是年龄越轻越易发病。另一方面，有些药源性呼吸系统损伤与药物累积剂量有关，如博来霉素总剂量超过450 mg、白消安超过500 mg，肺损伤的发生率迅速增加。放疗和高浓度氧也可通过产生氧自由基，与细胞损害性药物产生相同效应。

已经发现超过200种药物可以导致药源性间质性肺疾病，但发病机制并不十分清楚，可能的机制有以下几个方面。

1. 氧自由基损伤：一些药物的毒性作用导致血管内皮细胞和肺泡上皮细胞弥漫性损伤，破坏氧化/抗氧化系统的平衡，诱导生成大量活性氧代谢产物，产生大量氧自由基，直接参与肺损伤。

2. 炎症反应：细胞毒性药物对肺泡上皮细胞、气管上皮细胞、毛细血管内皮细胞的直接毒性作用造成细胞毒损害而发生炎症。氧化剂可能会加重这种损害。成纤维细胞、内皮细胞的迁移、增殖以及胶原纤维和其他细胞外基质的代谢紊乱通过反馈方式促使炎性损伤和增生反应加重。而间质性肺疾病早期表现为肺泡炎，继而进展为肺纤维化，而晚期则表现为弥漫性肺间质纤维化。这种损害与药物浓度有关，并且呈不可逆性，常见于抗癌药、免疫抑制剂和干扰素等。如博来霉素通过损伤Ⅰ型肺泡上皮细胞造成间质性肺疾病。

3. 磷脂类物质沉积：药物引起磷脂类物质在肺内异常沉积，如胺碘酮导致肺泡巨噬细胞和Ⅱ型肺泡上皮细胞内磷脂沉积是其致间质性肺疾病的可能机制。

第三节　损伤表现

药物可致呼吸系统任何部位损伤。不同部位的损伤有不同的表现，可以累及一个部位，也可多个部位同时受累。现将常见的药源性损伤的临床表现分述如下。

一、药源性喉头水肿

喉头水肿为喉部松弛处组织肿胀，导致气道狭窄。药物引起的喉头水肿，多为过敏性，如注射青霉素，口服碘化钾、阿司匹林等药物可引发喉头水肿。

1. 用药后短时间内立即发生。

2. 临床症状表现为胸闷气短、喉头阻塞、突发气紧、呼吸困难、呼吸衰竭、窒息、发绀。

3. 常伴有过敏性休克，如青霉素过敏致喉头水肿。

二、药源性哮喘

所有由药物导致的哮喘发作统称药源性哮喘，包括哮喘患者由于应用某些药物诱发哮喘或使哮喘发作加剧和无哮喘病史的患者因使用某些药物后引起的哮喘，其中以阿司匹林类药物诱发的哮喘最为常见，也最为典型。

1. 使用某种药物后几分钟至几天出现典型的哮喘发作或使原有哮喘加剧，以突发咳嗽、气喘、气促、呼吸困难、发绀为主要症状。一般某些特定药物诱发哮喘的潜伏期相对固定。

2. 具有相对明确的可疑药物的用药史。

3. 再用同一种药物或同一类药物时，哮喘可再次发作。

4. 停药并给予相应治疗后，大多数患者的哮喘可以迅速缓解。

5. 由变态反应所致的哮喘，常可伴有变态反应的其他临床表现，如皮疹、荨麻疹、喉头水肿、过敏性休克等。

6. 体检可发现双肺弥漫性哮鸣音。

三、药源性间质性肺疾病

药源性间质性肺疾病是指由药物引起的以肺泡壁病变为主，也可累及细支气管、肺泡腔和肺小血管，导致肺间质纤维化，从而引起一系列病理和生理改变的一组疾病。DILD 以弥漫性肺实质、肺泡炎症和间质纤维化为基本病理改变，以劳力性呼吸困难、呼吸急促、咳嗽和低氧血症为主要临床表现，以双肺广泛磨玻璃影、网格状影和斑片影为影像学特征。

1. 药物引起的间质性肺疾病以呼吸困难和干咳为主要临床症状。进行性加重的呼吸困难是间质性肺病患者最具特征性的表现，起病之初表现为呼吸短促伴有进行性呼吸困难，可在短时间内发生呼吸衰竭、低氧血症，随着疾病的发展，静息状态下患者也会有呼吸困难症状，表现为疲乏、无力、气短及活动后呼吸困难，其次就是表现为刺激性干咳。偶有某些药物引起的间质性肺疾病可以发生胸膜性胸痛，部分患者可出现发热、乏力及体重下降等全身表现。

2. 药源性间质性肺疾病患者常常缺乏特异的体征，与其他原因所致间质性肺疾病并无不同，但出现于用药之后；多数患者双肺可闻及细小湿性啰音；少数患者病情快速进展时表现为发绀；患者常无杵状指表现。

3. 实验室检查：常规检查时有肝肾功能损害、免疫球蛋白 E（IgE）增高以及外周血嗜酸粒细胞、乳酸脱氢酶等增高时要怀疑药源性肺损伤。目前有研究发现，药源性间质性肺疾病患者体内的血清乳酸脱氢酶、血清表面活性蛋白（SPA、SPD）及可溶性 IL－2 受体的水平升高。也有研究表明患有吉非替尼引起的间质性肺疾病患者的血清白蛋白水平降低。

4. 影像学表现：X 线检查显示两侧弥漫性网状、点状、片状或斑片状密度不等的阴影。药源性间质性肺疾病患者常无特异性影像学改变。药源性肺损伤的 CT 表现多样，大多为间质性改变，表现为双侧弥漫性或斑片状浸润，磨玻璃影。不同药物所致药源性间质性肺疾病可表现为相似的病理损害及相似的影像学变化。

5. 诊断：根据明确可靠的用药史，识别可疑药物。使用特定药物后出现症状及影像学表现（应明确使用该药物前无间质性肺疾病），停用特定药物后症状改善（肺纤维化除外），再次使用特定药物后病情再发（发生不可逆损伤甚至致死风险），具有与使用特定药物相关的典型临床、影像学特征。

四、药源性肺水肿

药源性肺水肿是一种非心源性肺水肿，其特征为肺充血，但不伴心功能异常，可以导致气体交换障碍和动脉低氧血症。药源性肺水肿急性起病，多在用药数小时后发生，可表现为气急、呼吸困难、发绀、咳嗽、泡沫痰、双肺湿啰音、心率加快等。年老、长期摄入药物及吸烟可能是诱发肺水肿的危险因素。药源性肺水肿与急性心源性肺水肿症状无特异性区别，但可以通过病史、X 线检查、心脏超声检查等将它们鉴别出来，见表 6－1。

表 6－1　药源性肺水肿与心源性肺水肿的鉴别

	药源性肺水肿	心源性肺水肿
病史	有明确的用药史	可无用药史，但有心脏病史
X 线检查	肺门影不大，心影正常	多有肺门影及心影增大
心脏超声检查	左心室灌注压、收缩功能及肺毛细血管压正常	左心室灌注压及肺毛细血管压增高，收缩功能下降
治疗	停药或者使用激素治疗效果好	对患者进行强心、利尿治疗效果好

不同的药物所致肺水肿，其临床特点也略有差异。

1. 在过量服用海洛因者中，有 40% 左右会发生肺水肿。肺水肿也是这类患者死亡的主要原因。一般静脉注射此类药物后，患者很快出现肺水肿，其特征性症状和体征包括呼吸增快、心动过速、低氧血症，X 线检查显示两侧肺有浸润样改变。临床治疗中，常需气管插管、机械通气、呼气末正压通气来维持通气及改善血气。大多数患者可在 24～48 小时内撤离呼吸机，但肺功能限制性损害及低氧血症者改善较慢，常需数周才恢复。

2. 镇静催眠药物可导致可逆性非心源性肺水肿。用药数分钟内，患者即感觉呼吸困难、咳嗽、咳粉红色痰。许多患者出现嗜睡、昏迷，持续数小时后才能清醒。体征有呼吸稍促、心动过速和湿啰音（在吸气末可闻及湿啰音）。X线检查显示两侧肺间质或肺泡浸润影，心脏大小正常。肺功能检查显示有限制性通气障碍。血气分析提示低氧血症、低碳酸血症及呼吸性碱中毒。大多数患者的症状在24～36小时内改善，但肺功能、血气及X线检查结果改善则较慢。

3. 抗肿瘤药物引起非心源性肺水肿屡有报道。在合用长春新碱和丝裂霉素治疗肺癌时，给药后1.5～4小时内，患者即发生非心源性肺水肿，少数患者在非心源性肺水肿恢复后可遗留呼吸系统的其他病变。其他抗肿瘤药物，如博来霉素、阿糖胞苷也可诱发非心源性肺水肿。有研究报道，环孢素给药24天后，患者也可出现非心源性肺水肿，停止用药后肺水肿即缓解，这可能与患者对本药的变态反应有关。

4. 其他药物引发的肺水肿。短期过量服用或长期摄入水杨酸盐类药物导致药物累积，血清药物浓度达中毒水平，可诱发非心源性肺水肿。除肺水肿表现外，患者还可出现蛋白尿。虽然常规治疗可使患者很快好转，但亦有引起死亡的报道。三环类抗抑郁药也可诱发非心源性肺水肿，抗心律失常药物中胺碘酮也可诱发非心源性肺水肿。有报道长期服用胺碘酮的患者在全麻下手术时出现非心源性肺水肿，表现为急性呼吸困难。两性霉素B输注过程中也可出现非心源性肺水肿，其发生机制未明。

五、药源性呼吸衰竭

呼吸衰竭（respiratory failure）是各种原因引起的肺通气和（或）换气功能严重障碍，以致不能进行有效的气体交换，导致缺氧伴（或不伴）二氧化碳潴留，从而引起一系列生理功能和代谢紊乱的临床综合征。药源性呼吸衰竭是指药物引发的呼吸衰竭，主要表现为呼吸困难、气促、发绀、头痛、烦躁、焦虑、出汗、心动过缓或过速、精神错乱、谵妄及昏迷等。中枢性呼吸衰竭（呼吸中枢受损所致）者常有呼吸节律及频率异常，患者早期仅感觉呼吸急促，严重时出现呼吸困难、大汗淋漓、口唇及指甲发绀、头痛、失眠、神情恍惚、定向力障碍、烦躁、躁动，进而嗜睡，甚至出现昏迷、抽搐、心率加快、血压升高、皮肤血管扩张等。实验室检查提示低氧血症，二氧化碳潴留，严重时可并发多器官损伤。

药源性呼吸衰竭多与药物（主要包括麻醉药、止痛药和镇静药）用量过大或使用不当有关。原有呼吸功能不全，特别是有体内二氧化碳潴留者，即使小剂量用药，也可引起呼吸衰竭。药源性呼吸衰竭可为药物作用于呼吸中枢所致，也可为药物损伤肺部或呼吸道所致。

1. 全身麻醉剂：氯胺酮、硫喷妥钠、乙醚、异氟烷、丙泊酚、替马西泮、甲氧氟烷及盐酸瑞芬太尼等都能够抑制呼吸，特别是联合用药并给予足够大剂量时，可引起喉痉挛、呼吸衰竭。用局部麻醉药进行脊髓麻醉，特别是当颈部脊髓受到麻醉药作用时，也可引起严重的呼吸抑制。

2. 镇痛药物：该类药物主要作用于中枢神经系统，选择性抑制和缓解各种疼痛，减轻疼痛导致的恐惧、紧张和不安情绪，镇痛的同时不影响其他感觉如知觉、听觉，并且能保持意识清醒。临床应用的镇痛药主要有阿片生物碱类、人工合成阿片类镇痛药和镇痛中草药。阿片生物碱类的代表药物为吗啡，治疗量的吗啡即可降低呼吸中枢对血液

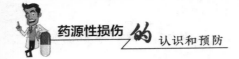

CO_2张力的敏感性和抑制脑桥呼吸调整中枢，使呼吸频率减慢，潮气量降低。人工合成阿片类常用镇痛药物中有哌替啶、芬太尼、瑞芬太尼等，主要作用于中枢神经系统而产生镇痛作用，临床使用过程中随着剂量的增加而疗效增加，但同时副反应也增加，可引起呼吸中枢抑制。

3. 镇静催眠药物：该类药物通过对中枢神经系统产生广泛抑制作用，从而产生镇静、催眠和抗惊厥等效应，有明显的中枢抑制作用。尤其在有呼吸系统基础疾病的患者中，容易导致呼吸衰竭。临床上镇痛、镇静药物联合使用，由于中枢抑制作用相加，极易引起中枢性呼吸衰竭。右美托咪定是新型、高效、高选择性的 α2 肾上腺素受体激动剂，具有镇痛及剂量依赖性镇静作用，呼吸抑制作用弱，但也有常规剂量的右美托咪定发生呼吸衰竭的报道。

年长者对镇静药比较敏感，尤其是患慢性支气管炎、慢性阻塞性肺疾病者，即使用常规剂量的药物也可能引起呼吸抑制。在行外科小手术，如拔牙、内镜检查和各种类型的探针活检时，普遍采用的静脉注射镇静药也可能引起呼吸抑制。肝功能减退者在使用苯二氮䓬类和巴比妥酸盐类等主要在肝脏解毒的药物时更易发生呼吸抑制。

4. 心血管药物：β 受体阻滞剂（普萘洛尔、美托洛尔）、氨茶碱、硫酸镁等也可致呼吸衰竭。普萘洛尔有降压、降低心率的作用，但它同时也可刺激支气管平滑肌收缩，导致支气管痉挛，因此一般情况下哮喘患者不应该使用普萘洛尔降压。

5. 其他：乙酰半胱氨酸、解磷定、克仑特罗、罂粟壳等也可致呼吸衰竭。

第四节　常见引起呼吸系统损伤的药物

一、致药源性哮喘的临床常用药物

（一）非甾体类解热镇痛药物

阿司匹林在正常人中引起哮喘的发生率约为 3%，在哮喘者中的发生率为 4%～20%，在儿童中的发生率约为 13%。双氯芬酸钠、萘普生等均有致哮喘发作的报道。

（二）β 受体阻滞剂

β 受体阻滞剂常用于临床心血管疾病的治疗，如心绞痛、高血压、偏头痛等，但可引起支气管收缩而引发哮喘，如普萘洛尔、倍他乐克等。对于原患有哮喘者易于引起哮喘发作，过去无哮喘史但有家族过敏史者亦可由本类药物引起哮喘发作。

（三）血管紧张素转换酶抑制剂

血管紧张素转换酶抑制剂可引起支气管反应性增高，临床表现为刺激性咳嗽，对于原有气道高反应性的患者更易引起，有的在停药 8～20 周后，症状仍存在，如用卡托普利等治疗高血压时，可引发哮喘。顽固性干咳是药源性哮喘最常见的表现，部分患者还可出现呼吸困难、支气管痉挛、鼻塞、喉头水肿等呼吸系统表现。因为这类药物作用机制相近，差别仅在于是否含有巯基，所以若患者用药后出现干咳症状，一般不再选用同类其他药物。

（四）胆碱酯酶抑制剂

胆碱酯酶抑制剂可提高乙酰胆碱的血药浓度而增高支气管反应性。溴吡斯的明（用于治疗重症肌无力）、依可碘酯（用于治疗青光眼）均可引起哮喘患者严重发作。

（五）造影剂

在用造影剂检查的患者中，5%~10%会出现不良反应。支气管痉挛约占全部不良反应的12%，可发生于用药后4~5分钟，半小时后逐渐恢复。各种造影剂引起哮喘的机制不同，有的为过敏反应，有的机制不明。

（六）神经肌肉阻断剂

神经肌肉阻断剂是一类特异性作用于骨骼肌神经－肌肉接头处并阻断神经递质传递的药物，常用作全麻下气管插管的诱导剂和维持麻醉状态药剂。有研究显示，该类药物可导致继发性肌无力，也有该类药物引起哮喘发作的报道。

此外，有些平喘药可以引起哮喘发作，如乙酰半胱胺酸、还原性谷胱甘肽、色甘酸钠等，其发生机制复杂，除了过敏因素，可能还与药物的代谢产物参与了支气管的收缩反应有关。

二、致间质性肺病的药物

多种药物可以导致间质性肺病，现简述如下。

（一）细胞毒类药物

1. 细胞毒抗生素：该类药物主要用作抗肿瘤药，如博来霉素和丝裂霉素等。博来霉素最严重的不良反应为间质性肺疾病，病死率高达50%，还可以诱发过敏性肺炎、闭塞性细支气管炎伴机化性肺炎等。若能早期发现博来霉素导致的肺部病变并及时停药，多数肺部损伤可恢复；若已出现明显的肺间质纤维化，停药或应用激素都不可阻止病情的进展。

2. 烷化剂：能向其他物质的分子引入烷基的化合物叫烷化剂，是最早用于抗肿瘤的药物，如白消安、环磷酰胺、美法仑、苯丁酸氮芥和苯丙氨酸、异氮芥等。白消安除用于治疗慢性粒细胞性白血病外，还是治疗慢性骨髓增生性疾病的主要药物。白消安引起的间质性肺病与剂量蓄积相关，通常起病隐匿，但预后差，多在治疗后的8个月至10年逐渐进展，也有在用药后4~8周发生的病例报道。环磷酰胺引起的DILD起病亦较为隐匿，其肺毒性与药物剂量相关，从药物使用到发生肺毒性反应的时间差异很大，引起的损伤多为可逆性损伤。

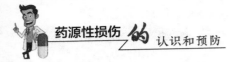

3. 抗代谢类：这类药物包括甲氨蝶呤、硫唑嘌呤、巯嘌呤、吉西他滨、紫杉醇、多西紫杉醇和阿糖胞苷等。甲氨蝶呤作为一种叶酸还原酶抑制剂，广泛用于治疗肿瘤和风湿免疫系统疾病，如急性白血病、乳腺癌、系统性红斑狼疮等，其引起的肺损伤一般呈急性或亚急性起病，最早可发生在治疗后 12 天，也可以延迟至治疗后数年。甲氨蝶呤引发的肺损伤与患者年龄、治疗期限和累积剂量无明显相关性。

（二）非细胞毒类药物

1. 抗菌药物：呋喃妥因、青霉素类、头孢菌素类、喹诺酮类、大环内酯类、四环素类、磺胺类、克林霉素以及抗结核药物和抗真菌药物两性霉素 B，都有引起间质性肺疾病的报道。研究发现，长期服用呋喃妥因的患者，特别是瑞典及芬兰的妇女，肺部并发症的发生率可高达 40%。根据起病缓急情况，分为急性反应与慢性反应。急性反应与变态反应有关；慢性反应较急性反应少见，起病隐匿，X 线检查可见双肺弥散性间质病变，病理学检查显示炎性细胞浸润和纤维化。

2. 心血管药：包括胺碘酮、卡托普利、β 受体阻滞剂、利血平和肼屈嗪等。胺碘酮是目前抗心律失常的常用药，其引起间质性肺疾病的机制可能与免疫细胞激活以及细胞内磷脂代谢异常有关。

三、致急性肺水肿的药物

多种药物可引起急性肺水肿，如海洛因、美沙酮、丙氧芬、氢氯噻嗪、肾上腺素、保泰松、呋喃妥因、水杨酸、碘肽钠、对硫磷、阿霉素、柔红霉素、阿糖胞苷等。

（一）海洛因及其他麻醉药

静脉注射过量海洛因后有 30%～40% 的患者可以发生急性肺水肿，鼻腔用药后也可发生肺水肿。主要由药物直接损害肺组织血管引起血管通透性增加所致，也可以继发于该药引起的呼吸抑制，进而缺氧、颅内压增高导致神经源性肺水肿，大多发生于用药后数小时内。该类药物引起的急性肺水肿的典型病例伴瞳孔缩小、呼吸抑制或呼吸窘迫、昏迷，但有的并无意识障碍，也有在昏迷醒来后才发生肺水肿。美沙酮、丙氧芬等麻醉剂也可引起急性肺水肿，其临床表现与上述类似，但机制尚不十分清楚。海洛因及其类似物还可由于药物不纯而引起异物反应，继而导致肺部坏死性血管炎及肺纤维化。

（二）柔红霉素、阿霉素

柔红霉素的累加剂量超过 20 mg/kg，阿霉素的累加剂量按体表面积超过 550 mg/m² 时可引起急性肺水肿，由心脏毒性反应所致，用药前有纵隔放射治疗史者为高危人群。

（三）环磷酰胺

环磷酰胺用量超过 145 mg/kg 时亦可产生急性肺水肿，影像学检查可见充血性心力衰竭。

四、致肺泡低通气及呼吸衰竭的药物

（一）麻醉剂、镇静剂及催眠剂

麻醉剂、镇静剂及催眠剂是公认的会影响中枢呼吸驱动力药物，它们可以导致威胁生命的呼吸衰竭。已有慢性高碳酸血症的患者对这些药物尤其敏感，即使低于一般治疗剂量也可能诱发呼吸衰竭。

（二）肌肉松弛剂

肌肉松弛剂可以影响呼吸肌的功能，进而影响呼吸运动，该类药物包括：①导致运动神经病变的药物：有三环类抗精神病药、麦角制剂、苯妥英钠、磺胺类药、异烟肼及其他抗结核药、多黏菌素、青霉胺、胺碘酮、长春新碱、丙卡巴肼、西咪替丁等；②神经肌肉传导阻滞剂，如苯妥英钠、多黏菌素、多黏菌素 B、四环素、氯喹、奎尼丁、普鲁卡因胺、肾上腺皮质激素、口服避孕药、尼古丁、硫酸镁、β 受体阻滞剂、钙拮抗剂等；③引起肌肉发生病变的药物，如麻醉剂、镇静剂、抗精神病药、左旋多巴、单胺氧化酶抑制剂、氯琥珀胆碱、两性霉素 B、异烟肼、青霉素、甲状腺素、降压素、长春新碱、β 受体兴奋剂等。

总之，能损害肌肉功能的药物中有许多可影响呼吸肌功能，尤其是膈肌受损对呼吸功能损害更大。

（三）氨基糖苷类药物

氨基糖苷类药物对呼吸系统的影响主要是阻滞神经肌肉接头的作用，这种作用类似于箭毒阻滞乙酰胆碱的作用，当药物达一定浓度时患者可以出现呼吸肌无力，特别是当药物直接作用于腹膜腔、胸膜腔或应用于肾衰竭患者时，可引起心肌抑制、呼吸衰竭。这种反应在链霉素及卡那霉素的应用中较常见，原有肌无力症状者或已应用肌松剂者应禁用该类药物。

五、致肺肉芽肿样反应的药物

肉芽肿（granuloma）是由巨噬细胞及其演化的细胞局限性浸润和增生所形成的境界清楚的结节状病灶，是迟发型超敏反应所致的炎症。免疫应答中起作用的主要是巨噬细胞和上皮样细胞。细胞学上的多形性反映出在某种抗原（尤其是药源性抗原）的刺激下，巨噬细胞和各类淋巴细胞群体间紧密合作。在肉芽肿病变中，巨噬细胞在杀灭病原体、吞噬特殊抗原、免疫复合物或致敏 T 细胞群及分泌方面起决定性作用。

有些药物可作为异物刺激引起肺部组织反应，也可作为抗原引起机体过敏反应。滴鼻油剂可吸入肺部引起肺炎；有时由于诊断需要，要用到一些造影剂，这些造影剂也可引起肉芽肿性炎症，如碘油支气管造影或淋巴管造影时，一旦脂性物质吸入气道则可致急性或慢性肺炎、局限性肉芽肿，甚至发展成肺纤维化。这类患者开始可无症状，反复接触后逐渐出现咳嗽、气短，X 线检查显示点状阴影（多见于下肺野），后期呈纤维化，

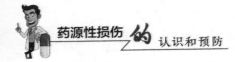

伴有弥散功能障碍，吸入的脂性物质被巨噬细胞吞噬，痰中如查出这种细胞有助于诊断。慢性炎性反应过程中肺肉芽肿和纤维化均可局限为一小块，与肿瘤新生物类似，造成诊断上的困难。

六、致肺血管炎的药物

有些药物可以引起肺血管炎，导致附近肺组织梗死或出血，可能是Ⅱ型、Ⅲ型或Ⅳ型变态反应所致，X线检查显示肺泡或肺间质改变。柳氮磺吡啶是治疗溃疡性结肠炎的常用药，其主要不良反应为变态反应。该药物的肺部不良反应一般发生于用药后1～6个月，可有两种表现：一种是因抗原、抗体及补体免疫复合物在动脉壁内沉着，发生Ⅱ型变态反应，引起结节性动脉炎，造成肺血管广泛损害，血液外渗，出现弥漫性肺泡内出血的表现；另一种为纤维性肺泡炎及嗜酸性粒细胞增高，X线检查可见两肺多发片状肺泡渗出影、磨玻璃影，有时可出现实变或弥漫性间质病变等。虽然一半患者外周血液中嗜酸性粒细胞增高，但不同于过敏性肺泡炎，肺内无游走性高密度浸润影发生。患者一般于停药后1周至6个月好转，必要时可以给予糖皮质激素治疗。

七、致肺动脉高压的药物

有一些药物可以引起肺动脉高压，可能是由血管收缩作用所致。如雌性激素、某些口服避孕药、凝血药可引起肺动脉高压，淋巴管造影时碘油进入肺血管床导致肺栓塞或肺梗死，也可使肺动脉压增高。

八、致肺部机会性感染的药物

机会性感染是指一些致病力较弱的病原体，在人体免疫功能正常时不能致病，但当人体免疫功能降低时，它们乘虚而入，导致各种损伤，常见于较长时间使用化疗药、激素、抗生素等药物者。

第五节　预防

目前，临床上对药源性呼吸系统损伤的认识仍有不足，导致对其重视程度也不够，又由于药源性呼吸系统损伤无明确诊断标准，因此，容易造成误诊、漏诊，从而耽误治疗的最佳时机。预防药源性呼吸系统损伤包括两层含义：其一是用药前的药物选择，尽可能选择对呼吸系统损伤最小的药物；其二是尽可能使药源性呼吸系统损伤降到最低程度，尽量做到早发现、早停药、早治疗。

一、选择对呼吸系统损伤最小的药物

对于非处方药物、自服药物、偏方等需要普及相关知识，对患者做好宣传教育工作，防止其出现对药物认识的片面性，只知其能治病，却不知其也能致病，尽量避免出

现药源性呼吸系统损伤，一旦出现也能及时发现。对一些慢性病患者思想上依赖药物，长年不断地服用某些药物的现象应予以纠正。

临床治疗过程中，有些药物的不良反应很难避免。用药之前要掌握患者的身体状态，应详细询问患者的用药史，包括正在使用或已经停用的处方药、非处方药、中药、饮食成分、违禁药品及放射性治疗史。了解清楚患者有无相关药物过敏史，避免使用致敏药物。

对于已有呼吸功能低下的患者，应避免应用可抑制呼吸功能的药物。对于哮喘患者，应用新药时应仔细观察有无不良反应。使用碘造影剂前必须做过敏试验，对于过敏性体质者或既往有碘过敏史的哮喘患者，尽量不用含碘造影剂，如果确实需要应用，则在用药前给予抗组胺药物和糖皮质激素等相应的预防措施。

对于已经明确可引起药源性呼吸系统损伤的药物，应尽量避免使用。必须应用时，对所用药物均应熟悉其药理作用，严格掌握用药的适应证、禁忌证、给药方法、使用剂量、疗程以及药物与其他药物间的相互作用。医务人员要知晓药物作用的双重性，熟悉能够引起呼吸系统损伤的相关药物的性能和特点，做到合理用药。需特别注意，对于有高危因素的患者（如新生儿、老年人、重症患者、过敏体质者等），可能常规治疗剂量就可以引起药源性呼吸系统损伤，应尽可能做到个体化用药，并且在用药过程中密切观察。除了要对已报道的可引起药源性呼吸系统损伤的药物提高警惕外，对于未报道的药物（包括西药和中药）也应加以注意。此外，对于原因不明的呼吸系统疾病，不能盲目诊断为特发性疾病，而应该仔细回顾患者的用药史，以便及时发现引起呼吸系统损伤的药物。

总之，选择对人体无损害或损害最小的药物，是预防药源性呼吸系统损伤的最有效措施。为选择出最适合的药物，尽量做到：①正确诊断患者病情；②对所选药物及其可能出现的损伤有充分的了解；③注意联合用药时各种药物之间的作用；③要充分考虑到患者的特殊情况（年龄、性别、基础疾病、用药史、过敏史），尽量做到个体化用药。

二、使药源性呼吸系统损伤降到最低程度

（一）早发现，早停药

临床工作中应经常保持对药物不良反应的警惕性，尤其对于老年人、重症患者、过敏体质者等更易发生药源性呼吸系统损伤的患者。医生要经常分析患者所用药物正反两方面的作用，及时停去不必要的药物，做到规范、合理用药。在治疗过程中一旦出现与本病无关的症状，或者原有症状、疾病加重时都要及时分析判断药物损伤的可能性。当患者使用多种药物时，应根据每种药物诱发呼吸系统损害的概率及常见肺损害类型来分析其致病的可能性。

哮喘患者在治疗过程中症状不见缓解反而加重时，除应想到疾病本身的多种因素外，还要考虑药源性哮喘的可能。如疑为药源性哮喘，应试行停药观察。对于哮喘患者，已经明确的致喘药物应立即停止使用，向患者以及家属讲明致喘药物名称，并在病历首页上记载，以避免以后重复应用这类药物。一旦明确为药源性呼吸系统损伤，首先

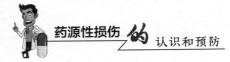

应停用诱发药物，并时刻注意药物可能引发的各种不良反应，尤其是对高危人群的用药。肺功能下降的患者在治疗过程中出现呼吸衰竭时，要警惕是否使用了呼吸抑制的药物。一旦确认是药源性呼吸系统损伤，应及时停药。

（二）早治疗

一旦明确诊断是药源性呼吸系统损伤，根据病情及时采取相应治疗措施非常必要。对于药物所致的非心源性肺水肿，纠正缺氧是紧急而必需的治疗措施。肾上腺皮质激素的应用可减轻炎症反应。

引起药源性哮喘的药物很多，根据不同的诱发药物，采取针对性的治疗方式。对于使用β2受体阻断剂的患者，可给予β2受体激动剂；对于应用呼吸中枢抑制剂的患者，可给予呼吸中枢兴奋剂；对于严重气道痉挛、水肿患者，可应用肾上腺皮质激素和茶碱类药物；对于由变态反应引起气道阻塞者，可应用肾上腺皮质激素、抗组胺药物。

吸氧常可缓解缺氧，必要时应果断建立人工气道进行机械通气，尤其是呼吸中枢受到抑制者，还应根据具体情况采取其他对症处理措施。

药源性血管炎一旦确诊，必要时辅以糖皮质激素治疗。对于急性药源性肺血管炎，可考虑给予血浆置换治疗策略。

早期的药源性间质性肺疾病在停药后症状大多数可以改善，甚至经过一定时间可以痊愈，但晚期患者的病变常常不可逆转，预后较差。一旦怀疑是药源性间质性肺疾病，最重要的治疗手段是尽快停用可疑药物及同类药物，同时需要避免其他能引起间质性肺疾病的因素，如高浓度吸氧和放射性治疗等。

附：案例

患者男，27岁，因头昏、流涕、低热、肌肉酸痛2天来急诊就诊。患者诉全身不适、头昏、流涕、肌肉酸痛。体温：37.5℃，咽红，扁桃体不大，双肺未闻及干啰音、湿啰音。血常规、X线检查结果提示无明显异常。诊断"急性上呼吸道感染"，予以双氯芬酸钠缓释片100 mg口服对症治疗，10分钟后，患者出现颜面潮红，喉头紧绷感，咳嗽剧烈，大汗，很快出现呼吸困难。查体：心率110次/分，呼吸26次/分，双肺散在哮鸣音。诊断"药源性哮喘发作"，予以甲泼尼龙40 mg静脉滴注，症状逐渐缓解。告知患者非甾体类药物都有可能诱发或加重哮喘，应避免使用。

（彭莉君）

参考资料

1. SKEOCH S, WEATHERLEY N, SWIFT A J, et al. Drug−induced interstitial lung disease：a systematic review [J]. J Clin Med, 2018, 7 (10), E356.

2. 王晓芳，张运剑，夏国光. 药源性间质性肺疾病 [J]. 药物不良反应杂志，2012，14 (4)：224−227.

3. POSCHENRIEDER F, STROSZCZYNSKI C, HAMER O W. Drug−induced interstitial lung diseases：often forgotten [J]. Radiologe, 2014, 54 (12)：1180−1188.

4. BONNIAUD P, GEORGES M, FAVROLT N, et al. Drug−induced interstitial lung diseases [J]. Rev Prat, 2014, 64 (7)：951−956.

5. BEOM SH, KIM DW, SIM SH, et al. Gefitinib-induced interstitial lung disease in korean lung cancer patients [J]. Cancer Res Treat, 2016, 48 (1)：88-97.

6. OMORI M, SAITO Y, MIURA Y, et al. Severe pneumonitis with alveolar hemorrhage associated with herbal medicines：a case report [J]. J Nippon Med Sch, 2019, 86 (5)：296-300.

7. 钟南山，刘又宁. 呼吸病学 [M]. 2 版. 北京：人民卫生出版社，2012.

8. DISAYABUTR S, CALFEE C S, COLLARD H R, et al. Interstitial lung diseases in the hospitalized patient [J]. BMC Med, 2015, 13：245.

9. PAPAZIAN L, FOREL J M, GACOUIN A, et al. Neuromuscular blockers in early acute respiratory distress syndrome [J]. N Engl J Med, 2010, 363 (12)：1107-1116.

10. 王静，田桂珍，高占成. 药物性肺损伤 [M]. 北京：人民卫生出版社，2015.

11. ISHIKAWA N, HATTORI N, YOKOYAMA A, et al. Utility of KL-6/MUC1 in the clinical management of interstitial lung diseases [J]. Respir Investig, 2012, 50 (1)：3-13.

12. POTTS A L, ANDERSON B J, WARMAN G R, et al. Dexmedetomidine pharmacpkinetics inpediatric intensive care-a pooled analysis [J]. Paediatr Anaesth, 2009, 19 (11)：1119-1129.

13. JI F, LI Z, NGUYEN H, et al. Perioperative dexmedetomidine improves outcomes of cardiac surgery [J]. Circulation, 2013, 127 (15)：1576-1584.

14. 李卫民，刘伦旭. 呼吸系统疾病与临床 [M]. 北京：人民卫生出版社，2017.

15. 穆维静，任晓蕾，张黎，等. 甲磺酸伊马替尼致药物性肺损伤 1 例 [J]. 药品评价，2015, 12 (4)：40-42.

第七章 药源性血液系统损伤

药源性血液系统损伤通常是与药物治疗相关的罕见不良反应。最常见的药源性血液系统损伤为血细胞减少，包括贫血、血小板减少以及中性粒细胞减少。血细胞减少一方面是由于骨髓受到抑制，导致骨髓生成血细胞减少所致；另一方面是由于外周血中受影响细胞的存活时间缩短。化疗药物引起的外周血细胞减少，通常与剂量有关，是可以预测的，在治疗剂量下也是可逆的。本章重点讨论特异性药源性血液系统损害，因为这类损伤具有不可预测性，常与治疗剂量无关，更值得关注。

尽管药源性血液系统损伤不如其他类型的不良反应常见，但死亡率较高，不可忽视。再障是药源性血液系统损伤死亡的主要原因，其次是血小板减少、粒细胞缺乏症和溶血性贫血。与大多数其他药物不良反应一样，药源性血液系统损伤在老年人中更常见。年龄越大，死亡风险越高。由于许多患者同时接受多种药物治疗，因此难以确定药物与血液系统损伤之间的因果关系。在临床诊疗工作中，常常无法获得药物引起血液系统损伤的证据。对于一些药物，如肝素、奎尼丁和万古霉素，已经通过体外试验阐明了其造成血细胞减少的机制。然而，这种试验并非对所有药物都可行。因为对于大多数药物而言，目前尚无标准化的、市售的检测技术。此外，损伤可能与药物代谢产物相关，而不是更为容易检测的母体药物。

药源性血液系统损伤的主要治疗方法是停用可疑的药物和对症支持治疗。虽然药源性血液系统损伤并不常见，但它可能造成破坏性甚至致命的后果，通常可以通过停用致病药物来避免。

第一节 解剖生理

血细胞约占血液容积的 45%，能随血流到达全身。人体血细胞主要包括红细胞、白细胞、血小板三种类型。外周循环中的血细胞的寿命有限，红细胞平均寿命为 120 天，白细胞寿命为 9～13 天，血小板寿命为 7～14 天。人体每天都有大量血细胞死去，同时也有大量血细胞产生，基本处于平衡状态，新生血细胞由造血系统产生。造血系统由造血器官和造血细胞两部分组成，是机体内制造血液的整个系统。成人体内的造血器官包括骨髓、肝脏、脾、肾、胸腺、淋巴结，其中骨髓占主要地位。胚胎期造血器官主要为卵黄囊。

一、血细胞的组成

在正常生理情况下，血细胞有一定的形态结构，并有相对稳定的数量。

（一）红细胞（erythrocyte/red blood cell）

红细胞是血液中数量最多的一种血细胞。成熟的红细胞没有细胞核，也没有线粒体。红细胞中含有血红蛋白，使血液呈红色。血红蛋白能和空气中的氧结合，并且这种结合是可逆的，即在含氧量高的地方，血红蛋白与氧结合，在含氧量低的地方与氧分离。因此，红细胞能通过血红蛋白将吸入肺泡中的氧运送给组织，然后血红蛋白与氧分离，氧气弥散到组织中供细胞利用；而组织代谢产生的一部分二氧化碳也通过红细胞运到肺部而排出体外。血红蛋白与氧结合时呈鲜红色，与氧解离时呈暗紫色。

红细胞数量和血红蛋白含量减少到一定程度的情况称为贫血。血红蛋白中含有铁元素，铁元素缺乏时，血红蛋白合成障碍。所以贫血的人宜多吃铁含量丰富的食物和蛋白质。红细胞大量被破坏可引起溶血性黄疸。

（二）白细胞（leukocyte/white blood cell）

白细胞是人体的免疫细胞，负责抵御外来入侵微生物及清除体内坏死的细胞或组织。当病菌侵入人体时，白细胞能穿过毛细血管壁，集中到病菌入侵部位，将病菌包围后吞噬。白细胞为无色有核的球形细胞，但不是一个均一的细胞群，在光镜下，根据白细胞胞质有无特殊颗粒，可将其分为有粒白细胞和无粒白细胞。根据颗粒的嗜色性，有粒白细胞又分为中性粒细胞、嗜酸性粒细胞和嗜碱性粒细胞。无粒白细胞有单核细胞和淋巴细胞两种。单核细胞进一步成熟分化为巨噬细胞。根据成熟的场所，淋巴细胞可分为 T 淋巴细胞和 B 淋巴细胞，骨髓内产生并成熟的淋巴细胞为 B 淋巴细胞，产生于骨髓而在胸腺内成熟的淋巴细胞为 T 淋巴细胞。

（三）血小板（platelet）

血小板是一类小的盘状无核细胞（是从骨髓成熟的巨核细胞胞浆脱落下来的小块胞质），存在于血液循环中，在止血、伤口愈合、炎症反应、血栓形成及器官移植排斥等生理和病理过程中起重要作用。

通常情况下，外周血中血小板的数目比较稳定。在稳态条件下，血液循环中血小板的数量取决于3个方面的因素：① 血小板产生的数量，即由造血干细胞分化而来的血小板的数量；②进入血液循环的血小板的数量，不包括脾脏中储存的血小板的数量；③血小板被破坏的数量，血小板被脾脏和肝脏中的吞噬细胞（Kupffer 细胞）吞噬而被破坏。

二、造血系统的结构与功能

人的主要造血器官是骨髓。骨髓位于骨松质（骨松质位于长骨两端和扁骨、不规则骨内，由骨小梁和骨髓构成）的腔隙内和长骨的骨髓腔内。骨髓可分为红骨髓（red bone marrow）和黄骨髓（yellow bone marrow）。红骨髓是人体的造血器官，主要由血

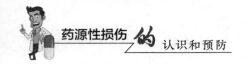

窦和造血组织构成。血窦是进入红骨髓的小动脉发出的毛细血管分支后形成的窦状腔隙，形状不规则，大小不一。初生时期，骨内充满的全部是红骨髓，具有活跃的造血功能，能产生红细胞、粒细胞、血小板以及部分淋巴细胞。成年后，红骨髓主要存在于一些扁骨、不规则骨和长骨的骨骺内，以椎骨、胸骨和髂骨处最为丰富，此处造血功能也最为活跃，而长骨骨髓腔内的红骨髓逐渐转变为黄骨髓，黄骨髓主要由脂肪组织构成，仅有少量幼稚细胞团，其造血功能微弱。当贫血时，黄骨髓也可转变为红骨髓，恢复其造血功能。在某些情况下，肝、脾甚至淋巴结可恢复造血功能，称为髓外造血（extramedullary hemopoiesis）。

骨髓为主要造血器官，产生红细胞、粒细胞、单核细胞、淋巴细胞和血小板等，故骨髓细胞包括各种血细胞系的不同发育阶段的细胞，成分较复杂。如粒细胞系，占40%~60%，包括原粒细胞、早幼粒细胞、中幼粒细胞、晚幼粒细胞、杆状粒细胞和分叶核粒细胞；淋巴细胞系约占20%，含原淋巴细胞、幼淋巴细胞和淋巴细胞；红细胞系约占20%，含原红细胞、早幼红细胞、中幼红细胞、晚幼红细胞、网织红细胞和红细胞；单核细胞系约占4%，含原单核细胞、幼单核细胞和单核细胞；巨核细胞系约占4%，包括原巨核细胞、幼巨核细胞和巨核细胞，最后形成血小板；浆细胞系包括原浆细胞、幼浆细胞和浆细胞。除以上造血细胞外，骨髓内还含有其他一些细胞，如网状细胞、内皮细胞（吞噬细胞）等。某些化学物质（如苯）可抑制骨髓细胞分裂增殖能力，造成白细胞减少、血小板减少、再障，或刺激粒细胞系过度增生，诱发白血病。

骨髓有非常丰富的血液供应，进入骨髓腔的小动脉分支形成毛细血管连接于血窦，形成网状结构，血窦逐渐汇合成小静脉，小动脉和小静脉伴行离开骨髓腔。

三、造血过程及调控

血细胞来源于骨髓的造血干细胞（hematopoietic stem cells, HSCs）。造血干细胞是血液系统中的成体干细胞，是一个异质性的群体，具有长期自我更新的能力和分化成各类血细胞的潜能。造血干细胞虽有自我复制和分化为各种血细胞的能力，但在一般情况下，并非处于增殖状态，而是处于休止期。

造血过程是指造血干细胞分化为多向祖细胞，再不断增殖、逐步分化为各系祖细胞，然后成为各系前体细胞，最后发育成为具有生理功能的各系成熟细胞的过程。血细胞的发育共分为5个阶段：①初级多能干细胞（pluripotent stem cell），为最原始未分化干细胞；②次级多能干细胞（multipotent stem cell），部分分化，如淋巴性干细胞；③定向祖细胞（committed progenitor cell），自我复制能力有限或消失，仅具有向某一系或两系分化的潜能；④前体细胞（precursor cell），如骨髓中形态已可辨认的各系幼稚细胞；⑤各系血细胞，即成熟血细胞。

造血细胞新生于血窦间隙内。血窦由内皮细胞、基底膜和外膜细胞组成，具有阻挡未成熟细胞进入周围血液的作用。不同类型的细胞均有其特定分布部位。幼红细胞常围绕巨噬细胞，在血窦旁成堆分布，形成红系造血岛。幼稚粒细胞常在骨小梁旁生长。巨核细胞紧贴窦壁上，在骨髓内增殖分化的淋巴细胞进一步增殖分化为前体细胞，其中T淋巴细胞的前体细胞转入胸腺内增殖，发育成长为T淋巴细胞各亚群。B淋巴细胞的前体细胞则留在骨髓内增殖成长为 B 细胞。

正常人体每天都有大量血细胞衰老和消耗，同时每天都有大量的新生血细胞。人体内有精确的造血调控机制，使得各阶段细胞增殖和分化、生长和消亡之间保持平衡。现发现造血干细胞、祖细胞周围有一个调控造血细胞增殖分化的造血微环境，即各类调控细胞及细胞因子组成的空间，又称为龛位。造血调控细胞包括巨噬细胞、内皮细胞、含脂细胞、成纤维细胞及肥大细胞等间质细胞（或称基质细胞），以及成熟的血细胞。造血细胞因子和造血细胞表面受体结合，将调控信号传入细胞内启动细胞的分裂。细胞因子种类繁多，形成了复杂的调控网络。许多因素参与骨髓造血机能的调节：血液内氧分减少，可刺激红细胞的形成；高海拔生活可使红细胞增加；失血使骨髓内细胞的有丝分裂增强；食物中的蛋白质对红细胞的形成有促进作用，在红细胞正常形成的过程中必须有维生素 B_2 参与。

第二节　药源性血液系统损伤机制

药物可造成血液系统各细胞系损伤。药源性血液系统损伤的机制尚不完全清楚，一般认为可能与下列因素有关：

一、药源性红细胞损害

（一）溶血性贫血

根据溶血性贫血中是否有免疫反应介入，药源性溶血性贫血可分为免疫性溶血性贫血（drug-induced immune hemolysis anemia，DIIHA）和非免疫性溶血性贫血。

1. 药物介导的免疫性溶血性贫血主要涉及三种不同的机制。

（1）半抗原特异性抗体：相关的代表药物有青霉素及青霉素衍生物。该类药物所含的 β-内酰胺结构使其能够与蛋白质上的氨基共价连接并诱导机体产生特异性抗体。

（2）药物依赖性抗体：在可溶性药物（如头孢噻吩、头孢曲松）存在的条件下，该抗体才能与特定的红细胞膜上的糖蛋白结合并引起红细胞破坏。

（3）药物诱导的自身抗体：此类抗体能够在没有外源性药物存在的情况下与红细胞结合并引起溶血性贫血，如甲基多巴。但药物如何诱导这种类型的抗体产生尚不清楚。

不同机制间通常难以区分，许多病例可能涉及多种机制。

2. 药物介导的非免疫性溶血性贫血往往与缺乏某种特定的酶有关。如缺乏葡萄糖-6-磷酸脱氢酶，应用某些氧化性药物时，可以引起溶血，因此，该型贫血也称氧化性溶血性贫血。如用伯氨喹时引起急性溶血性贫血。常于接触氧化性药物后 1~2 天起病，患者出现头晕、头痛、食欲减退、恶心、呕吐、倦怠，继而出现发热、黄疸、腹背疼痛、血红蛋白尿，尿色从茶色至酱油色不等。与此同时，可出现进行性贫血，贫血程度不等，网织红细胞正常或轻度增加，还可出现肝脾肿大。少数严重病例可出现少

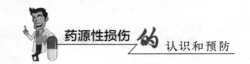

尿、无尿，伴酸中毒和急性肾衰竭而死亡。停药后 10～40 天，红细胞破坏显著减慢，贫血逐渐恢复。引起该类型损伤的药物主要有伯氨喹、磺胺吡啶、氨基比林、呋喃唑酮、萘啶酸等。该病也可出现在烟酰胺腺嘌呤二核苷酸磷酸还原酶（NADH）或谷胱甘肽过氧化物酶（GSH-Px）减少的患者。

（二）铁粒幼细胞性贫血

铁粒幼细胞性贫血是一类铁利用障碍性疾病，其特征为骨髓中出现大量环状铁粒幼细胞，生成无效红细胞，组织内铁储量过多和外周血呈小细胞低色素性贫血。

药物可通过抑制血红素合成过程而引起贫血。磷酸吡哆醛是合成原卟啉起始反应所必需的辅酶，该步骤由 δ-氨基乙酰丙酸合成酶（δ-aminolevulinic acid synthase，ALAS）介导。那些可降低血液磷酸吡哆醛水平和中幼细胞 δ-氨基乙酰丙酸合成酶活性的药物可诱发铁粒幼细胞性贫血。任何影响这些酶的活性的药物均可导致铁利用不良和血红素合成障碍。如长期服用二甲双胍，导致维生素 B_{12} 吸收不良，会导致铁粒幼细胞性贫血。

（三）高铁血红蛋白血症

高铁血红蛋白血症，指血红蛋白分子的辅基血红素中的亚铁离子（Fe^{2+}）被氧化成三价铁离子（Fe^{3+}），血红蛋白转化为高铁血红蛋白，同时失去携氧功能。正常情况下，即使血红蛋白不断被氧化，红细胞能利用烟酰胺腺嘌呤二核苷酸，在细胞色素 b5 还原酶催化下，使高铁血红蛋白还原成血红蛋白，可将高铁血红蛋白的水平维持在 2% 以下。某些药物（如非那西汀、普鲁卡因、苯胺等）或其代谢产物可以通过直接氧化血红蛋白或使血红蛋白辅基的亚铁离子氧化而使其失去携氧功能。

（四）纯红细胞再生障碍性贫血（pure red cell aplasia，PRCA）

PRCA 是指骨髓中红系细胞显著减少的一种贫血。至少有 30 种药物可能与 PRCA 有关，但评估药物诱导 PRCA 的可能机制的数据非常有限，大多数报告只描述了一两名患者。且不同研究者的结果相互矛盾。目前研究提出的药物诱导的 PRCA 机制包括直接毒性作用、抗促红细胞生成素抗体和抗红细胞集落形成单位的自身抗体的形成。有报告称苯妥英钠、苯巴比妥、卡马西平、青霉胺可以诱发单纯红细胞再生障碍性贫血。也有研究认为异烟肼、庆大霉素、链霉素、头孢噻吩、肿凡纳明、氨基比林可以导致纯红细胞再生障碍性贫血，但具体的致病机制目前尚不明确，需要进一步研究。

（五）巨幼红细胞性贫血

巨幼红细胞性贫血，是由脱氧核糖核酸（DNA）合成障碍引起的一种贫血，主要是因为维生素 B_{12} 和（或）叶酸缺乏所致，亦可因遗传性或药物等获得性 DNA 合成障碍引起。本症特点是呈大红细胞性贫血，骨髓内出现巨幼红细胞系列，并且细胞形态的巨型改变也见于粒细胞、巨核细胞系列，甚至某些增殖性体细胞。该巨幼红细胞易在骨髓内被破坏，导致无效红细胞生成。任何对嘌呤、嘧啶或蛋白质合成的干扰都可能导致巨幼红细胞增多。药物导致巨幼红细胞性贫血的机制有以下几种：①干扰嘌呤代谢和（或）嘧啶代谢；②抑制核糖核苷酸还原酶活性；③干扰叶酸吸收；④干扰叶酸代谢；⑤减少维生素 B_{12} 吸收。

二、药源性血小板减少

周围血中血小板计数 $<150\times10^9/L$，即为血小板减少症。血小板计数（70~150）$\times$ $10^9/L$ 为轻度减少，血小板计数 $<20\times10^9/L$ 为重度减少。导致血小板减少症的病因有很多，其中药源性血小板减少症是临床最常见的血小板减少症之一。欧洲和美国的流行病学研究结果显示，药源性血小板减少症的年发病率为 10 例/100 万人，老年人和住院患者的年发病率可能更高。

大多数药物诱导的血小板减少症为中度至重度，患者微创伤性出血及自发性出血的风险增加。

药物诱导血小板计数降低主要通过 2 种途径：①抑制造血干细胞向血小板分化的过程，包括抑制巨核细胞的分化、成熟以及血小板的成熟、脱落，如氯霉素、噻嗪类衍生物等；化疗药主要通过这一途径诱导血小板计数降低。②某些药物诱导产生特异性抗体，识别血小板上的糖蛋白，通过免疫反应破坏血小板，导致血小板计数降低。

三、药源性中性粒细胞减少

药源性中性粒细胞减少（drug-induced neutropenia，DIN）通常由非化疗药物的特异性不良反应所致，具有不可预测性，由中性粒细胞破坏增加引起。目前，药源性中性粒细胞减少的机制尚不清楚，众多学者认为是由免疫机制介导的，常用半抗原假说来解释。

半抗原是低分子量（通常为 <5000 Da）的分子，它们自身不能引发免疫反应，但当与大的载体分子（通常是蛋白质）偶联时，可引发免疫反应。DIN 可能是针对半抗原形成的抗体与中性粒细胞细胞膜表面上的糖蛋白-药物复合物结合，导致中性粒细胞被清除/破坏所致。当与细胞表面蛋白共价连接时，如青霉素和一些头孢菌素类药物可以引发特异性半抗原抗体。药物的生物转化可产生具有稳定性和反应性的中间体和代谢物，反应性代谢物可以很容易地与细胞蛋白质共价连接，包括中性粒细胞膜上的糖蛋白。大量与粒细胞缺乏相关的药物均被氧化成活性代谢物。这些活性代谢物可形成药物-蛋白质复合物，被认为通过半抗原性机制引起中性粒细胞减少。

四、再生障碍性贫血

再障是一组由多种病因所致的骨髓造血功能衰竭性综合征，以骨髓造血细胞增生减少和外周血全血细胞减少为特征，临床以贫血、出血和感染为主要表现。药源性再障是由药物引起的骨髓造血功能衰竭，临床表现为全血细胞减少，部分为单纯红细胞再生障碍。根据骨髓衰竭的严重程度分为重型再障和非重型再障，根据临床病程进展情况分为急性再障和慢性再障。

非细胞毒性药物引起获得性骨髓衰竭的机制难以确定。理论机制包括诱导造血干细

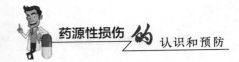

胞缺陷、损伤骨髓基质微环境、抑制造血生长因子的产生或释放、诱导骨髓细胞的体液免疫或细胞免疫，导致造血干细胞减少。T 细胞介导的抑制造血干细胞活性在许多病例中起重要作用。此外，遗传易感性可能与药物介导的再障有关。

多种药物可以引起再障，如氯霉素、保泰松、羟基保泰松、卡莫司汀、白消安、甲氨蝶呤、阿糖胞苷、环磷酰胺、丝裂霉素 C、多柔比星（阿霉素）、长春新碱、硫唑嘌呤等均可引起骨髓抑制。此外，中草药引起的再障也不不容忽视，如正清风痛宁、速效伤风胶囊、喉症丸均有相关报道。

第三节　损伤表现

一、药物引起的红细胞损害的临床表现

（一）药源性免疫性溶血性贫血

药源性免疫性溶血性贫血的年发病率约为 1/百万。初次给药的患者通常在给药6 天后才会出现临床表现，再次接触的患者可立即出现相关免疫应答。药源性免疫性溶血性贫血的临床表现多样，但通常都有血管外溶血。受影响的患者可能出现轻度、中度或重度贫血症状，包括脸色苍白、不适、心悸、呼吸困难、头痛和（或）溶血。因大量红细胞破坏导致血红蛋白水平迅速下降和血红蛋白血症的严重溶血则极为罕见。如果停用相关药物，溶血常会在几天内停止。由于新的抗生素逐渐上市，与青霉素和第一代头孢菌素相关的溶血越来越少见。目前大多数药源性免疫性溶血性贫血与第二代和第三代头孢菌素有关。单独的补体激活的药物依赖性抗体介导的溶血或与非补体激活的自身抗体一起介导的溶血通常有突发性和血管内溶血的特征，即使小剂量给药，反应也可在给药后几分钟或几小时内发生。最初的症状可能有畏寒、发热、呕吐、恶心、头痛、腰部和（或）腹部疼痛、心动过速和呼吸困难。由于大量溶血和补体激活，容易导致急性肾功能衰竭。这种类型溶血可引起休克和弥散性血管内凝血等严重并发症，虽然很少见，但可致命。停药是改善病情最有效的办法，预后通常比较好。

（二）氧化性溶血性贫血

药物介导的葡萄糖－6－磷酸脱氢酶缺乏的溶血通常是在药物摄入后 1～3 天发生，血红蛋白浓度开始迅速降低。严重溶血的患者可出现腹痛或背痛，尿色加深甚至变黑，网织红细胞（尚未完全成熟的红细胞）一般会在 4～6 天内升高。

（三）铁粒幼细胞性贫血

这种贫血症的特征是骨髓中环状铁粒幼细胞和血红素生物合成受损。继发于药物的铁粒幼细胞性贫血可能非常严重，甚至需要输血，但通常给予吡哆醇和（或）停用引起

贫血的药物后，贫血可迅速改善。血涂片上红细胞呈低色素性，双形态，可区分为两群红细胞。网织红细胞计数降低或正常。

（四）高铁血红蛋白血症

高铁血红蛋白含量过高，不能有效运输氧分，导致组织缺氧，表现包括氧饱和度降低、缺氧、发绀和棕色动脉血。能够诱发高铁血红蛋白血症的药物通常也能导致溶血，因此可以同时发生溶血性贫血和高铁血红蛋白血症。血液中高浓度的高铁血红蛋白可能对生命构成威胁，需要紧急治疗。应停用致病药物，并应避免进一步给药。亚甲蓝是治疗高铁血红蛋白血症的有效药物。

（五）巨幼红细胞性贫血

本病为某些药物干扰维生素 B_{12} 和（或）叶酸吸收所致，其特点是呈大红细胞性贫血，骨髓内出现巨幼红细胞系列，并且细胞形态的巨型改变也见于粒细胞、巨核细胞系列，甚至某些增殖性体细胞。巨幼红细胞易在骨髓内被破坏，导致无效红细胞生成，可伴随白细胞和血小板减少。由于人们注意叶酸补给或进食叶酸含量高的食品，往往掩盖了维生素 B_{12} 缺乏造成的贫血。因此，那些干扰维生素 B_{12} 吸收的药物所致损伤的表现，早期可能是神经系统并发症，而不是贫血症状。

（六）纯红细胞再生障碍性贫血（PRCA）

贫血是本病患者唯一的症状和体征，血象呈正细胞正色素性贫血，特征为外周血中的网织红细胞数量严重减少，伴随着骨髓中红细胞前体显著减少或缺失，白细胞和血小板计数正常。药物介导的 PRCA 通常是急性和自限性的。

二、药源性血小板减少症

药源性血小板减少症（DITP）是由药物所致外周血中血小板计数低于正常范围，引起以出血为主要表现的疾病，虽然不常见，但可能引起严重后果，甚至致命。多种药物都可引起血小板减少，常见药物有：①抗菌药，如氯霉素、万古霉素、利奈唑胺、庆大霉素、链霉素、青霉素、头孢菌素、氟喹诺酮类药物、磺胺类药物等；②抗肿瘤药物和免疫抑制剂，如柔红霉素、多柔比星、环磷酰胺、甲氨蝶呤、环孢素等；③血小板抑制剂，如替罗非班、氯吡格雷、阿昔单抗、依替巴肽等；④抗凝药物，如肝素等；⑤解热镇痛药，如布洛芬、水杨酸钠、保泰松、对乙酰氨基酚、阿司匹林等；⑥抗癫痫药，如苯妥英钠、卡马西平、丙戊酸盐等。⑦中药制剂，如穿琥宁注射液、鱼腥草注射液、苍耳子、六神丸、牛黄解毒片等。

通常，在用药后 1～2 周发病，可出现瘀点或瘀斑、黏膜出血，出血前可有畏寒、发热、乏力、全身酸痛、头痛、腹痛、恶心、呕吐、皮肤瘙痒等症状，全身症状常早于出血症状。严重受累的患者常有鲜红色的紫癜、鼻衄、牙龈出血、消化道出血或泌尿道出血。在这种情况下，血小板减少通常很严重（＜20000/mm^3）。有时出血严重性与血小板数量不符，可能为并发血小板功能障碍或毛细血管损伤所致。如果停止使用致病药

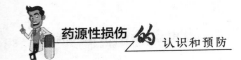

物，症状通常在 1 或 2 天内消退，血小板计数可在一周内恢复正常，个别可延至一个月。药物诱发的血小板减少偶尔会出现弥散性血管内凝血或肾衰竭，以及溶血性尿毒综合征或血栓性血小板减少性紫癜的体征，其原因尚不清楚。有时症状在第一次接触药物后 1 或 2 天内发生，特别是给予血小板抑制剂的患者。

肝素暴露后血小板减少症发作的时间根据接触史不同而不同。既往没有暴露史或有远期（超过 100 天）接触史的患者通常会延迟 5～10 天；有近期肝素暴露史的患者，数小时内即可出现血小板计数急剧下降。血小板计数很少下降到 10000/mm³ 以下，很少与出血相关，通常在肝素停用后 4～14 天内恢复。

在肝素介导的血小板减少症的患者中，血栓形成的风险是对照组的 30 倍以上。20%～50% 的患者出现血栓并发症。即使在血小板计数正常后，血栓形成的风险在停用肝素后数天至数周内仍然很高。血栓并发症可能影响任何血管，常发生于血管损伤部位。

三、药源性粒细胞减少症和粒细胞缺乏症

药源性粒细胞减少症和粒细胞缺乏症是一类罕见却严重的药物不良反应，血常规检查主要表现为周围血中中性粒细胞减少，若其绝对值低于 $0.5×10^9$/L，就称为中性粒细胞缺乏症。虽然其发生率低，但易引起严重感染而危及生命，致死率约为 9.65%。

引起粒细胞缺乏的药物的给药方式以口服给药为主，占所有粒细胞缺乏症的 78.78%；中枢神经系统药、抗微生物药、激素及调节内分泌功能药为前 3 位。引起粒细胞减少的药物种类较多，有研究显示，前 10 位引发粒细胞减少的药物分别是甲巯咪唑、氯氮平、硫唑嘌呤、噻氯匹定、利培酮、环丙沙星、丙硫氧嘧啶、卡托普利、头孢呋辛钠、雷公藤多苷。其中抗甲状腺药甲巯咪唑与抗精神失常药氯氮平，分别占总例数的 14.80% 和 10.61%。在致死病例中位居前 2 位的是氯氮平和甲巯咪唑。

粒细胞减少症大多起病缓慢，症状轻微，一般表现为食量减少、心悸、头晕、乏力、低热、咽喉炎等非特异表现，由血常规检查发现。而粒细胞缺乏症起病急骤，全身症状严重，患者在出现乏力、头晕、咽疼等前驱症状后很快出现寒战、高热、出血、头疼、全身肌肉和关节疼痛、虚弱、衰竭等症状，体温多波动在 38℃～41℃，甚至更高，随后出现严重感染，病情迅速恶化，发展为脓毒血症、败血症等，继而发生休克、昏迷甚至死亡。当预防性地给予抗生素时，患者的症状和体征都可能被掩盖，发热可能是唯一的临床症状。

四、再生障碍性贫血

再障的特征在于外周血全血细胞减少，其骨髓中的造血细胞减少或几乎不存在，被脂肪细胞取代，是最严重的药物引起的血液系统不良反应，死亡率高。在使用致病药物后数天至数月出现症状，平均为 6.5 周。在某些情况下，症状出现在停药后。中性粒细胞减少通常先于血小板减少出现。由于红细胞寿命较长，贫血发展缓慢。其临床特征取决于每种细胞系被抑制的程度。贫血的症状包括苍白、疲劳和虚弱。发热、畏寒、头昏、乏力、面色苍白、咽炎或其他感染迹象可提示中性粒细胞减少。血小板减少通常是诊断的最初线索，表现为容易擦伤、瘀点和出血、鼻衄、牙龈出血、柏油样便。

第四节　常见引起血液系统损伤的药物

一、诱发红细胞损伤的药物

（一）与免疫性溶血性贫血相关的药物

引起免疫性溶血性贫血的药物多达上百种，其中主要为抗菌药物、抗炎药及抗肿瘤药物。引起免疫性溶血性贫血的代表药物有：

1. 抗生素类：抗生素对于治疗感染效果较好，但某些抗生素可以起溶血反应。

（1）头孢菌素/头孢霉素：头孢替坦、头孢曲松钠等。

（2）β－内酰胺类：青霉素衍生物、哌拉西林等。

2. 非甾体抗炎药：抗炎药也可引起溶血，如双氯芬酸、布洛芬等。

3. 抗肿瘤药：某些抗肿瘤药物可引发溶血，如氟达拉滨等。

4. 其他：甲基多巴、奎宁、奎尼丁等。

（二）与氧化性溶血性贫血相关的药物

与氧化性溶血性贫血相关的常用药有呋喃妥因、非那吡啶、伯氨喹、磺胺类药、氨苯砜、拉布立酶等。

当氧化应激易感的红细胞遇到引起氧化损伤的药物时，就会发生非免疫性溶血性贫血。已发现许多药物可能与氧化性溶血性贫血有关，但难以确定因果关系。特别是抗生素，感染是其主要混淆因素。

（三）与巨幼红细胞性贫血相关的药物

1. 干扰嘌呤代谢的药物：硫唑嘌呤、霉酚酸酯、硫鸟嘌呤、巯嘌呤、克拉屈滨、氟达拉滨、喷司他汀、甲氨蝶呤、别嘌醇等。

2. 干扰嘧啶合成的药物：阿糖胞苷、吉西他滨、卡培他滨、羟基脲、甲氨蝶呤、巯嘌呤、氟尿嘧啶、甲氧苄啶、来氟米特、特立氟胺等。

3. 减少叶酸吸收的药物：氨基水杨酸、避孕药、雌激素、四环素、氨苄西林和青霉素、氯霉素、呋喃妥因、红霉素、氨基蝶呤、苯巴比妥、苯妥英钠、奎宁、氯喹、伯氨喹、蒿甲醚、磺胺多辛－乙胺嘧啶、格鲁米特等。

4. 具有叶酸类似物活性的药物：甲氨蝶呤、培美曲塞、雷替曲塞、氯胍、乙胺嘧啶、甲氧苄啶等。

5. 减少维生素 B_{12} 吸收的药物：环丝氨酸、异烟肼、二甲双胍、氨基水杨酸、秋水仙碱、新霉素、H2 受体拮抗剂、质子泵抑制剂等。

6. 增加维生素 B_{12} 外排的药物：硝普钠等。

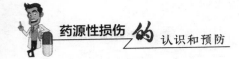

7. 其他：柳氮磺吡啶、门冬酰胺酶等。

（四）与铁粒幼细胞性贫血相关的药物

常见的药物有，青霉胺、三亚乙基四胺二盐酸盐、氯霉素、利奈唑胺、四环素、异烟肼、吡嗪酰胺、白消安、非那西丁等。

（五）与高铁血红蛋白血症相关的药物

常见的引起高铁血红蛋白血症的药物有苯佐卡因、丙胺卡因、非那吡啶、亚硝酸异戊酯、异丁基亚硝酸、氨苯砜、一氧化氮、伯氨喹等。

（六）引起纯红细胞再生障碍性贫血的药物

1. 抗微生物药：氨苄西林、头孢噻吩、异烟肼、甲砜霉素、利奈唑胺、利福平、甲氧苄啶/磺胺甲噁唑、米卡芬净、拉米夫定、齐多夫定、利巴韦林等。
2. 抗疟疾药：乙胺嘧啶、氯喹等。
3. 镇静剂和抗惊厥药：卡马西平、苯妥英钠、丙戊酸、苯巴比妥等。
4. 化疗药和免疫抑制剂：克拉屈滨、氟达拉滨、他克莫司、霉酚酸酯、硫唑嘌呤、阿仑单抗等。
5. 非甾体抗炎药：非诺洛芬、保泰松、舒林酸等。
6. 降糖药：甲苯磺丁脲、氯磺丙脲等。
7. 其他：普鲁卡因胺、柳氮磺吡啶、青霉胺、亮丙瑞林、雌激素、别嘌醇、氯吡格雷、重组红细胞生成素、干扰素－α 等。

二、引起免疫性血小板减少症的药物

1. 肝素类药物：普通肝素以及低分子肝素。
2. 金鸡纳生物碱类药物：奎宁、奎尼丁等。
3. 血小板抑制剂类药物：阿昔单抗、依替巴肽、替罗非班等。
4. 抗风湿药：金制剂、D－青霉胺等。
5. 抗菌药：利福平、磺胺类药物、万古霉素和利奈唑胺等。
6. 镇静和抗惊厥药：卡马西平、苯妥英钠、丙戊酸和地西泮等。
7. 组胺 H2 受体阻断剂：西咪替丁、雷尼替丁等。
8. 非甾体抗炎药：对乙酰氨基酚、双氯芬酸、萘普生、布洛芬等。
9. 利尿剂：氢氯噻嗪等。
10. 化疗药和免疫抑制剂：氟达拉滨、奥沙利铂、环孢素、利妥昔单抗等。

三、诱发中性粒细胞减少症的药物

1. 非甾体抗炎药：吲哚美辛、非那西汀、对氨基苯酚衍生物、对乙酰氨基酚、吡唑啉酮衍生物、氨基比林、安乃近、羟布宗、保泰松等。
2. 抗微生物药：头孢菌素类、氯霉素、克林霉素、庆大霉素、异烟肼、氨基水杨

酸、青霉素及半合成青霉素、利福平、链霉素、磺胺类、四环素类、甲氧苄啶－磺胺甲
噁唑、万古霉素等。

3. 抗惊厥药：卡马西平、苯妥英钠、美芬妥英等。

4. 抗甲状腺疾病药：丙硫氧嘧啶、卡比马唑、甲巯咪唑等。

5. 抗组胺药：西咪替丁、雷尼替丁等。

6. 心血管药物：普鲁卡因、甲巯丙脯酸、丙吡胺、肼屈嗪、甲基多巴、普萘洛尔、
妥卡尼、奎尼丁等。

7. 利尿剂：乙酰唑胺、氯噻酮、依他尼酸、氯噻嗪、氢氯噻嗪等。

8. 抗抑郁药：阿米替林、阿莫沙平、地昔帕明、多塞平、丙米嗪等。

9. 安眠及镇静药：氯氮䓬及其他苯二氮䓬类、甲丙氨酯等。

10. 吩噻嗪类药：氯丙嗪等。

11. 抗疟疾药：阿莫地喹、氯喹、乙胺嘧啶、奎宁等。

12. 降糖药：氯磺丙脲、甲苯磺丁脲等。

13. 其他：别嘌醇、氯氮平、左旋咪唑、青霉胺、噻氯匹定等。

四、引起再生障碍性贫血的药物

1. 抗感染药：氯霉素是引起再障的常见药物，在 20 世纪 70 年代，氯霉素引起的再
障约占药源性再障的 50% 左右。目前，随着氯霉素在临床中应用大为减少，氯霉素引
起再障的报道已减少。磺胺类药物（磺胺噻唑、磺胺异噁唑）、链霉素、四环素、氨苄
西林亦有引起再障的较多报道。

2. 解热、镇痛、抗风湿药物：该类药物中以保泰松、羟基保泰松引起的再障最为
常见。该类药物引起的再障与年龄、性别、用药时间有关，以老年、女性、长期服用者
为多。吲哚美辛、别嘌醇、氨基比林、阿司匹林、对乙酰氨基酚、双氯芬酸钠、安乃近
也有引起再障的报道。

3. 中药（中成药）：中药及中成药也可引起再障，如正清风痛宁、牛黄解毒片、速
效伤风胶囊、喉症丸均有引起再障的报道。

4. 抗肿瘤药：抗肿瘤药物可抑制骨髓，引起全血细胞减少。如卡莫司汀用药 6 周
后，可出现明显骨髓抑制作用；大剂量或长期应用白消安可引起严重骨髓再生障碍，且
恢复较慢，有的甚至不能恢复；甲氨蝶呤、阿糖胞苷、环磷酰胺、丝裂霉素 C、多柔比
星（阿霉素）、长春新碱、硫唑嘌呤均可引起骨髓抑制。

5. 抗癫痫等精神疾病类药：苯妥英钠是引起再障较多的药物，发病时间不一，短
者可于服药 2 周后发病，长者可在服药 30 个月后出现症状。苯巴比妥、卡马西平、氯
丙嗪、氯氮平、三甲双酮、拉莫三嗪、舒必利、盐酸氟西汀等也可引起再障。

6. 其他。

（1）降糖药：甲苯磺丁脲、氯磺丙脲等。

（2）抗甲状腺疾病药：甲巯咪唑、卡比马唑、丙硫氧嘧啶等。

（3）镇静药：甲丙氨酯、丙氯拉嗪、碳酸锂等。

（4）抗结核药：对氨基水杨酸、异烟肼。

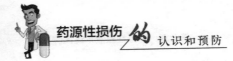

（5）抗疟疾药：米帕林、氯喹、乙胺嘧啶、甲氟喹等。

（6）利尿剂：西咪替丁、噻氯匹定、秋水仙碱、雌激素、卡托普利、赖诺普利、乙亚胺、乙双吗啉、乙酰唑胺、酮康唑、利巴韦林等。

第五节 预防

药源性血液系统损伤虽然不常见，但有时候可能会引起致命的后果。只要加以警惕，药源性血液系统损害是可以预防的。具体措施如下：

1. 进行医学科普教育，使群众了解药物作用的两重性，规范用药，防止滥用药物，管好非处方用药。

2. 对于使用高危血液系统损伤药物者，要定期行血细胞计数监测。例如，丙戊酸治疗起始和每季度进行一次血小板计数监测。对于使用可引起粒细胞减少风险高药物如氯氮平或噻氯匹定时，需要常规监测粒细胞缺乏症，同时应积极治疗任何确诊的败血症，以及预防继发感染，做好卫生保健，特别注意高风险区域，如口腔、皮肤和会阴。当怀疑抗菌药物引起粒细胞缺乏症时，应仔细选择抗菌药物。

3. 早诊断、早治疗，及时停用引起损伤的药物。

附：案例

患者男，38岁，有未经治疗的2型糖尿病病史，因右侧肾脏脓肿入院。入院后进行脓肿引流，并获得手术标本培养。血培养提示耐甲氧西林金黄色葡萄球菌（MRSA），万古霉素对其的最小抑制浓度（MIC）为 $1 \mu g/ml$。开始静脉注射万古霉素。入院时患者血糖为 135 mg/dl，糖化血红蛋白为 7%，血清钠、钾、肌酐和尿素均正常。经食管超声心动图显示二尖瓣赘生物，诊断为感染性心内膜炎，继续使用万古霉素。患者病情恢复良好，无心血管并发症，抗生素治疗第三天血液培养阴性。在治疗的第28天，检测到中性粒细胞计数减少。中性粒细胞减少进行性加重，第30天和第31天中性粒细胞计数 $60/mm^3$，没有观察到单核细胞计数的变化。患者使用的药物是万古霉素、预防性肝素钠、奥美拉唑、胰岛素和对乙酰氨基酚。

考虑到药物诱发中性粒细胞减少的可能性，应用 Naranjo 算法，其显示不良反应倾向于万古霉素所致（7/10）。外周血涂片显示没有粒细胞，骨髓检查显示3系列前体正常。在中性粒细胞减少期间，间接免疫荧光检测显示非典型抗中性粒细胞胞浆抗体（ANCA）阳性（滴度1∶80）。将万古霉素改为达托霉素，给予粒细胞集落刺激因子60 MU 皮下注射2次。停用万古霉素的第二天，粒细胞计数恢复正常。两个月后复查 ANCA 结果为阴性。

思考题：本案例中有哪些症状提示中性粒细胞减少症？

（任薇如）

参考资料

1. MINTZER D M, BILLET S N, CHMIELEWSKI L. Drug－induced hematologic syndromes [J]. Adv Hematol, 2009, 2009: 495863.

2. KAUSHANSKY, LICHTMAN, BEUTLER, et al. 威廉姆斯血液病学 [M]. 8 版. 北京：人民卫生出版社，2011.

3. 林果为，王吉耀，葛均波. 实用内科学 [M]. 15 版. 北京：人民卫生出版社，2017.

4. ASTER R H. Adverse drug reactions affecting blood cells [J]. Handb Exp Pharmacol, 2010 (196): 57－76.

5. SHANDER A, JAVIDYOOZI M, ASHTON M E. Drug－induced anemia and other red cell disorders: a guide in the age of polypharmacy [J]. Curr Clin Pharmacol, 2011, 6 (4): 295－303.

6. HESDORFFER C S, LONGO D L. Drug－induced megaloblastic anemia [J]. N Engl J Med, 2015, 373 (17): 1649－1658.

7. BAKCHOUL T, MARINI I. Drug－associated thrombocytopenia [J]. Hematology Am Soc Hematol Educ Program, 2018, 2018 (1): 576－583.

8. CURTIS B R. Non－chemotherapy drug－induced neutropenia: key points to manage the challenges [J]. Hematology Am Soc Hematol Educ Program, 2017, 2017 (1): 187－193.

9. CAREY P J. Drug－induced myelosuppression : diagnosis and management [J]. Drug Saf, 2003, 26 (10): 691－706.

10. GARRATTY G. Drug－induced immune hemolytic anemia [J]. Hematology Am Soc Hematol Educ Program, 2009: 73－79.

11. ASTER R H, BOUGIE D W. Drug－induced immune thrombocytopenia [J]. N Engl J Med, 2007, 357 (6): 580－587.

12. GREINACHER A. Clinical Practice. Heparin－induced thrombocytopenia [J]. N Engl J Med, 2015, 373 (3): 252－261.

13. ANDRÈS E, MOUROT－COTTET R. Non－chemotherapy drug－induced neutropenia－an update [J]. Expert Opin Drug Saf, 2017, 16 (11): 1235－1242.

14. RENARD D, ROSSELET A. Drug－induced hemolytic anemia: Pharmacological aspects [J]. Transfus Clin Biol, 2017, 24 (3): 110－114.

15. MEANS R T J. Pure red cell aplasia [J]. Blood, 2016, 128 (21): 2504－2509.

16. VANDENDRIES E R, DREWS R E. Drug－associated disease: hematologic dysfunction [J]. Crit Care Clin, 2006, 22 (2): 347－355.

17. DI FONZO H, VILLEGAS GUTSCH M, CASTROAGUDIN A, et al. Agranulocytosis induced by vancomycin. Case report and literature review [J]. Am J Case Rep, 2018, 19: 1053－1056.

18. 陈富超，朱军，李开俊. 药源性白细胞减少症和粒细胞缺乏（减少）症回顾性分析 [J]. 中国药房，2006，17 (19): 1495－1496.

19. 陈逸天，魏安华. 替罗非班致急性重度血小板减少 1 例 [J]. 医药导报，2018，37 (7): 911－913.

第八章　药源性肾损伤

药源性肾损伤指治疗剂量的药物引起肾脏的不良反应、药物过量或不合理应用药物引起的肾毒性反应，是包括不同药物所致的、具有不同临床特征和不同病理类型的一组疾病。肾脏是药物及其代谢产物排泄的重要器官，20%～34%的急性肾衰竭患者与应用肾毒性药物有关。

目前，能够导致不同程度肾损伤的药物达千余种。国外研究报道，在住院患者中，药源性急性肾功能不全的发生率为2%～5%，而重症监护室的患者的发生率可高达15%。我国老年患者中药源性肾损伤发生率更是高达66%。药源性肾损伤可严重降低患者的生活质量，给社会及患者家庭带来极大的经济负担。药源性肾损伤是可以预防的，关键在于加强学习、提高警惕。

第一节　解剖生理

一、肾脏的结构

人体有两个肾脏，左右各一个，位于腹膜后，其大小、重量因年龄、性别而异。中国成年人肾脏的长、宽、厚分别约10.5～11.5 cm、5.0～7.2 cm 和2.0～3.0 cm，男性肾脏重量约100～140 克/个，女性略轻于男性。

肾单位是肾脏的基本功能结构，每个肾脏约有100万个肾单位。每个肾单位由肾小球和肾小管组成，肾小球主要起滤过作用，肾小管则负责重吸收和分泌。

（一）肾小球的结构特点

1. 数量多，滤过面积大：每天约180 L血浆从肾小球滤过。

2. 两重动脉分支：由入球小动脉、毛细血管和出球小动脉组成。

3. 血流动力学控制精确：入球小动脉和出球小动脉上有许多感受器和受体，可以精确感受到血压、血流以及全身循环的变化，调整血管的舒缩，从而控制肾小球的滤过压。

4. 选择性滤过：一般情况下，肾小球不能滤过蛋白质，带负电荷的物质不易滤过。

（二）肾小管的结构特点

1. 充足的长度能保证不同节段对滤过液体进行处理。

2. 肾小管与血管交叉排列，能保证血液流过时各部分的溶质梯度保持稳定。

3. 肾小管各部分的通透性不同，有利于对溶质的分别处理。

4. 肾小管各段对同一物质的重吸收量不同。近端小管最重要的作用是重吸收，此外，近端小管还有分泌作用，主要分泌有机酸和尿酸。

（三）肾脏的功能

肾脏是维持内环境稳定的重要器官之一，其主要功能包括：排泄含氮代谢产物及有机酸等新陈代谢中产生的废物；调节水、电解质和酸碱平衡，维持体液容量、渗透压及离子浓度等平衡；肾脏亦具备内分泌功能，其分泌的激素既可作用于肾内也可作用于肾外，同时肾脏还接受来自全身众多神经的调节，从而维持肾脏的基本功能。

（四）肾脏对药物毒性反应特别敏感

1. 肾脏血流量丰富：肾脏重量虽仅占体重的 $0.4\%\sim0.5\%$，但其血流量占心排血量的 $20\%\sim25\%$。药物随血流到达肾脏，因而肾组织容易受到损害。

2. 肾内毛细血管的表面积大：肾小球毛细血管和肾小管上皮细胞有较大的表面积，与药物接触表面积大；肾小球滤过屏障不易透过大分子物质。

3. 浓缩和酸化功能：肾小管具有强大的重吸收功能（原尿中 99% 水分被重吸收），即使血中药物浓度较低，但经过肾小球到达肾小管被浓缩后，可以达到较高浓度。肾脏具有泌酸功能，使尿液 pH 值降低，从而降低某些药物的溶解性，使之析出形成药物结晶，或与肾小管分泌的蛋白结合形成固体物质，阻塞肾小管。

4. 肾组织代谢率高：肾脏耗氧量大，在缺血缺氧状况下，肾脏的负担加重，更易造成损伤。在肾小管分泌和重吸收过程中，药物常集中于肾小管表面或细胞内，易发生药物中毒。

5. 肾脏基础疾病和生理易感性：存在基础疾病时肾脏更易出现药源性肾损伤。如肾功能不全患者药物排泄较慢，药物半衰期延长，容易引起药物蓄积；肾病综合征患者的血浆白蛋白含量低，不足以结合进入血液的药物分子，使血液中游离型药物浓度增加，增加了肾损伤概率。肾脏疾病患者以及特殊人群（如婴幼儿、老年人）的肾脏储备功能较低，均容易出现药源性肾损伤。

第二节　药源性肾损伤的机制

一、直接肾脏毒性

有些药物本身或其代谢产物可直接对肾脏产生毒性，有些药物在肾小管内被浓缩后可直接损伤肾小管上皮细胞，损伤程度与剂量、疗程有关。产生损伤的机制非常复杂，尚未完全阐明，目前研究认为药源性肾损伤涉及下列机制：

1. 直接损害或代谢时产生氧自由基损伤细胞膜。

2. 损伤肾小管细胞内线粒体功能、干扰酶的活性及蛋白质合成，使钙内流，破坏细胞骨架结构，导致上皮细胞坏死。

3. 作用于上皮细胞 DNA，发生交联或抑制与 DNA 复制有关酶的活性，阻碍肾小管上皮细胞的新陈代谢。

二、血流动力学障碍

某些药物可使血管收缩，导致肾脏血流量减少，一方面影响肾脏滤过清除功能，使药物排出速度减慢，另一方面可导致肾脏缺血、缺氧。有些药物可直接损伤血管内皮细胞，形成血栓。举例如下：

1. 抗前列腺素药物（如非甾体抗炎药）或抗血管紧张素药物（如血管紧张素转换酶抑制剂、血管紧张素受体拮抗剂）可降低肾小球滤过能力。

2. 钙蛋白阻滞剂（如环孢素、他克莫司）可以引起入球小动脉收缩。

3. 环孢素引发肾血管内皮细胞损伤，丙硫氧嘧啶、甲巯咪唑通过诱导抗中性粒细胞胞浆抗体形成，损伤肾血管内皮细胞。

三、免疫反应

药物直接或与血浆蛋白结合后，沉积于肾小球、肾小管基膜，引起免疫反应，导致肾脏损伤。损伤后的肾固有细胞也可引发免疫反应，加重肾脏免疫损伤。

四、梗阻性肾病变

药物本身或其代谢产物在肾内析出而形成结晶，常沉积于远端小管腔内，阻塞尿流。抗菌药物和抗病毒药物容易出现结晶。一般情况下，结晶体的形成依赖于尿中药物浓度和尿液 pH 值。容易导致梗阻性肾病的药物较多，举例如下：

1. 磺胺药物及抗肿瘤药物在一定的 pH 值下可引起结晶尿。

2. 大剂量甲氨蝶呤及超大剂量免疫球蛋白可形成大分子团块，阻塞肾小管。

3. 造影剂可使肾小管分泌蛋白形成有形成分。

4. 抗凝剂引起出血，血块可造成肾内梗阻。

5. 他汀类药物可以引起横纹肌溶解，使肌细胞内肌红蛋白进入血液，阻塞肾小管。

6. 麦角酰胺可引起腹膜后纤维化，造成尿路梗阻。

五、代谢紊乱

多种药物可以引起机体代谢紊乱，从而诱导肾损伤。

1. 抗肿瘤药物可引起尿酸和磷酸钙晶体沉积、肿瘤细胞溶解综合征，表现为高尿酸及高钙血症等，导致肾损伤。

2. 糖皮质激素可引起糖、蛋白质代谢紊乱，蛋白质分解代谢增强可引起氮质血症。

3. 维生素 D 导致的钙磷代谢紊乱可引起间质性肾炎和钙盐沉积。

4. 利尿剂可引起水电解质紊乱，导致肾损伤。

第三节　药源性肾损伤的临床表现

药源性肾损伤可表现为各种临床综合征，与药物种类、损伤机制、使用时间和机体状况有关。临床表现轻重不一，多为血尿、蛋白尿、管型尿、结晶尿、夜尿增多、不明原因的水肿、高血压等；肾功能不全时表现为非少尿型，有时呈慢性病变。

一、急性肾衰竭

多种药物可引起急性肾衰竭，其中氨基糖苷类抗生素最易引起肾衰竭，其次为头孢菌素类抗生素、两性霉素 B 和大剂量青霉素等。急性肾衰竭多表现为血肌酐、尿素氮升高，肌酐清除率下降，尿比重及尿渗透压降低，可伴代谢性酸中毒及电解质紊乱。病情严重者，一般难以恢复而逐渐演变成慢性肾功能不全，需进行肾脏替代治疗。

二、急性间质性肾炎

急性间质性肾炎多为药物过敏所致，临床表现为用药后出现：

1. 全身过敏反应：表现为药物热、药疹、全身淋巴结肿大及关节酸痛，血液嗜酸性细胞、血液免疫球蛋白 IgE 升高。

2. 肾脏过敏反应：表现为无菌性白细胞尿。

3. 肾小管功能损伤：重症可致急性肾衰竭。若及时停药，应用糖皮质激素、免疫抑制剂或脱敏药物可使肾功能恢复，尿液检查正常。急性间质性肾炎常由青霉素类和头孢菌素类抗生素的过敏反应所致。此外，两性霉素、四环素及部分中药可引起肾小管疾病。

三、急性肾炎综合征或肾病综合征

由药物引起免疫反应导致的肾小球肾炎，临床表现为蛋白尿、血尿、血压升高及水肿，少数病例出现高度水肿，呈肾病综合征表现。非甾体抗炎药、利福平、青霉胺和生

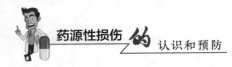

物制品等均可导致肾损伤。用药不同，病变类型也不相同。利福平可引起新月体性肾小球肾炎，青霉胺和金制剂可引起肾小球轻微病变、局灶节段增生性肾小球肾炎、膜性肾病或新月体性肾小球肾炎。

四、急性梗阻性肾病

多种药物可以引起尿路梗阻，如结晶尿和肾结石导致的梗阻。其临床表现为突然发生无尿，血肌酐、尿素氮水平迅速升高。一旦梗阻解除，尿量增多，血尿素氮可降至正常水平，肾功能逐渐恢复正常。

五、慢性肾损伤

患者长期服用镇痛剂、钙离子拮抗剂、卡托普利、非甾体抗炎药及含马兜铃酸的中草药，可能会出现慢性肾损伤。慢性肾损伤的临床表现主要为尿崩症（多尿，夜尿显著增多，一般在 4 L/d 以上，极少数可超过 10 L/d，并伴有烦渴和多饮，尿比重降低）、水电解质紊乱或缓慢进展的肾功能减退等。

第四节　常见引起肾损伤的药物

已往资料显示，抗生素、造影剂和非甾体抗炎药是导致药源性肾损伤的主要药物。但近年来，情况已有改变，抗生素所致的急性肾损伤病例已明显减少，而非甾体抗炎药、血管紧张素转换酶抑制剂、抗肿瘤药物和抗病毒药物所致的急性肾损伤病例却在增加。

一、抗生素类

几乎所有类别的抗感染药物都可造成肾损伤。其中以氨基糖苷类和β-内酰胺类药物最为多见。抗结核类、多肽类和喹诺酮类药物造成肾损伤的病例也有增多趋势。常见的药物有氨基糖苷类、青霉素类、头孢霉素类、多黏菌素、抗结核类、两性霉素、万古霉素以及磺胺类和喹诺酮类药物等。

（一）氨基糖苷类

氨基糖苷类是所有抗感染药物中最易造成肾损伤的一类药物，包括庆大霉素、阿米卡星、硫酸链霉素、卡那霉素、新霉素等，其中新霉素、卡那霉素、庆大霉素对肾脏毒性作用较强。此类药物不经体内代谢，绝大部分经肾脏以原形排泄，其中小部分在肾小球滤过后，残留在肾近曲小管的上皮细胞中，导致近侧肾小管上皮损伤。研究发现，氨基糖苷类药物采用长间隔、高剂量的给药方案，其疗效与反复多次小剂量给药的疗效相同，但肾毒性降低。

（二）青霉素类

青霉素及各种半合成青霉素（如青霉素 G、青霉素 V、氨苄西林、哌拉西林、阿洛西林等）均可诱发肾脏损伤，主要为致敏物进入肾脏引起血管剧烈收缩所致，可表现为腰部疼痛、少尿、无尿、蛋白尿、血尿，严重者可出现肾衰竭。

（三）头孢菌素类

按抗菌作用的特点，常用头孢菌素可分为四代，即第一至第四代头孢菌素，其致肾损伤的机制主要是直接肾毒性作用，多见于第一代（如头孢氨苄、头孢拉定）、第二代（如头孢替安、头孢孟多、头孢丙烯）头孢菌素类药物，但也有第三代（如头孢哌酮、头孢米诺、头孢噻肟钠）、第四代（如头孢吡肟）头孢菌素类药物引起肾损伤的报道，主要表现为血尿素氮、肌酐水平升高（停药后可恢复正常），偶见急性肾衰竭。该类药物与氨基糖苷类抗生素、丙磺舒、强利尿药合用时会增加肾毒性风险。

（四）多黏菌素类

该类抗生素中多黏菌素 B 和多黏菌素 E 最易引起肾损伤，其损伤程度与剂量有关，一般发生于用药后 4 天。主要表现为尿中出现红细胞、白细胞和管型尿，也可引起肾功能异常。停药后，有时肾功能损害继续加重，并可持续 1~2 周。如未及时发现，患者可出现急性肾衰竭。应用时，剂量不宜过大，疗程不宜超过两周，在疗程中应隔日复查肾功能及尿常规。

（五）抗结核类

该类药物有异烟肼、对氨基水杨酸、乙胺丁醇、利福平、吡嗪酰胺等，其中以利福平应用最广，其所致肾损伤多在大剂量间歇疗法或停药后重新服用时发生，表现为血尿、蛋白尿，甚至可出现急性肾衰竭，个别患者还可出现肾病综合征。患者常合并溶血性贫血、血管内溶血、血小板减少性紫癜等血液系统异常症状，此为利福平引起肾损伤的重要特征。利福平所致肾损伤多可完全缓解，少尿阶段的持续时间是影响预后的重要因素，此阶段最好进行透析治疗。

（六）两性霉素 B

两性霉素 B 多用于深部真菌感染，肾毒性很大。两性霉素 B 对肾小管有直接毒性作用，这种毒性作用与剂量相关。两性霉素 B 还可引起肾出、入球小动脉收缩，使肾血流量降低，从而导致急、慢性肾功能损伤，主要临床表现为肾小管功能损伤，患者出现肾性尿崩症、低血钾、低血镁，血肌酐和尿素氮水平升高，也可出现血尿、蛋白尿、管型尿。用药宜从小剂量开始，静脉注射时需用 5% 葡萄糖注射液稀释，不可用生理盐水稀释（以免发生沉淀），同时使用钙离子拮抗剂或茶碱，可减轻或限制两性霉素 B 的肾血管收缩作用，保护肾功能。若与氨基糖苷类、抗肿瘤药物、环孢素、喷他脒、卷曲霉素、多黏菌素、万古霉素合用，可增强其肾毒性。

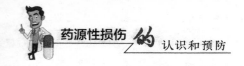

两性霉素 B 引起肾损伤的高危因素包括：①男性；②体重≥ 90 kg；③用药剂量≥ 35 mg/d；④使用利尿剂，与其他肾毒性药物合用；⑤基础肾功能异常。用药前应进行评估，对超过 2 个危险因素的患者须避免使用两性霉素 B。

（七）万古霉素

万古霉素用于革兰阳性菌严重感染，尤其是对耐甲氧西林菌株敏感的治疗。万古霉素主要经肾脏排泄（95％），其中绝大部分经肾小球滤过，只有少部分通过肾小管主动分泌。万古霉素主要损害肾小管，早期可有蛋白尿、管型尿，继之可出现血尿、尿量（或排尿频率）显著减少或增多。肾毒性主要由制剂中的杂质引起。

（八）磺胺类药物

该类药物有磺胺嘧啶、磺胺甲噁唑、复方磺胺甲噁唑、磺胺嘧啶银，其抗菌机制主要是抑制细菌生长及繁殖。该类药物易在肾小管内析出结晶，阻塞肾小管而引起肾衰竭。表现为腰痛、结晶尿、血尿、尿闭、尿少及排尿困难，疗程长及剂量大时，宜同时服用碳酸氢钠及大量饮水，直至结晶尿和血尿消失。该类药物与酸性药物（如维生素 C）合用时易导致结晶尿、血尿。

（九）喹诺酮类药物

喹诺酮类药物是人工合成的含 4-喹诺酮基本结构的抗菌药，其中容易造成肾损伤的药物有甲磺酸帕珠沙星、诺氟沙星、依诺沙星、氧氟沙星和环丙沙星。此类药物在剂量过大和尿液 pH 值大于 7.0 时，可发生结晶析出而阻塞肾小管，引起肾损伤，主要表现为血尿、蛋白尿、管型尿、胆红素尿、血尿素氮水平升高、急性肾功能不全、间质性肾炎。此类药物若要与茶碱类、含镁或氢氧化铝抗酸剂合用，应至少间隔 2 小时，服药后宜多饮水，避免形成结晶尿。

二、非甾体抗炎药

非甾体抗炎药是最常用的药物类别之一，临床上常用的有阿司匹林（乙酰水杨酸）、布洛芬、保泰松、萘普生（甲氧萘丙酸）、吲哚美辛（消炎痛）、吡罗昔康（炎痛喜康）、喜乐宝、塞来昔布、罗非昔布、尼美舒利等。几乎所有的非甾体抗炎药都可引起肾损伤，主要表现为急性肾损伤、急性间质性肾炎和慢性间质性肾炎。

非甾体抗炎药引起的急性间质性肾炎常于用药数天至数月后发生，可伴有皮疹、发热、淋巴结肿大等全身过敏反应，实验室检查显示无菌性白细胞尿、血尿、蛋白尿。重度患者可出现急性肾损伤，并伴肾性糖尿等肾小管功能的损害。一般情况下，肾损伤在停药后可恢复，若出现急性肾功能不全或肾病综合征，可考虑使用糖皮质激素治疗。

长期使用非甾体抗炎药可引起慢性间质性肾炎和肾乳头坏死，常见于用药长达 5～10 年的患者，以非那西汀和对乙酰氨基酚用药者最为多见。

非甾体抗炎药引起急性肾损伤与某些危险因素有关，如老年、肝硬化、心力衰竭、出血、使用利尿剂、慢性肾脏病、同时使用环孢素 A 等。非甾体抗炎药引起急性肾损伤一般表现为轻到中度的急性肾损伤，尿量减少或无明显变化，患者多无明显的临床症状。实验室检查可见血清尿素氮和肌酐水平轻度升高。停用药物后，环氧化酶活性可迅速恢复。极个别患者可能出现重度的肾功能损伤，若合并水钠潴留和高钾血症，需进行紧急透析治疗。

三、抗肿瘤药物

常用的抗肿瘤药物（如顺铂、异环磷酰胺、甲氨蝶呤、西妥昔单抗、帕尼珠单抗、丝裂霉素、吉西他滨）和血管生成抑制剂均有肾毒性。

（一）顺铂

顺铂是较易发生肾毒性的化疗药物之一，其引起肾损伤的表现为肾小管性蛋白尿、多尿、尿酸化功能障碍、肾性失盐以及尿中钾、钙、磷、镁排出增加等，肾损伤程度与剂量呈正相关。用药后 $10\sim15$ 天可出现急性肾损伤，表现为血尿素氮和肌酐水平升高。为降低顺铂肾毒性，目前临床上提倡化疗后使用 0.9% 生理盐水进行水化及避免使用利尿剂。顺铂与丙磺舒合用时，可致高尿酸血症。

（二）甲氨蝶呤

甲氨蝶呤在常规剂量使用时一般不会引起肾毒性，但当剂量较大时，容易引起高尿酸血症，此时甲氨蝶呤及其代谢产物容易沉积在肾小管。研究表明，尿液中甲氨蝶呤浓度超过 $1\ mmol/L$ 且呈酸性时（pH 值在 5 左右），甲氨蝶呤及其代谢产物就易在肾小管和集合管出现结晶、沉积，从而引起梗阻性肾损伤，表现为血尿、蛋白尿、少尿、氮质血症，甚至尿毒症。使用该药物时宜在化疗前或化疗期间检查肾功能，并碱化尿液，发现肾功能异常者，禁用大剂量甲氨蝶呤。另外，注意该药物与水杨酸类药物合用时，应酌情减量。

（三）环磷酰胺和异环磷酰胺

该类药物可以引起近曲小管损伤和出血性膀胱炎，表现为排尿困难、血尿、尿频、尿痛，可在给药后几小时或几周内出现，停药后数天内症状逐渐消失。有研究表明，N-乙酰半胱氨酸、西咪替丁可以减少异环磷酰胺的肾毒性。使用该类药物时，宜同时使用尿路保护药（如美司钠）。

四、免疫抑制剂

常用的免疫抑制剂有环孢素 A、他克莫司、硫唑嘌呤、环磷酰胺、咪唑立宾。这些药物不仅用于抑制器官移植后患者的排异反应，也用于肾病综合征以及自身免疫性疾病的治疗。

在这些免疫抑制剂中，使用最广泛的是环孢素 A 和他克莫司。据调查，他克莫司的肾毒性发生率达 18.9%。这两个药物都属于钙调神经磷酸酶抑制剂，一般认为它们的肾毒性与剂量相关。该类药物的肾毒性与药物引起的肾脏入球小动脉收缩有关，是可

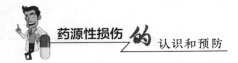

逆的。长期使用该类药物会引起慢性肾损伤，且现在尚无理想的治疗方法。因此，在使用该类药物时应密切监测患者的血药浓度、尿量及肝患者肾功能等指标，注意纠正低蛋白血症及改善贫血。钙离子拮抗剂、血管紧张素转换酶抑制剂、血管紧张素Ⅱ受体拮抗剂、L-精氨酸以及冬虫夏草、丹参等中药可预防该类药物引起的肾损伤。

五、造影剂

造影剂肾病是指在用药前患者肾功能正常，在首次使用造影剂后48小时内血肌酐水平在原来基础上增加0.5 mg/dl以上。造影剂肾病的危险因素包括年龄、围手术期、充血性心力衰竭、血容量不足。据报道，糖尿病患者在接受冠脉造影时，造影剂肾病的发病率较高。造影剂肾病的发病机制包括：①改变肾血流动力学和增加代谢活动引起髓质缺血；②直接对肾小球和肾小管细胞产生细胞毒性作用；③通过产生活性氧导致损伤肾小球细胞、肾小管上皮细胞。

使用抗氧化或碱性药物（N-乙酰半胱氨酸、维生素C、碳酸氢钠）可防治造影剂肾病。

六、利尿剂

利尿剂是一类通过抑制肾小管对水、电解质的重吸收，使尿量排出增多的药物。利尿剂的种类繁多，根据作用部位不同分为五类：①肾髓袢升支皮质利尿剂，如氢氯噻嗪、环戊噻嗪、苄氟氯噻嗪等；②肾髓袢升支髓质利尿剂，如呋塞米、依他尼酸、丁脲胺等；③远曲小管利尿剂，如螺内酯、氨苯蝶啶、阿米洛利等；④近曲小管利尿剂，如乙酰唑胺、醋甲唑胺等；⑤全程利尿剂（也叫渗透性利尿剂），如甘露醇等。

虽然不同利尿剂利尿的原理和作用部位不一样，但副作用大同小异。利尿剂都可以导致血压下降、人体脱水，大部分利尿剂可引起低钾血症。利尿剂可引起急性间质性肾炎、肾小管堵塞等肾损伤；长期使用利尿剂可导致肾结石、尿沉渣异常和低钾性肾病等慢性改变。利尿剂可引起血流动力学改变，导致髓质缺血。

肾髓袢升支髓质利尿剂（如呋塞米）可以导致尿液酸化，引起肾损伤，并可促进肾小管内蛋白质聚集，阻塞肾小管。

渗透性利尿剂（如甘露醇、羟乙基淀粉、低分子量右旋糖酐等）可以形成晶体，堵塞肾小管，继而引起梗阻性肾损伤。临床上最常见的是甘露醇诱发的肾损伤，又称渗透性肾病，主要见于大剂量快速静脉滴注甘露醇时。甘露醇致肾损伤与使用剂量呈正相关，随着用量增加，甘露醇在体内蓄积，可出现少尿、无尿、血尿、肾功能受损、肾衰竭。目前一般认为甘露醇日剂量应<200 g，年老及肾功能欠佳者日剂量应<150 g，肾衰竭者甘露醇日剂量一般不得超过25 g。除与剂量相关外，甘露醇所致的肾损伤与患者的年龄、基础疾病、肾功能状况以及合并用药等因素有关。

七、血管紧张素转换酶抑制剂与血管紧张素Ⅱ受体拮抗剂

这两类药是最常使用的抗高血压药物，可促使肾功能恶化，特别在已有肾功能不全的患者。在药物所致的急性肾衰竭中，血管紧张素转换酶抑制剂居第二位（发生率为

130

22%），其导致肾损伤的危险因素有：①肾动脉狭窄、单一肾或移植肾肾动脉狭窄；②肾动脉血栓形成；③肾内小动脉或微动脉病变；④多囊肾；⑤充血性心力衰竭；⑥合并利尿剂治疗。当患者肾功能不全较严重时，这两类药物会引起高血钾，加重肾损伤。

八、类固醇皮质激素

类固醇皮质激素主要包括糖皮质激素、盐皮质激素。此类激素对人体的生理作用是多方面的，超生理剂量的糖皮质激素具有抗炎、抗过敏和抑制免疫反应等多种药理作用，常被广泛用于治疗肾脏疾病（包括原发性肾病综合征、肾小球肾炎、间质性肾炎等）。

类固醇皮质激素对肾脏有直接或间接的不利影响。直接影响主要为致肾脏肥大和纤维化；间接影响是引起高脂血症和高血糖，促进肾脏疾病进程。此外，长期使用糖皮质激素可使尿钙、尿磷排出增加，引起肾结石或者肾钙化。

九、质子泵抑制剂

质子泵抑制剂是一类抑制胃酸分泌的药物，主要用于治疗消化性溃疡，常用药物有奥美拉唑、兰索拉唑、泮托拉唑、雷贝拉唑和艾司奥美拉唑等。在使用糖皮质激素时，常联用质子泵抑制剂来保护胃黏膜。质子泵抑制剂所致肾损伤多为急性间质性肾炎，主要由免疫性损伤所致。肾活检有助于诊断。一旦确诊，应立即停用该类药物，并加用类固醇，有助于消除炎症。

十、铁剂

肾性贫血是透析患者常见的并发症之一。贫血可导致患者的生理功能异常，影响患者的生存和预后，纠正贫血可以有效地改善患者的生存率。重组人红细胞生成素是其主要改善药物，通过补充铁剂可有效提高效果。但是，铁剂是一种氧化剂，可能在短期内刺激体内炎症反应，或通过产生活性氧物质，导致肾损伤。

十一、活性维生素 D 及其类似物

维生素 D 可用于预防与治疗慢性肾脏病骨矿物质代谢紊乱，但维生素 D 过量可引起高血钙，引起组织钙化和血管钙化，导致高钙血症性肾病。高钙血症可引起多尿、脱水，导致肾衰竭。长期而缓慢进展的高钙血症会引起器质性肾损伤，表现为慢性肾小管-间质性肾炎。此外，高钙血症很容易引起肾结石，出现肾组织内钙化。肾功能损害与高钙血症的程度明显相关。由于维生素 D 储存在脂肪组织，即使停止摄入外源性维生素 D，其毒性作用仍可能持续数月。

十二、中药

（一）造成肾损伤的中药分类

可造成肾损伤的中草药种类繁多，大致分为三大类。①动物：鱼胆、海马、斑蝥、

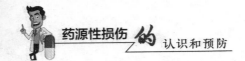

蜈蚣、蜂毒、水蛭等；②植物：雷公藤、草乌、山慈菇、木通、防己、益母草、天麻、使君子、马钱子等；③矿物质：雄黄、朱砂、胆矾、砒霜、密陀僧、硼砂、铅丹、轻粉等。中草药所致肾损伤与其含有的毒性成分相关，目前已知的毒性成分有生物碱类、蛋白类、苷类、酸类、醇类等。

（二）中药性肾损伤的原因和机制

1. 中药性肾损伤的原因。

（1）自服。

（2）误服（游医偏方）或违反《中国药典》超剂量使用。

（3）超长时间用药引起慢性中毒。

（4）个体差异，尤其是过敏体质者。

（5）药源污染、炮制工艺差、煎服不当。

2. 中药肾毒性的主要作用机制。

（1）直接刺激作用。中药肾毒性成分及其代谢产物经肾脏排泄时，对肾脏产生强烈刺激，导致肾实质损伤，引起肾炎样表现。引起这类损伤的常见药物有防己、牵牛子、桂皮等。

（2）损伤肾小管。急性中毒时可引起广泛的肾小管坏死（主要是近曲小管），导致急性肾衰竭乃至死亡，常见于木通、泽泻、雷公藤、苍耳子、山慈菇、鱼胆、铅粉、朱砂等。肾小管上皮细胞有较强的再生能力，若及时救治常可康复。慢性中毒时则导致慢性间质性肾炎以及慢性肾衰竭，常见于木通、防己、马兜铃等。

（3）损伤肾小球。肾毒性成分可直接损伤肾小球，引起肾实质的固有细胞变性或坏死，导致急性肾衰竭，常见于苍耳子、雷公藤、防己、牵牛子、蓖麻子等。

（4）肾缺血。部分中药中毒导致严重的吐泻，引起脱水，造成肾脏血流灌注不足，肾缺血、缺氧，导致急性肾衰竭。

（5）溶血。海马、水蛭、蜈蚣等中毒可引发急性溶血反应，导致肾损伤。

（三）马兜铃酸肾病（aristolochic acid nephropathy，AAN）

中草药致肾损伤已广泛引起人们的关注，其中最为典型的是马兜铃酸肾病（aristolochic acid nephropathy，AAN）。最早的马兜铃酸致肾损伤的文献报道见于1964年，吴松寒的《2例患者因服用大剂量关木通导致急性肾衰竭》。1993年，比利时学者报告了含广防己减肥药造成慢性进行性肾衰竭病例后，马兜铃酸肾病在国际上引起巨大反响，引起了世界反马兜铃酸药物的高潮。根据临床特点，兜铃酸肾病分为三类：

1. 急性马兜铃酸肾病：常发生于短期内服用马兜铃酸含量高的中药后，表现为服药不久就出现急性肾衰竭，尿量减少或不减少，伴蛋白尿、肾性糖尿、低渗尿，高血压和贫血少见，常有肾外表现，如恶心、呕吐、血小板减少、肝功能损害、神经系统异常等。若及时救治，患者可以康复，部分转入慢性过程。

2. 慢性马兜铃酸肾病：多由持续小剂量服用含马兜铃酸的药物后引起，也可由急性马兜铃酸肾病发展而来，即使患者停止摄入马兜铃酸，肾功能损伤仍继续进展。慢性马兜铃酸肾病的临床特点是渐进性肾功能损害，进展速度不一，终致终末期肾病。慢性马兜铃酸肾病最先出现的症状为夜尿增多，尿液检验常出现肾性糖尿，低渗透压尿，轻微蛋白尿，尿中可检见少量红、白细胞及管型。后期出现氮质血症直至尿毒症，常伴有轻至中度高血压和贫血。贫血较为突出，发生较早且重，常与肾功能损害和尿异常不平行，可能与马兜铃酸造成肾损伤后，促红细胞生成素生成减少有关。患者双肾变小、外形不规则。慢性马兜铃酸肾病还易伴发膀胱上皮癌、肾盂移行癌等肿瘤。

3. 肾小管功能障碍：常于间断小剂量服用含马兜铃酸的药物数月后出现症状，临床出现乏力、口渴、多饮、多尿、夜尿增多等症状，表现为肾小管酸中毒、肾性糖尿、氨基酸尿，伴肾小管浓缩功能障碍，尿渗透压降低。

十三、口服抗凝药物

常见的口服抗凝药包括维生素 K 拮抗剂（代表药物为华法林）和新型口服抗凝剂（包括直接凝血酶抑制剂、X 因子抑制剂等）。抗凝剂相关肾损伤可发生于应用肝素、达比加群、阿哌沙班、华法林等抗凝药，其临床表现为抗凝治疗后短期（通常在用药后 1 周之内）出现急性肾损伤，伴或不伴肉眼血尿，通常伴有凝血功能异常的表现。目前认为抗凝剂相关肾损伤与以下几个因素有关：①过度抗凝；②引起血流动力学变化，红细胞管型造成梗阻甚至急性肾小管坏死；③抗凝产生的血尿本身可引起肾功能下降；④华法林暴露导致血管钙化。

口服抗凝药物相关肾损伤的治疗主要是停用抗凝药物，并对症支持治疗，维持水、电解质、酸碱平衡，纠正贫血，碱化尿液防止尿路梗阻等。有亚急性间质性肾炎者可考虑使用中小剂量糖皮质激素。

十四、其他

除了上述常见的药物，青霉胺、避孕药、肾上腺素、唑来膦酸盐、卡马西平、苯妥英钠等药物也可以引起不同程度的肾损伤。

第五节　诊断原则

一、诊断要点

根据用药史、临床表现以及肾损伤的实验室检查指标，确立诊断并不困难，但肾脏损伤的早期识别仍然有一些难度。因此，应注意监测用药前后的肾功能、尿液成分的改变以及一些尿中小分子蛋白和尿酶的改变，以便早期诊断，避免不可性逆损伤的出现。

（一）急性肾小管坏死

药源性肾损伤以急性肾小管坏死最为常见，须与其他原因导致的急性肾小管坏死相

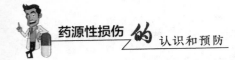

鉴别。如有明显用药史，用药过程中或用药后肌酐清除率较正常下降 50％以上，超声显示双肾增大或正常，在排除肾前性与肾后性氮质血症后应考虑药源性肾小管坏死。

（二）急性肾衰竭

药物所致急性肾衰竭应与由急性肾小球肾炎、急进性肾炎、原发性肾病综合征、狼疮性肾炎及小血管炎相关性肾炎所致的急性肾衰竭相区别。其鉴别要点是，上述非药源性急性肾衰竭均有肾小球滤过率下降的共同表现，但各自还有原发病的特征性临床表现和症状，肾脏损伤多发生在使用药物之前。

（三）急性间质性肾炎

药源性急性间质性肾炎患者有药物过敏史，有全身过敏表现，尿液检查可见无菌性白细胞尿，其中嗜酸性粒细胞增高，血中 IgE 升高，肾活检有助于确诊。

（四）急性肾小球肾炎

药源性肾损伤有时可表现为急性肾炎综合征，出现血尿、蛋白尿、血压升高及水肿，与其他原因导致的急性肾小球肾炎临床表现相似，有时难以鉴别。但急性肾小球肾炎常出现于感染（尤其是上呼吸道感染）后，而药源性肾损伤则多有明确的用药史。

（五）肾脏小动脉硬化

某些药物（如止痛剂）所致肾损伤进展相对缓慢，临床表现有轻度蛋白尿，尿浓缩功能减退，继而出现血压升高。肾脏病理活检可能发现肾脏小动脉硬化，易于和高血压性肾损伤混淆。但高血压性肾损伤出现的肾脏小动脉硬化往往是先有高血压病史，起病缓慢，患高血压后 5~10 年才出现肾损伤。

（六）假性肾毒性

某些药物（包括甲氧苄啶和西咪替丁）可导致血肌酐升高，但是无其他异常临床表现或尿检异常。类固醇和四环素促进分解代谢，血尿素氮升高，但无血肌酐升高。还有一些药物能够影响实验室对血肌酐的测定，如维生素 C、头孢噻吩、氟胞嘧啶、左旋多巴、甲基多巴。因此，在血肌酐升高而无临床表现时必须考虑这些干扰因素。药物导致的血肌酐水平升高通常是有限且比较稳定的，停药后很快恢复。

二、实验室和辅助检查

药源性肾损伤的临床表现与实验室检查都无特异性，特别是部分患者呈少尿性肾损伤，给诊断带来困难。

（一）常规检查

诊断主要依据有可能产生药源性肾损伤的药物使用史及相应的肾脏受损表现，包括尿检查异常、肾功能减退、肾脏影像学异常和肾脏病理学异常。

1. 尿液常规镜检和化学检查：一般会发现尿红细胞、白细胞，尿隐血阳性，蛋白尿，结晶以及管型。不同的临床表现类别可出现相应的血液改变，比如，过敏性间质性肾炎时可见血嗜酸性粒细胞升高，IgE、组胺升高。

2. 监测血药浓度：血药浓度监测对环孢素肾损伤、氨基糖苷类肾损伤以及顺铂肾毒性有一定诊断价值，如药物浓度明确超标，提示药源性肾损伤可能性较大。

3. 肾功能检查：早期和轻度的药源性肾损伤的肾功能可以正常，严重受损时才会出现血肌酐和尿素氮水平升高。

4. 超声辅助检查：药物所致的急性间质性肾炎，彩超常显示双肾体积对称性增大。

5. 核素检查：如双肾 67 镓（67Ga）静态显像间质性肾炎时双肾镓吸收均匀且浓度高，以 48 小时左右吸收最多，对诊断药物所致的间质性肾炎有较大帮助。

6. 肾活检：可以明确诊断，并与其他肾脏疾病相区别，但属于有创操作，具有一定风险，应权衡利弊后开展。

（二）新检查

传统的肾损伤标记物虽然能不同程度地反映肾功能的变化，但其具有滞后性。因此，近年来发现了一些高灵敏度、高特异性的早期肾损伤标志物，对于临床预防药源性肾损伤具有重要意义。

1. 微量白蛋白（mAlb）。白蛋白是存在于血液中的蛋白质，正常情况下，尿液中只含极少量的白蛋白，尿微量白蛋白是肾脏发生损伤后泄漏的蛋白质。肾小球滤过膜对电荷具有屏障作用。正常情况下，mAlb 难以通过，因此，mAlb 可作为肾小球病变早期损伤的标志物，但 mAlb 易受干扰因素影响，稳定性与重复性差，需与其他肾损伤标志物联合使用。

2. 胱抑素 C（Cys-C）。Cys-C 又称血清半胱氨酸蛋白酶抑制剂 C，几乎所有的有核细胞及体液中都存在 Cys-C。其特点是稳定性高，受其他因素影响小，其灵敏性、特异性显著高于传统指标。

3. N-乙酰基-β-D-氨基葡糖苷酶（NAG）。NAG 是一种细胞内溶酶体酶，由肾皮质近曲小管细胞产生，不能通过肾小球滤膜，但若发生急性肾损伤导致肾小球滤过膜受损，尿中 NAG 会迅速升高。溶酶体是易受各种攻击因子攻击的靶位，受到刺激后会诱导溶酶体酶释放。在肾损伤早期，尿 NAG 的变化早于其他尿酶，可作为肾脏损伤的早期指标。

4. 肾脏损伤分子-1（KIM-1）。KIM-1 是肾脏近曲小管上皮细胞的一种跨膜糖蛋白，正常人的尿液中检测不到 KIM-1，当近端肾小管缺血性或中毒性损伤时，KIM-1 高度表达，其胞外域结构会脱落到尿液中，进而被检测到。

5. 白细胞介素-18（IL-18）。IL-18 是一种敏感而特异的标志物，是许多器官缺血引起的炎症和组织损伤的中介物，通过尿液或血清可测得，可用于评估急性肾损伤。当肾毒性药物引起急性肾损伤时，IL-18 水平会明显升高。

6. 微小 RNA（miRNA）。miRNA 是一类由 18~22 个核苷酸组成的内源性非编码 RNA 分子，参与细胞的增殖、分化、凋亡及炎症反应等过程，可作为肾损伤的生物标

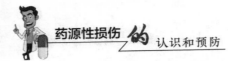

志物。急性肾损伤时血液中 miRNA-210 水平上调。miRNA 分子的优点是在血清和尿液中具有稳定性，缺点是体液中水平较低，对分析检测仪器的灵敏度要求高，检测困难。

7. 中性粒细胞明胶酶相关载脂蛋白（NGAL）。NGAL 又称人中性粒细胞载脂蛋白，主要由肾小管上皮细胞分泌，具有高准确性、高灵敏性、高特异性的特点，是迄今为止研究较多的早期肾损伤标志物之一。对于健康人群，NGAL 呈低水平表达，而当肾脏发生缺血性或肾毒性肾损伤时，NGAL 由肾脏大量表达，肾损伤发生 3 小时后即可在尿中检测到 NGAL。

8. L 型脂肪酸结合蛋白（L-FABP）。FABP 蛋白家族是存在于脂肪酸代谢组织的细胞质中的低分子（15 kD）蛋白，可表达于肾小管上皮细胞具有组织特异性，当组织受损时，可迅速释放进入血和尿液中，作为疾病诊断的指标。其中 L-FABP 是唯一能结合两分子长链脂肪酸的载体蛋白。正常人的尿液不能检测到 L-FABP，因而可作为急性缺血性肾损伤的生物标记物。

9. 视黄醇结合蛋白质（RBP）。RBP 是肝脏分泌的一种低分子量蛋白，血浆中的 RBP 约有 90% 与甲状腺素结合前蛋白结合，形成高分子蛋白复合物，故而不被肾小球滤过膜滤过，当视黄醇被转运到靶细胞后，RBP 便游离到血浆中，迅速被肾小球滤过，几乎全部能被肾近曲小管重吸收而分解。正常情况下，RBP 在尿中稳定性强，不易分解，不受 pH 值和血压干扰。但在肾近曲小管损伤时，尿中 RBP 浓度明显增加，可作为肾近曲小管损伤的标志物。

第六节　治疗和预防

一、治疗原则

1. 一旦发现有药源性肾损伤时，应立即将药物减量甚至停药，并积极治疗并发症，同时给予支持治疗，包括补液、纠正电解质和酸碱失衡、血流动力学支持等。

2. 促进排泄和预防肾脏梗阻。磺胺和抗肿瘤药物形成结晶损害肾脏时可以采用给予大量饮水、利尿药物（如呋塞米）来清除阻塞肾小管的结晶。但出现急性肾衰竭的患者则不宜大量饮水，同时避免使用甘露醇。碱化尿液可促进尿蛋白及尿酸盐的溶解，有利于肾脏阻塞的缓解，可用于治疗有结晶沉积及阻塞者。

3. 糖皮质激素治疗。对于青霉素类抗生素、抗肿瘤药物和非甾体抗炎药引起的急性过敏性间质性肾炎有效，可予以泼尼松 1~2 mg/（kg·d），疗程 1~2 周，同时合并肝功能损伤者可以选用甲强龙。糖皮质激素可迅速缓解全身过敏症状并加快肾功能恢复，防止间质纤维化，在有明显肾功能减退时应及早使用。对于出现肾病综合征或肾炎综合征的药源性肾损伤的患者也可酌情使用肾上腺皮质激素。免疫抑制剂可用于由非甾体抗炎药所引起的间质性肾炎，且在糖皮质激素治疗效果不佳时仍可使用。

4. 保护肾小管上皮细胞。还原型谷胱甘肽具有解毒、抗氧化、保护肾小管上皮细胞的作用，适用于治疗急性肾小管坏死，成人用药途经为静脉内滴注。虫草制剂、大剂量维生素、促肝细胞生长因子、表皮生长因子等药物可对肾小管上皮细胞起保护作用和促进修复。有研究提示，钙离子拮抗药（如尼莫地平、维拉帕米等）对氨基糖苷类药物引起的肾损伤有预防和治疗作用。

5. 对于过量接触肾毒性药物中毒后的解救：

（1）清除未吸收的毒物，包括催吐、洗胃、导泻。

（2）阻止毒物的吸收。

1）用牛奶、生鸡蛋清、鱼肝油乳剂、花生油乳剂、淀粉等口服或灌肠保护黏膜，阻止药物吸收。

2）应用氧化剂：有机物及部分生物碱中毒，可用氧化剂破坏，如高锰酸钾。

3）应用还原剂：氰化物类中毒用维生素 C 解救。

4）应用吸附剂：活性炭吸附能力强，且效果好；赤石脂既可以吸附消化道内的斑蝥、巴豆、砒石、雄花等药物，又能阻止肠道对毒物吸收。

5）应用中和剂：酸性药物中毒用肥皂水、碳酸氢钠等弱碱类溶液中和；碱性药物中毒用鞣酸（亦可用浓茶替代）、醋酸等处理；生物碱类中毒可用碘酊或碘化物，也可服鞣酸或浓茶处理。

6）应用沉淀剂：重金属盐类中毒可用牛奶、蛋清、鞣酸、浓茶、硫酸镁或硫酸钠内服。

7）促进药物的排泄：可通过大量补液，必要时使用利尿剂，促进药物排泄。急性肾衰竭时采用血液净化或腹膜透析治疗，也有助于药物的清除。

二、预防措施

药源性肾损伤预后相对良好。如能及时诊断并正确治疗，多数药源性肾损伤患者肾功可恢复正常，但个别重症患者可出现肾衰竭。用药前就有肾功能不全者以及老年患者常难以恢复，最终发展为终末期肾病。此外，本病的预后与导致本病的药物有关。据报道，卡莫司汀、司莫司汀等抗癌药及某些多肽类抗生素可产生不可逆或进行性肾损伤。因此，预防措施极其重要，具体措施如下：

1. 重视药源性肾损伤，做到早期诊断至关重要。药源性肾损不易被早期发现而造成延误诊治的原因有：①临床医生对药物所致的肾损伤认识不足，常将药源性肾损伤症状误认为其他慢性肾脏病的并发症；②某些药所致的肾病变常缺乏特征性的临床表现；③肾脏有巨大的储备代偿能力；④治疗肾脏疾病的药物本身就有肾毒性风险。因此，应提高对本病的认识，提高警觉，在治疗过程中仔细观察，做到早发现、早停药、早治疗。

2. 避免和纠正各种危险因素。药源性肾损伤主要的危险因素包括老年人、肾功能不全、心力衰竭、糖尿病、过敏以及各种可能引起肾灌注不足（如脱水、休克）的因素等。临床医生应熟悉所用药物的特点，合理用药。一些医生对抗生素，尤其是一些有肾毒性作用的抗生素使用较随意，且常联合用两种以上对肾脏有毒性的药物，可促发药源性肾损伤。临床医生在使用抗生素时尤其应注意：①避免长时间用药，如氨基糖苷类抗

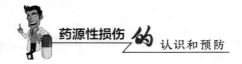

生素连续应用不应超过 10 天；②避免与有肾毒性的药物合用，如氨基糖苷类抗生素不应与第一代头孢类抗生素合用；③避免与强利尿剂合用，防止循环血容量不足，加重抗生素的肾毒性作用。

3. 尽量选用肾毒性小或无肾毒性的药物，避免几种有肾毒性的药物合用或在短时间内相继使用。制订个性化的疾病治疗方案，对高龄有血容量不足或肾脏存在慢性损害等危险因素的患者，更要注意个体化施治。药物使用过程中注意剂量、疗程，应根据患者的肾功能及存在的危险因素确定合适的剂量、给药时间和给药途径。密切观察肾损伤指标和尿量。

4. 做好辅助预防工作。水化和碱化尿液（提高尿液 pH 值至 7.5）可收到较好的效果。充分水化可以预防造影剂、顺铂、MTX、苯溴马隆、磺胺类药物引起的肾损伤，碱化尿液对减轻苯溴马隆、磺胺类药物的肾毒性有益。适当预防性用药，如给予 N-乙酰半胱氨酸有利于预防造影剂肾病，硫代硫酸钠和还原型谷胱甘肽可预防顺铂和造影剂引起的肾损伤，阿米福汀可选择性地保护正常器官免受化疗、放疗的影响，美司钠能够有效减轻异环磷酰胺和环磷酰胺的泌尿系统毒性，降低出血性膀胱炎的发生率。

总之，药源性肾损伤的治疗时机及处理措施对预后有重要影响。一般说来，如能及时及正确治疗，多数药源性肾损伤患者可以转危为安，肾功能可以完全恢复正常。但一些医疗单位在发生了药源性肾损伤后处理不积极，仅将药物停用而没有抓住时机给予必要的促进排泄和保肾药物，或未及时进行血液净化治疗，影响治疗效果。因此应重视及时处理、积极治疗。

附：案例

患者男，36 岁，既往体健。否认高血压和糖尿病等慢性疾病和传染病史，否认食物和药物过敏史。因"头晕，疲倦，尿量减少 1 天"入院。入院前 3 天因感冒发热自服阿司匹林（25 毫克/片），2 片，每日三次，共服用 18 片。入院 1 天前出现头晕、疲倦、尿量减少，每日尿量 300~500 ml，无皮疹、紫癜，无肉眼血尿，无腰背疼痛。

入院查体：血压 132/82 mmHg，急性面容，浅表淋巴结无肿大，皮肤巩膜无黄染，咽部充血，扁桃体不大，双肺呼吸音对称，无干、湿啰音，心率 92 次/分，律齐，各瓣膜区无杂音，腹部无压痛，肠鸣音活跃，肾区轻叩痛，双下肢无水肿。

实验室检查：血常规正常，血生化检查肝功能、血糖、血脂、电解质正常，尿常规：尿蛋白（±），红细胞 12 个/高倍镜视野，血肌酐 169.1 $\mu mol/L$，尿素氮 8.67 mmol/L，肾脏彩超提示双肾体积明显增大，左肾 11.7 cm×5.7 cm，右肾 11.6 cm×5.9 cm，形态饱满，皮质回声增强。传染性疾病（乙肝、丙肝、梅毒、人类免疫缺陷病毒）筛查阴性，血清蛋白电泳和免疫固定电泳正常，抗核抗体、抗非组蛋白抗体、自身抗体谱及抗中性粒细胞胞浆抗体阴性，可排除自身免疫性疾病、结缔组织病引起的继发性肾损伤。

初步诊断：急性肾损伤。入院第 4 天患者血肌酐升至 462 $\mu mol/l$，尿素氮 12.51 mmol/L，患者腰痛明显，肾活检结果显示：光镜可见肾间质大量炎症细胞浸润，间质出现水肿，少量肾小管上皮细胞脱落或坏死；肾小球及肾血管无特殊表现；免疫荧光和电镜无特殊表现。

最终诊断：急性药源性间质性肾炎，急性肾损伤。给予口服泼尼松 20 mg，每日一次，治疗 7 天后，血肌酐 116 μmol/l，尿素氮 6.23 mmol/l，尿量恢复至每日 2000 ml，头晕、疲倦症状消失，生命体征平稳，精神饮食改善，好转出院。连续随访 6 个月，患者尿常规和肾功能均正常。

思考题：诊断为药源性肾损伤的依据是什么？

（谢林伸）

参考资料

1. FRAZIER K S, OBERT L A. Drug－induced glomerulonephritis：the spectre of biotherapeutic and antisense oligonucleotide immune activation in the kidney [J]. Toxicol Pathol, 2018 , 46（8）：904－917.

2. RAGHAVAN R, SHAWAR S. Mechanisms of drug－induced interstitial nephritis [J]. Adv Chronic Kidney Dis, 2017, 24（2）：64－71.

3. MOLEDINA D G, PERAZELLA M A. Drug－induced acute interstitial nephritis [J]. Clin J Am Soc Nephrol, 2017, 12（12）：2046－2049.

4. EDDY A A. Drug － induced tubulointerstitial nephritis：hypersensitivity and necro inflammatory pathways [J]. Pediatr Nephrol，2019. ［Epub ahead of print］

5. IZZEDINE H, PERAZELLA M A. Anticancer Drug－induced acute kidney injury [J]. Kidney Int Rep, 2017, 2（4）：504－514.

6. SURENDRA M, RAJU S, CHANDRAGIRI S, et al. Steroid therapy in drug induced acute interstitial nephritis－retrospective analysis of 83 cases [J]. Saudi J Kidney Dis Transpl, 2019, 30（1）：157－165.

7. QUINTO L R, SUKKAR L, GALLAGHER M. Effectiveness of corticosteroid compared with non－corticosteroid therapy for the treatment of drug－induced acute interstitial nephritis：a systematic review [J]. Intern Med J, 2019, 49（5）：562－569.

8. CHOWDRY A M, AZAD H, MIR I, et al. Drug－induced acute interstitial nephritis：prospective randomized trial comparing oral steroids and high－dose intravenous pulse steroid therapy in guiding the treatment of this condition [J]. Saudi J Kidney Dis Transpl, 2018, 29（3）：598－607.

9. 任春霞，余自成. 药物性急性肾损伤的研究进展 [J]. 中国新药与临床杂志, 2019, 38（5）：257－262.

10. 吴道全. 药物性肾损伤的病理变化研究进展 [J]. 现代预防医学, 2007, 34（20）：3850－3852.

11. 刘小梅. 常用抗生素引起的药物性肾损伤 [J]. 中国社区医师（医学专业）, 2010, 12（23）：5.

12. 孟繁英. 药物性肾损伤的发生机制与防治原则 [J]. 中国社区医师（医学专业）, 2010, 12（23）：3.

13. 周楠. 常用中草药引起的药源性肾损伤 [J]. 中国社区医师（医学专业）, 2010, 12（23）：3－4.

14. 朱方丽. 氟喹诺酮类药物所致急性间质性肾炎临床特点及治疗研究 [J]. 中医临床研究, 2017, 9（20）：65－66.

15. 薛翔，宫丽崑，任进. 药物性肾损伤机制研究进展 [J]. 药学学报, 2010, 45（10）：1199－1204.

16. 李亚丽. 药物性肾损伤的早期发现及干预 [J]. 中国当代医药, 2015, 22（3）：186－187, 190.

17. 吕继湘，马玉杰，黄春明. 头孢拉定致药物性肾炎 1 例 [J]. 药学实践杂志, 1996, 14（3）：180－181.

第九章 药源性生殖系统损伤

生殖系统是繁殖后代相关的各器官的总称。药物性生殖系统损伤已被广泛报道，其中与男性相关的研究较女性多。药物性生殖系统损伤不仅危害患者本人的生殖功能，而且可影响后代的健康。因而，药源性生殖系统损伤正受到越来越广泛的重视。

第一节 解剖生理

生殖系统通过受精、妊娠等生理过程，达到繁衍后代的目的。男女生殖系统不同，但按其所在部位，均可分为内生殖器和外生殖器两部分。

一、男性生殖系统结构与生理

（一）内生殖器

1. 生殖腺：男性的生殖腺为睾丸，其主要功能为产生精子和分泌雄激素。睾丸位于阴囊内，左右各一，呈微扁的椭圆形，表面光滑。睾丸表面有一层坚厚的纤维膜，称为白膜。白膜沿睾丸后缘增厚，凸入睾丸内形成睾丸纵隔。从纵隔发出许多结缔组织小隔，将睾丸实质分成许多睾丸小叶。睾丸小叶内含有盘曲的精曲小管，其间含有间质细胞。精曲小管的上皮能产生精子。间质细胞产生雄激素，与男性第二性征、生理功能等密切相关。

2. 输精管道：包括附睾、输精管、射精管和尿道。

（1）附睾：位于睾丸的后侧面，可分为头、体、尾三部。头部由输出小管组成，输出小管的末端连接一条附睾管。附睾管长 4～5 厘米，构成体部和尾部。睾丸产生的精子无运动及受精能力，进入附睾后，将停留 8～17 天，继续生长成熟，并贮存于附睾内。

（2）输精管：是附睾管的延续，长 40～50 厘米，左右各一，呈圆索状，是输送精子的管道，按行程可分为睾丸部、精索部、腹股沟部和盆部四部分。在接近前列腺的部分膨大形成输精管壶腹，壶腹末端变细，与精囊腺的排泄管合并成射精管。

（3）射精管：长约 2 厘米，穿过前列腺实质，开口于尿道前列腺部。

3. 附属腺：包括精囊、前列腺、尿道球腺。

（1）精囊：又称精囊腺，呈扁椭圆囊状，位于膀胱底之后、输精管壶腹外侧，左右各一，其排泄管与输精管末端合并成射精管。其分泌物是精液的主要成分，为浅黄色黏稠液体，含丰富的果酸，为精子运动提供所需的能量。

（2）前列腺：位于膀胱底和尿生殖膈之间，呈栗子形。前列腺主要由腺泡组织构成，中间有尿道穿行，腺体内有前列腺管通向尿道。前列腺分泌一种含较多酸性磷酸酶和纤维蛋白溶酶的乳状碱性稀薄液体，称为前列腺液。前列腺液也是构成精液的主要成分，具有营养精子和协助精子活动的功能。

（3）尿道球腺：为一对豌豆大的球状腺体，埋藏在尿生殖膈内，其排泄管开口于尿道球部。尿道球腺分泌蛋清样碱性液体，参与组成精液。

（二）外生殖器

1. 阴囊：位于阴茎的后下方，是由皮肤构成的囊，皮下组织有大量平滑肌，中间由阴茎中隔分开，分别容纳两侧的睾丸和附睾。阴囊柔软富有韧性，在受到剧烈运动或外力冲击时，能起到缓冲作用，从而减少睾丸受损伤的机会。因此，阴囊对睾丸起保护作用。此外，睾丸游离于体外，温度低于体温，对精子发育和生存有重要意义。

2. 阴茎：分为阴茎头、阴茎体和阴茎根三部分，是男性的性交器官，担负着性兴奋、性交、排精和排尿等功能。

二、女性生殖系统结构与生理

（一）内生殖器

1. 生殖腺：女性生殖腺是卵巢，具有产生和排出卵细胞、分泌性激素功能。卵巢为一对扁椭圆形腺体，外侧以骨盆漏斗韧带连于骨盆壁，内侧以卵巢固有韧带与子宫连接。青春期前，卵巢表面光滑；青春期开始排卵后，表面逐渐凹凸不平；绝经后卵巢萎缩变小变硬。

2. 输送管道：包括输卵管、子宫与阴道。

（1）输卵管：是一对弯而长的喇叭形肌性管道，长 8～14 厘米，内侧端开口于子宫腔，外侧端游离开口于腹膜腔，从内侧端向外侧端依次分为间质部、峡部、壶腹部和伞部。输卵管的主要功能是捕捉从卵巢排出的卵子，并为卵子与精子相遇，即受精提供场所，受精卵最初几天发育也在此进行。输卵管的蠕动也帮助受精卵运行至子宫腔。

（2）子宫：是胚胎发育的场所。成人的子宫略似倒置的梨形，前后略扁，可分底、体、峡和颈四部分。子宫为一壁厚、腔小的肌性空腔器官，腔内覆盖黏膜称子宫内膜，青春期后受性激素影响发生周期性改变，并产生月经，是孕育胎儿的地方。

（3）阴道：是女性的性交器官，也是月经血排出及胎儿娩出的通道。阴道位于骨盆下部中央，是前后扁的肌性管道，上宽下窄，前壁与膀胱和尿道相邻，后壁与直肠贴近。阴道上端包围宫颈，环绕宫颈周围的部分称阴道穹隆，下端开口于阴道前庭后部。阴道壁由黏膜、肌层和纤维组织膜构成，有很多横纹皱襞，故有较大伸展性。

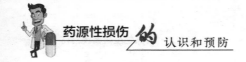

（二）外生殖器

外生殖器又称外阴，包括阴阜、大阴唇、小阴唇、阴蒂、阴道前庭等结构。

1. 阴阜：为位于耻骨联合前的皮肤隆起，皮下有丰富的脂肪组织。性成熟后，其上的皮肤有阴毛，是女性的第二性征之一。

2. 大阴唇：位于阴阜后下方，为一对纵行的皮肤隆起，其前接阴阜、后达会阴，皮下富含脂肪组织和静脉丛等。

3. 小阴唇：位于大阴唇内侧，为一对较薄的纵行皮肤皱襞，前端形成阴蒂包皮和阴蒂系带，后端相互连合形成阴唇系带。小阴唇表面湿润，酷似黏膜，富含神经末梢，是性敏感区。

4. 阴蒂：由两条阴蒂海绵体构成，位于小阴唇前端。阴蒂两脚在前方结合形成阴蒂体，被阴蒂包皮包裹。阴蒂头露于表面，其表层下富含神经末梢，极为敏感。

5. 阴道前庭：是两侧小阴唇之间的裂隙。前部有尿道外口，后部为阴道口，阴道口两侧有前庭大腺导管的开口。

6. 前庭大腺：位于阴道口的两侧，前庭球外侧部的后方，为一对豌豆大小的球状腺体，开口于阴道前庭，分泌物有润滑阴道的作用。

第二节　药源性生殖系统损伤机制

药物可以通过不同机制作用于生殖系统，从而引起生殖系统损伤或疾病。

一、药物可通过改变精神状态、神经传导、生殖系统血流量或性激素水平，导致性功能障碍

（一）内分泌性原因

性欲的产生与性激素水平有关。性激素由内分泌器官或组织分泌，并受下丘脑－垂体－性腺－肾上腺轴调节，因此能直接或间接抑制性相关激素的药物均可能抑制性欲。

（二）血管性原因

性兴奋时生殖系统血管扩张、血供增加。降低外周血压或降低血容量的药物会使动脉血流量降低，从而减少生殖器供血，导致性功能障碍。

（三）神经性原因

接受视觉、嗅觉、听觉、触觉、味觉等感受到的性刺激后，大脑沿脊髓发送神经冲动至生殖器，在此过程中，乙酰胆碱是主要的神经递质。药物如果能够拮抗乙酰胆碱受体，产生抗胆碱能效应，就会引起性功能障碍。

（四）心理性原因

心理因素也可显著影响性功能。当患者有抑郁、焦虑等精神疾病，又正在服用抗抑郁药治疗时，疾病和药物的双重作用会加重性功能障碍。

二、药物可通过多种机制影响生殖功能

受孕的先决条件包括：①正常的精子或卵子；②精子能顺利通过阴道、子宫到达输卵管，在此与卵子结合后，能顺利到达宫腔；③内分泌功能正常，子宫内膜正常，便于受精卵着床。

药物影响其中任一环节，均可能造成生殖障碍。药物可引起性功能障碍，生殖能力下降。此外，药物还可通过影响生殖细胞的发生、成熟和排出，使精子和卵子不能结合和着床，从而影响生殖功能。

三、药物影响生殖细胞质量，进而影响后代健康

具有遗传毒性的药物还能直接作用于生殖细胞，使生殖细胞的遗传物质发生改变，包括基因水平和染色体水平的改变（突变），而这样的改变是可以通过亲代遗传给子代的。发生突变的生殖细胞可导致不孕不育、流产或死胎，还可能导致出生缺陷。因此，生殖细胞遗传物质的改变不仅影响亲代的生殖功能，还会影响后代的健康。

第三节　损伤表现及常见引起生殖系统损伤的药物

药源性生殖系统损伤的表现与其他原因导致的损伤相似，其特点是发生均与服用药物有时间相关性。本节主要从药源性性功能障碍、药源性不孕不育症及药源性出生缺陷三方面进行介绍。

一、药源性性功能障碍

性功能是一个复杂的生理过程。正常性功能的维持依赖于人体多系统的协作，涉及神经系统、心血管系统、内分泌系统和生殖系统的协调一致。除此之外，还须具有良好的精神状态和健康的心理。药物导致上述系统或精神心理方面发生异常变化时，将会影响正常性生活的进行，影响性生活的质量，表现出药源性性功能障碍。

性功能障碍按照性反应周期的三个阶段可以分为：①性欲期障碍，如性欲低下、性欲亢进（性成瘾）、性厌恶；②性兴奋期障碍，如男性出现勃起功能障碍，女性出现性唤起障碍（阴道干燥）、阴道痉挛、性交疼痛；③性高潮期障碍，如男性出现早泄、射精延迟、不射精等，女性出现性高潮障碍。

以下将分性别对药物引起的性功能障碍进行介绍。

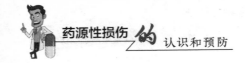

（一）药源性男性性功能障碍

1. 药源性性欲减退。性欲减退（sexual hypoactivity）是以性生活接应能力和初始性行为水平皆降低为特征的一种状态，表现为性欲望、性爱好及有关的性思考或性幻想缺乏，即在一段时间内出现明显对性生活要求减少或缺乏的现象。性欲减退能够出现在任何年纪，并伴一系列继发症状，包括情绪问题，甚至躯体症状（如男性乳房发育、睾丸缩小、肌肉数量减少等）。造成性欲减退的因素很多，包括年龄、营养状况、烟酒嗜好、药物、居住条件、情绪等方面。其中，由于服用药物引起的性欲低下，被称为药源性性欲减退。男性性欲与血清雄激素水平有关。其中，睾酮是主要的男性雄激素，也是使男性产生性欲的主要激素。睾酮由睾丸产生，并受下丘脑－垂体－性腺－肾上腺轴调节，因此能直接或间接抑制睾丸产生睾酮的药物、具有抗雄激素作用的药物及具有镇静副作用的药物均可能会抑制男性性欲。药源性性欲减退会对患者及其伴侣的生活质量产生不良影响。造成药源性男性性欲减退的常见药物见表9-1。

表9-1　造成药源性男性性欲减退的常见药物

药物举例	作用机制
雌激素类药、强促性腺激素释放激素激动剂	抑制垂体分泌促黄体生成素，使睾丸合成睾酮减少
氯贝丁酯、吉非贝齐	降低合成雄激素的前体——胆固醇
酮康唑	抑制肾上腺和睾丸产生睾酮
地高辛、螺内酯、西咪替丁	与雄激素受体竞争性结合，具有抗雄激素作用
甲氧氯普胺、抗精神病药物、西咪替丁	增加血清催乳素水平，抑制睾丸产生雄激素
吩噻嗪类及非典型抗精神病药、大剂量乙醇、苯二氮䓬类药、三环类抗抑郁药	镇静作用

2. 药源性勃起功能障碍。勃起功能障碍（erectile dysfunction，ED）是最常见的一种男性性功能障碍，指阴茎持续不能达到或维持足够的硬度以完成满意的性生活。勃起功能障碍按病因可分为精神心理性勃起功能障碍、器质性勃起功能障碍和混合性勃起功能障碍。男性性欲高涨时，围绕尿道球部的坐骨海绵体肌收缩，压迫阴茎海绵体根部，阻止静脉回流，使动脉流入阴茎海绵体的血量超过静脉流出的血量，海绵体内充血，阴茎勃起。因此，能降低外周血压或降低血容量的药物可能使动脉血流量降低，导致勃起功能障碍。中枢神经系统和周围神经系统也参与阴茎勃起。接受视觉、嗅觉、听觉、触觉、味觉等感受的性刺激后，大脑沿脊髓发送神经冲动至生殖器，使阴茎勃起。在此过程中，乙酰胆碱是主要的神经递质。药物如果能够拮抗乙酰胆碱受体，产生抗胆碱能效应，就会引起勃起功能障碍。药物引起性欲减退后，也可继发勃起功能障碍。造成药源性勃起功能障碍的常见药物见表9-2。

表 9-2 造成药源性勃起功能障碍的常见药物

药物举例	作用机制
抗高血压药、利尿剂、肾上腺素受体拮抗剂	降低外周血压或降低血容量，使动脉血流量降低，阴茎海绵体血流量减少
抗组胺药、抗抑郁药、抗帕金森病药	拮抗乙酰胆碱受体，产生抗胆碱能效应
抗组胺药、抗抑郁药、抗帕金森病药、抗精神病药、大剂量乙醇、安眠药	引起性欲减退后，继发勃起功能障碍

3. 药源性射精障碍。射精障碍是指男性在性高潮时不能正常排出精液的一种病理状态。射精障碍是男性发病率较高的一种性功能障碍疾病，给很多男性的性生活和日常生活带来了严重困扰。正常情况下，男性在性高潮时精液从尿道顺行射精。顺行射精需要喷射（或精液从前列腺、精囊、输精管流动进入近端尿道）、膀胱颈括约肌收缩（防止逆行的精液流入膀胱）、尿道周围骨骼肌收缩，然后推动一次射出的精液离开尿道完成射精。喷射和膀胱颈的关闭都是由肾上腺素调节的，因此阻断以上任何环节，均能导致逆向射精或射精失败。顺行射精（精液从后尿道到离开机体）受副交感神经支配，因此有抗胆碱能作用的药物可能导致射精延迟。此外，刺激中枢 5-HT 受体也会抑制射精。一次正常的射精量为 2~7 ml。精液主要由输精管中包含精子的液体、精囊液中包含果糖的液体和前列腺中的前列腺液组成。其中，后两者占精液体积的近 90%，其产生受雄激素调节。药物亦可通过影响睾酮及精液的合成，减少精液量。药源性射精障碍常表现为：

（1）早泄：患者在阴茎插入阴道后不能控制足够的时间就已射精。目前尚无公认的时间标准定义早泄，但在性交时，阴茎勃起未进入阴道即排精者肯定为早泄；在插入几次甚至刚刚插入后就射精，应该可以确定是早泄。早泄也可能与勃起功能障碍相关。如果早泄影响到将精液射到阴道内，生育也会受到影响。

（2）不射精：阴茎能正常勃起和性交，但是不能射出精液，或是在其他情况下可射出精液，而在阴道内不射精，因此无法达到性高潮和获得性快感。

（3）延迟射精：需要对阴茎进行异常的刺激才能达到高潮和射精，也被认为是一种轻度的性快感缺失，同一个患者可交替出现射精延迟和性快感缺失。

（4）逆行射精：性交时，能达到性高潮，也有射精的感觉，但没有精液自尿道口射出来，此时精液逆向流进膀胱，房事后首次排尿时可见尿液中有精液。

（5）射精痛：疼痛的位置可能在会阴、尿道或尿道口。

（6）射精量减少：禁欲 5~7 天射精量仍少于 2 ml，视为精液减少。精液量减少（精浆不足）不利于精子通过阴道进入子宫和输卵管，影响受精。

造成药源性射精障碍的常见药物见表 9-3。

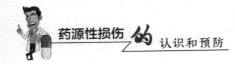

表9-3 造成药源性射精障碍的常见药物

药物举例	作用机制
突触后α肾上腺素能受体拮抗剂（如坦索罗辛）、抗抑郁药物曲唑酮、吩噻嗪类及非典型抗精神病药物	阻断去甲肾上腺素受体，使性交过程中膀胱颈松弛，从而导致逆行射精或延迟射精
胍乙啶	阻断输精管收缩导致射精延迟
吩噻嗪类抗精神病药物、三环类抗抑郁药物、抗胆碱能药物	抗胆碱能副作用可导致加重射精障碍
抗抑郁药物（选择性5-HT再摄取抑制剂）	激动5-HT受体诱发射精失败
非那雄胺	影响睾酮合成，减少射精量
5α-还原酶抑制剂	使前列腺容量减小，导致前列腺产生前列腺液的能力下降，从而减少精液量

4.药源性阴茎异常勃起。正常情况下，男性受性刺激后阴茎勃起，高潮和射精后，阴茎恢复疲软状态。勃起消退是由于静脉流出的血量超过动脉输入的血量。勃起消退是由交感神经支配，去甲肾上腺素会导致小动脉收缩，动脉流入的血量减少，引起阴茎海绵体血管收缩，从而增加了静脉流出的血量，阴茎最终变得疲软。阴茎异常勃起是指在非刺激条件下引起的阴茎持续勃起，或性高潮后也不疲软，这种状态持续时间超过6小时，常伴有疼痛。阴茎疼痛可能是由于阴茎淤血和阴茎海绵体组织缺氧所致。异常勃起可发生于任何年龄段，多发生在睡眠时阴茎勃起，一些发生在性行为时间过长、昆虫叮咬或药物应用之后。阴茎异常勃起可分为高流量阴茎异常勃起（又称非缺血性动脉性异常勃起）和低流量阴茎异常勃起（又称缺血性静脉异常勃起）两类。低流量阴茎异常勃起较常见，常伴有静脉回流减少和静脉血液滞留，引起勃起组织的低氧血症和酸中毒。如果阴茎异常勃起没有自行好转或未予适当治疗，可导致阴茎纤维化，进而会导致阴茎海绵体永久性损伤。凡是能引起阴茎血流量发生异常改变的药物，均可能引起药源性阴茎异常勃起。药物使血液呈高凝状态，会导致阴茎海绵体淤血，引起阴茎异常勃起。造成药源性阴茎异常勃起的常见药物见表9-4。

表9-4 造成药源性阴茎异常勃起的常见药物

药物举例	作用机制
吩噻嗪类及非典型抗精神病药物、抗抑郁药物（三环类、曲唑酮、选择性5-HT再摄取抑制剂、安非他酮）、α肾上腺素受体拮抗剂（如酚妥拉明）	阻断α肾上腺素受体，使小动脉血管舒张，进入阴茎海绵体的血流量增加，从而使阴茎异常勃起
罂粟碱、前列地尔、他达拉非、西地那非、伐地那非	增加阴茎海绵体中的环腺苷酸（cAMP）含量，使窦状小管的血液充盈增加，导致阴茎异常勃起
静脉用脂肪乳剂、肝素、华法林	使血液呈高凝状态，导致阴茎海绵体淤血，引起阴茎异常勃起

（二）药源性女性性功能障碍

女性性功能障碍指女性性反应周期中一个或几个环节发生障碍，或出现与性交有关的疼痛。药物也可以导致女性性功能障碍，主要表现为性欲减退、性唤起困难、阴道润滑度降低、性交时疼痛不适和难以达到性高潮。其中，以性欲减退和性高潮困难较常见。造成药源性女性性功能障碍的常见药物见表9-5。

表9-5 造成药源性女性性功能障碍的常见药物

药物分类	药物举例	药源性女性性功能障碍表现
抗高血压药	利血平和其他萝芙木生物碱	降低性欲
	噻嗪类利尿药	性功能紊乱，阴道润滑度降低
	螺内酯	月经失调，性功能下降
	可乐定	不能达到性高潮
抗抑郁药	舍曲林、阿米替林、多塞平、去甲替林、丙咪嗪	高潮缺乏或延迟，阴道疼痛，性欲下降
抗精神病药	苯酰胺类（如舒必利）	月经失调，泌乳，阴道干涩，性欲冷淡
	吩噻嗪类（如氯丙嗪）	月经不调，闭经，性欲减退
治疗心脏病药物	普萘洛尔	性功能障碍或减退
镇静催眠药物	地西泮、苯巴比妥、奋乃静	性欲减退，月经不调，排卵障碍
避孕药	—	性欲减退
麻醉药物	大麻、海洛因	阴道润滑度降低
激素类药物	可的松、泼尼松	月经障碍

二、药源性不孕不育症

不孕症和不育症统称为不孕不育症，指育龄夫妇正常同房超过1年，且没有采用人工手段避孕，却未能成功受孕或维持妊娠的情况。一般情况下，如果是女方的问题而没能怀孕就被称为不孕症；虽然女方受孕了，但最后流产而没有成功诞下婴儿，就被称为不育症。如果是男方原因不能使女方怀孕，那么就叫作男性不育症。

（一）药源性男性不育症

临床上把男性不育症分为性功能障碍和性功能正常两类。药物引起男性性功能障碍后，间接引起男性不育症，相关药物见表9-1至表9-4。有些药物可以直接影响精子的生成与成熟，而引起性功能正常性不育症，见表9-6。性功能正常的男性不育症依据精液分析结果可进一步分为无精子症、少精子症、弱精子症、精子无力症和精子数正常性不育。其中抗肿瘤药物是导致男性不育最常见的药物之一，通常从化疗8~12周开始发病。其发病率和持续时间在反复使用大剂量烷化剂的患者中更高，可高达100%。

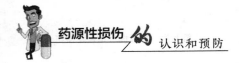

化疗后生育功能能否恢复依赖于剩余有功能的精原细胞数量，末次化疗后，生育功能缓慢恢复，有时需数年时间。

表 9-6　造成药源性男性不育症的常见药物

药物举例	作用机制
抗肿瘤药（顺铂、烷化剂）	损害睾丸生精上皮，影响精子产生
雌激素、强促性腺激素释放激素激动剂、酮康唑、螺内酯、西咪替丁	降低血清睾酮浓度或阻断睾酮与其受体结合，从而干扰精原细胞的成熟
蛋白同化激素	抑制促卵泡激素和黄体生成素，影响精子的产生和成熟
柳氮磺砒啶、呋喃妥因	抑制精子成熟和蛋白合成，影响精子运动能力

（二）药源性女性不孕症

女性不孕症主要以排卵障碍、输卵管病变、子宫内膜容受性异常为主。慢性排卵障碍是很多内分泌疾病的共同表现，占 20%～25%，临床表现主要为月经不规则甚至闭经，周期短于 26 天或长于 32 天提示有排卵异常。患者常有多毛症、男性化、溢乳及雌激素过少等内分泌病紊乱的病史。正常的排卵需要完整的下丘脑-垂体-卵巢性腺轴的正常功能，某些药物可使其中任何一个环节失调或对卵母细胞有直接毒性作用，从而造成暂时或长期的卵巢功能障碍，导致排卵异常，见表 9-7。抗肿瘤药物也是导致女性不孕最常见的药物之一。卵巢的损害程度除了与药物种类、剂量有关外，还与年龄有关。化疗后部分患者可恢复月经规律、正常生育，但卵巢功能受到的影响依然存在，日后可能发生卵巢早衰。

表 9-7　造成药源性女性不孕症的常见药物

药物举例	作用机制
抗肿瘤药物	对卵母细胞具有直接毒性作用，引起卵巢原始卵泡数目减少甚至消失，卵巢组织纤维化
雄激素和同化激素（丙酸睾酮）	抑制卵巢功能，抑制排卵，使月经推迟
雌激素和孕激素（己烯雌酚）、抗肿瘤药物、抗精神病药物	抑制垂体促性腺激素的分泌，导致排卵障碍
抗癫痫药物（苯妥英、卡马西平）	使血清性激素结合球蛋白水平升高，雌激素活性降低，而致月经失调
非甾体抗炎药（吲哚美辛、双氯芬酸钠、萘普生）	阻止卵泡破裂，抑制排卵

三、药源性出生缺陷

出生缺陷是指婴儿出生前已经具有的身体结构、功能或代谢等异常。出生缺陷可由染色体畸变、基因突变等遗传因素或环境因素引起，也可由这两种因素交互作用或其他不明原因所致，通常包括先天畸形、染色体异常、遗传代谢性疾病、功能异常。药物可以改变生殖细胞的遗传物质，并使之遗传给后代，使后代具有出生缺陷。常见的具有遗传毒性的药物有抗肿瘤药物（氮芥、环磷酰胺、丝裂霉素 C、塞替派）、抗癫痫药物（苯妥英钠）、治疗血吸虫病药物（呋喃丙胺）、治疗阴道滴虫药物（甲硝唑）、治疗糖尿病药物（氯磺丙脲）。

生殖细胞基因突变引发的后果比较复杂多样，本部分仅以生殖细胞发生染色体畸变为例介绍药物引起的生殖细胞损伤对后代的影响。染色体畸变包括染色体数目和结构的变化。正常人的体细胞有 46 条染色体，含两个染色体组，称为二倍体（2n）。生殖细胞具有 23 条染色体为一个染色体组，称为单倍体（n）。染色体数目畸变可分为整倍性和非整倍性。部分染色体畸变的生殖细胞可以生成精子或卵子，受精后可发育存活。

（一）特纳综合征（先天性卵巢发育不全综合征）

特纳综合征（核型为 45，X），是人类出生后唯一能够生存的单体性染色体数目畸变类型。遗传毒性物质（包括药物）可能使男性的精母细胞性染色体不分离导致其精子中仅含有 22 条常染色体，而无性染色体。这样的精子与女性正常的卵子结合后，后代仅有单一来自母亲的 X 染色体。临床特点为身矮（一般低于 150cm）、生殖器与第二性征不发育（子宫小或缺如、乳房及乳头均不发育），以及一组躯体的发育异常（多痣、眼睑下垂、耳大位低、腭弓高、后发际低、颈短而宽、有颈蹼、胸廓桶状或盾形、乳头间距大、肘外翻、第 4 或 5 掌骨或跖骨短、掌纹通关手、下肢淋巴水肿、肾发育畸形、主动脉弓狭窄等），智力发育程度不一。寿命与正常人相同。

（二）克氏综合征（先天性曲细精管发育不全综合征）

克氏综合征（核型为 47，XXY）比正常男性多了 1 条 X 染色体，属性染色体畸变。遗传毒性物质（包括药物）可能使生殖细胞减数分裂时性染色体不分离，形成含有 2 个 X 染色体的卵子或含有 XY 染色体的精子，它们与正常的精子或卵子结合，产生的后代即为克氏综合征。患者在儿童期无异常，常于青春期或成年期时方出现异常。患者体型较高，下肢细长，皮肤细嫩，声音尖细，无胡须，体毛少等。约半数患者两侧乳房肥大。外生殖器常呈正常男性样，但阴茎较正常男性短小，多小于3厘米，两侧睾丸显著缩小，质地坚硬，性功能较差，精液中无精子，患者常因不育或性功能低下求治。智力发育正常或略低。

（三）唐氏综合征（先天愚型）

唐氏综合征（核型为 47，XX 或 XY，21），其 21 号染色体比正常人多一个，属三体性染色体数目畸变类型，故又称 21 三体综合征。包括药物在内的遗传毒性物质可能使生殖细胞减数分裂时 21 号染色体不分离，多了一条 21 号染色体的生殖细胞与正常的精子或卵子结合，产生的后代即为唐氏综合征。患者面容特殊，两外眼角上翘，鼻梁扁平，舌头常往外伸出，表现为肌无力及通贯手。患者绝大多数为严重智能障碍并伴有多种脏器的异常，如先天性心脏病、白血病、消化道畸形等。

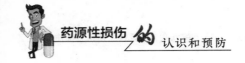

（四）猫叫综合征

猫叫综合征（核型为 46，XX 或 XY，5p—），故名 5p—综合征，患者第 5 号染色体短臂远端部分缺失，为最常见的染色体结构畸变类型。因患儿的喉部发育不良或未分化，婴儿时有猫叫样，故名猫叫综合征。此外，其他临床表现包括特殊面容（头小，圆月脸，不对称，呈惊恐状；眼距增宽，内眦赘皮，眼角下斜，斜视，白内障，视神经萎缩；鼻梁宽，小下颌，偶见唇腭裂，错咬合，耳位低，发育不良，颈短）、发育迟缓、智力低下、成人期后多动及破坏性行为，可伴有多种脏器异常（先天性心脏病、掌骨短、并指、通贯掌纹、髋关节脱位、半椎体、脊柱侧凸、肾脾缺如、尿道下裂、隐睾、腹股沟疝等）。

第四节　预防

药源性生殖系统损伤的预防应首先将相关的危险因素最小化。相关危险因素包括年龄>40 岁、吸烟、过量饮酒、肥胖、心理因素等。此外，还与一些疾病有关，包括心血管疾病（如冠状动脉疾病、高血压、周围血管疾病）、神经系统疾病（如慢性酒精中毒、神经损伤、帕金森综合征）、内分泌系统疾病（如糖尿病、甲状腺功能亢进症、甲状腺功能减退症、高泌乳素症）、癌症等。

其次，应尽量避免使用已知的会诱发生殖系统损伤的药物。如必须使用，应尽量短时间、最低有效剂量使用。对于半衰期较短或有镇静副作用的药物，还可改变用药时间，使性生活时间与血浆药物峰值时间错开。如果可能，应尽量选择低风险药物，不同抗肿瘤药物致不孕不育症的风险见表 9—8。要预防药物对生殖功能以及后代的影响，还应注意在备孕期，即孕前 3～6 个月，夫妻双方就需开始避免使用可能会影响生殖细胞数量或质量的药物。如果正在用药，需在医生指导下停药或换药 3～6 个月后再怀孕。

此外，选择健康的生活方式，如戒烟，避免过量饮酒，定期运动以保持理想体重、舒缓压力，定期体检等。

如果生殖系统损伤已发生，应立即停用可疑药物，若病情不允许停药，可考虑减少药物剂量，必要时治疗。

表 9—8　抗肿瘤药物引起不孕不育症的风险分类

风险分类	药物举例
高风险	烷化剂（如环磷酰胺、白消安、苯丁酸氮芥、丙卡巴肼、异环磷酰胺、美法仑）
中风险	铂类药物（顺铂、卡铂）、蒽环类抗生素（多柔比星、表柔比星）、紫杉烷类药物（多西他赛、紫杉醇）

续表

风险分类	药物举例
低风险	植物长春碱类药物（长春新碱、长春碱）、蒽环类抗生素（博来霉素）、抗代谢药物（甲氨蝶呤、氟尿嘧啶、巯嘌呤）

附：案例

患者男，30 岁，已婚。因被诊断为精神分裂症定期至某医院门诊治疗已有 2 年余。患者因出现性功能障碍，影响了夫妻生活。患者及其母亲于 2014 年 4 月 5 日至医院门诊用药咨询中心寻求帮助。经与患者母亲交谈，得知患者已坚持服用利培酮 4 毫克/晚、氨磺必利 300 毫克/早和苯海索 4 毫克/早、晚各一次，持续 2 年多。在上述药物治疗方案下其精神疾病症状控制得较好，能正常工作。进一步询问得知该患者既往体健，无其他躯体疾病，除服用上述抗精神病药外，未服用其他药物。因出现了明显的性功能障碍，患者于 2014 年 2 月初就诊并明确诊断，同时检测出血清催乳素水平较高，为 145 ng/ml（男性正常值为 2.64～13.13 ng/ml），医师给予溴隐亭及十一酸睾酮软胶囊对症治疗，服药 1 个多月后复查其血清催乳素下降一半，为 72 ng/ml。

利培酮是精神科临床常用的非典型抗精神病药，用于治疗急性精神分裂症和慢性精神分裂症。特别是对具有明显症状及其伴发的情感障碍（如焦虑、抑郁等）有较好的疗效。氨磺必利是苯丙酰胺类抗精神病药，用于治疗以阳性症状（如谵妄、幻觉、认知障碍）和（或）阴性症状（如反应迟缓、情感淡漠、社会能力退缩）为主的急性精神分裂症或慢性精神分裂症。利培酮和氨磺必利均可导致血中催乳素水平升高，引起女性乳溢、闭经和性欲减退，男性乳腺发育、乳房肿胀、性欲低下和勃起困难等性功能障碍。有报道，利培酮日均剂量 3 mg 所致高催乳素血症的发生率高达 89%。其发生与药物使用有时间相关性。

建议针对类似精神病患者用药时，应根据患者病情及既往用药反应情况，为患者选用具有良好疗效且安全性高的药物，如对性功能影响风险低的抗精神病药物（如阿立哌唑、齐拉西酮、喹硫平）单药治疗。如需药物联合治疗，则应尽量避免同时选择可引起血中催乳素水平升高的药物。

（王津涛）

参考资料

1. SPEARS N, LOPES F, STEFANSDOTTIR A, et al. Ovarian damage from chemotherapy and current approaches to its protection [J]. Hum Reprod Update, 2019, 25 (6): 673-693.

2. BLUMENFELD Z. Chemotherapy and fertility [J]. Best Pract Res Clin Obstet Gynaecol, 2012, 26 (3): 379-390.

3. SEMET M, PACI M, SA AS-MAGNAN J, et al. The impact of drugs on male fertility: a review [J]. Andrology, 2017, 5 (4): 640-663.

4. HASHIMOTO H, MIYACHI H, KATAOKA K, et al. Case of fertility treatment-induced Stevens-Johnson syndrome with a severe ocular complication [J]. J Dermatol, 2019, 46 (11): 1042-1045.

5. NGUYEN QN, ZERAFA N, LIEW SH, et al. Cisplatin-and cyclophosphamide-induced primordial

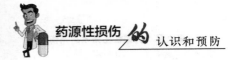
follicle depletion is caused by direct damage to oocytes [J]. Mol Hum Reprod, 2019, 25 (8): 433-444.

6. SMITS R M, MACKENZIE-PROCTOR R, YAZDANI A, et al. Antioxidants for male subfertility [J]. Cochrane Database Syst Rev, 2019, 3: CD007411.

7. 熊雪婷, 金立军. 高血压及降压药物与女性性功能关系的研究进展 [J]. 中华高血压杂志, 2019, 27 (4): 323-326.

8. 叶增杰, 梁木子. 抗精神病药物与性功能障碍关系研究进展 [J]. 中国全科医学, 2019, 22 (15): 1884-1888.

9. 王韵, 方贻儒. 抗精神病药物引起性功能障碍的研究进展 [J]. 精神医学杂志, 2017, 30 (5): 391-393.

10. 林国华, 江回春. 抗抑郁药物致性功能障碍的临床研究进展 [J]. 医学综述, 2016, 22 (13): 2612-2615.

11. 李昌成. 心血管病药物与男性性功能障碍 [J]. 空军总医院学报, 2010, 26 (4): 214-216.

12. 李东宝, 华琦. 治疗心血管病常用药物与性功能障碍 [J]. 药物不良反应杂志, 2006, 8 (3): 188-191.

13. 顾维良. 可导致性功能障碍的药物 [J]. 药物流行病学杂志, 199, 3 (1): 52-53.

14. 尚文森, 宗燕军. 药物相关的性功能障碍 [J]. 性学, 1997, 6 (4): 17-20.

15. 张九方. 药物性性功能障碍的探讨 [C]. 江苏省性学会第四次学术会议, 2002 年 5 月 1 日.

16. 沈启芳, 张忠恕, 方可娟, 等. 药物及化学物与出生缺陷的病例对照研究 [J]. 生殖与避孕, 1993, 13 (1): 49-55.

17. 孙宝利, 代爱琴. 医用药物与胎儿出生缺陷 [J]. 滨州医学院学报, 1988, 1 (2): 86-89.

18. 武玉玲. 药物致出生缺陷及其作用机理 [J]. 山东医药, 1989, 29 (8): 47-48.

19. 胡应伦. 药物不良反应在性功能方面的表现 [C]. 2011 年全国医院药学 (药物安全性) 学术会议 (中国银川), 2011 年 8 月 1 日.

20. 梁海霞, 刘珊珊, 李芳. 利培酮合并氨磺必利致性功能障碍 1 例 [J]. 中国医院用药评价与分析, 2016, 16 (2): 283.

第十章　药源性内分泌系统损伤

人体内分泌系统属于机体体液调节系统，该系统通过释放激素参与调控重要的生理功能，包括调控生殖功能、生长发育，调节物质代谢和维持人体内环境相对稳定。外源性化学物质可通过干扰人体内保持自身平衡和调节发育所需的天然激素的合成、分泌、运输、结合、反应和代谢等过程，对生物或人体的生殖、神经和免疫系统等的功能产生影响，这类物质被称为环境内分泌干扰物（environmental endocrine disruptors，EEDs）。很多药物具有内分泌干扰作用，随着药物的临床应用范围不断扩大，药物引起内分泌系统损伤的报道也日益增多，已逐渐被人们重视。

第一节　内分泌系统解剖生理

一、内分泌系统的构成

内分泌系统由两部分组成：一部分是内分泌器官或内分泌腺，是形态结构上独立存在的肉眼可见的器官，如垂体、甲状腺、甲状旁腺、肾上腺松果体、胸腺等；另一部分为具有内分泌功能的细胞或内分泌组织，是分布于其他器官的内分泌细胞（如脑可以分泌内啡肽、胃泌素、释放因子等，心脏可以分泌心钠素，肝脏可以分泌血管紧张素原、胰岛素样生长因子等，肾脏可以分泌肾素、前列腺素、促红素等）或细胞团（如胰腺中的胰岛、睾丸内的间质细胞、卵巢内的卵泡细胞和黄体细胞）。

二、激素

高度分化的内分泌细胞合成的化学信息物质被称为激素，它是高效生物活性物质，在体内作为信使传递信息，对机体生理过程起调节作用。有些激素由某一组织或器官特异性合成，但也有些激素可以在不同组织或器官合成，如下丘脑、胰岛、胃、肠等均可合成生长抑素，神经系统、内皮细胞、血小板等均可合成多肽性生长因子。

（一）激素的传递方式

大多数激素分泌后直接进入血液，随血液循环到达一定的组织细胞才发挥作用，这种方式叫远距分泌。有些激素分泌出来以后通过细胞间隙液就近扩散，作用于邻近细

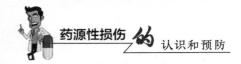

胞，叫旁分泌。局部扩散又返回作用于自身的方式叫自分泌。还有一些神经激素是由神经细胞（如下丘脑）分泌的，沿轴突借轴浆流动而到达靶细胞，这种方式叫神经分泌。

（二）激素的作用机制

每种激素作用于一定器官或器官内的某类细胞，称为激素的靶器官或靶细胞。激素对于靶细胞作用的实质就是通过与相应受体结合，启动靶细胞内的信号转导程序，最终改变细胞的活动状态，引起该细胞固有的生物效应。激素的作用机制主要有两类：

1. 经膜受体介导实现调节作用。激素作为第一信使，不进入细胞，而是先与靶细胞膜上的特异受体结合，激活细胞内腺苷酸环化酶、酪氨酸激酶、鸟苷酸环化酶等，在 Mg^{2+} 存在的条件下，催化 ATP 转化成环磷酸腺苷（cAMP）。cAMP 作为第二信使，促进级联反应的发生，使胞质中无活性的蛋白激酶等功能蛋白质逐渐活化，通过细胞内不同的信号传递途径产生调节效应，最终引起细胞的生物效应。

2. 经胞内受体（核受体）介导实现调节作用。即使受体位于胞质内，最终也将转入核内发挥作用，因此将位于胞质或胞核中内的受体称为核受体。核受体是一个超级家族，包括固醇类激素受体、甲状腺激素受体、维生素 D_3 受体、维 A 酸受体等。

（三）激素分泌的调控

激素的分泌活动受到严格调控，可因机体的需要适时、适量分泌，及时启动和终止。激素的分泌除了具有一些基础的分泌规律（如基础分泌、昼夜节律、脉冲式分泌等）外，还受神经和体液调节。

1. 生物节律性分泌。激素分泌的节律性受机体生物钟的控制，取决于自身生物节律。如褪黑素、皮质醇表现为昼夜节律性分泌，女性生殖周期中性激素呈月周期分泌，甲状腺激素则存在季节性周期波动等。下丘脑视交叉上核可能是机体生物钟的关键部位。

2. 体液调节。

（1）轴系反馈调节：除了受海马、大脑皮质等高级中枢的调控，下丘脑－垂体－靶腺轴是控制激素分泌稳态的调节环路系统。因此，激素之间是相互影响的，并表现出不同的等级。一般而言，高位激素对下位内分泌细胞活动具有促进性调节作用，而下位激素对高位内分泌细胞活动多表现负反馈调节作用。在此调节轴系中，还存在长反馈、短反馈及超短反馈等闭合的自动控制环路，通过这种闭合式自动控制环路，机体能维持血液中各激素水平的相对稳定。按照外周靶腺，调节轴系可分为：①下丘脑－垂体－肾上腺皮质轴，该调控路径涉及的激素包括下丘脑分泌的促肾上腺皮质激素释放激素（corticotropin releasing hormone，CRH）、腺垂体分泌的 ACTH 与肾上腺皮质分泌的皮质醇；②下丘脑－垂体－甲状腺轴，该调控路径涉及的激素包括下丘脑分泌的促甲状腺激素释放激素（thyrotropin－releasing hormone，TRH）、腺垂体分泌的促甲状腺激素（thyroid stimulating hormone，TSH）与甲状腺分泌的甲状腺激素（thyroid hormone，TH）；③下丘脑－垂体－性腺轴，该调控路径涉及的激素包括下丘脑分泌的促性腺激素释放激素（gonadotropin releasing hormone，GnRH）、腺垂体分泌的卵泡刺激素（follicle stimulating hormone，FSH）、黄体生成素（luteinizing hormone，LH）与性腺分泌的性激素。调节路径中任何环节发生障碍，都将破坏这一轴系所有激素的分泌水平，从而使机体出现功能障碍。

（2）体液代谢物调节：很多激素参与体内物质代谢的调节，而物质代谢引起的血液中某些物质的变化又反过来调节相应激素的分泌水平，形成直接的反馈调节。如餐后血中葡萄糖水平升高时可直接刺激胰岛 B 细胞，增加胰岛素的分泌，使血糖降低；而血糖降低则反过来使胰岛素分泌减少，从而维持血糖水平的稳态。

3. 神经调节。神经系统（交感神经和副交感神经）对激素分泌的调节，对于机体具有重要意义。应激状态下，交感神经系统活动增强，引起肾上腺髓质分泌的儿茶酚胺类激素增加，从而配合交感神经系统广泛动员整体功能，释放能量增加，以适应机体活动需求。而在夜间睡眠期间，迷走神经又可促进胰岛 B 细胞分泌胰岛素，有助于机体积蓄能量，休养生息。交感神经和副交感神经在大脑皮质及下丘脑的支配下，既拮抗又协调地调节器官的生理活动。

（四）激素作用的终止

只有激素产生的调节效应能够及时终止，才能保证靶细胞不断地接受新信息，适时产生精确的调节效能。激素作用的终止是许多环节综合作用的结果：①完善的激素分泌调节系统使内分泌细胞能适时终止分泌激素，如下丘脑－垂体－靶腺轴系；②激素与受体分离，使下游的一系列信号转导过程及时终止；③通过控制细胞内某些酶活性的增强等，调节某些活性物质水平，如磷酸二酯分解 cAMP，生成无活性产物，终止细胞内信号转接；④激素被靶细胞内吞处理，如发生内化，并经溶酶体灭活等；⑤激素在肝、肾等脏器和血液循环中被降解，通过氧化还原、脱氨基、脱羟基等方式被清除，也可通过甲基化或其他方式被灭活，如雌激素、甲状腺激素等。

第二节　药源性内分泌系统损伤的机制

治疗内分泌系统疾病的药物可对内分泌系统起直接作用，用于治疗其他疾病的药物也可能通过各种机制干扰内分泌系统功能。这些药物主要可分为激素类药物和非激素类药物，其造成内分泌系统损伤的原因各不相同。

一、激素类药物

内分泌腺或内分泌组织本身的分泌功能异常和（或）结构异常时可发生内分泌疾病。如果内分泌腺或组织功能减退，其分泌的激素不能满足机体需要，这时可能需要补充外源性的激素。激素类药物就是以人体或动物激素（包括与激素结构、作用原理相同的有机物）为有效成分的药物，包括糖皮质激素、肾上腺皮质激素、去甲肾上腺激素、孕激素、雌激素、雄激素等。一般没有特别指定时，激素类药物是肾上腺糖皮质激素类

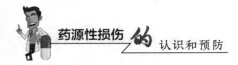

药物的简称。

激素类药物造成内分泌系统的损伤程度取决于药物使用的剂量和疗程长短。一方面，外源性激素类药物的用量过大或超量使用，可以使血液循环中该激素水平超出生理浓度，从而增强该激素调节的生物学效应。例如，应用胰岛素降低血糖浓度时，如果用量过大，可能会导致低血糖。另一方面，由于下丘脑－垂体－靶腺轴的存在，长期使用外源性激素类药物，血液循环中该激素水平升高，会负反馈抑制下丘脑和垂体功能，进一步抑制靶腺的分泌功能。在该轴整体功能被抑制的前体下，患者如果无故停药或快速停药时，被抑制的内分泌腺无法分泌出足够的激素以满足机体需要，将引起一系列生物学效应。例如长期使用外源性糖皮质激素的患者突然停药后，皮质醇合成、分泌、释放将减少。

二、非激素类药物

这类药物可以通过干扰激素的合成、分泌、运输、结合、反应和代谢等过程中的一个或多个环节，也可能通过对内分泌细胞产生直接毒性作用，造成药源性内分泌系统损伤。

第三节　损伤表现及常见引起内分泌系统损伤的药物

药源性内分泌系统损伤的表现与其他原因导致的损伤相似，损伤表现与服用药物有相关性。

一、药源性甲状腺疾病

甲状腺是成年人最大的内分泌腺，分泌甲状腺激素促进机体新陈代谢，维持机体的正常生长发育，对于骨骼和神经系统的发育均有重要意义。药物可通过干扰甲状腺激素合成、分泌、代谢、下丘脑－垂体－甲状腺轴或甲状腺免疫等多个环节，引发甲状腺疾病，如甲状腺功能亢进（甲亢）、甲状腺功能减退（甲减）、甲状腺肿以及亚临床甲状腺疾病等。药物可引发甲状腺结构和功能的改变，其中以功能性疾病较多，即药源性甲状腺功能亢进和甲状腺功能减退。

（一）药源性甲状腺疾病的主要表现

1. 药源性甲状腺功能亢进：临床表现与一般甲亢相似，由于甲状腺合成、释放过多的甲状腺激素，造成机体代谢亢进和交感神经兴奋，引起心悸、出汗、进食和便次增多和体重减少。多数患者还常常同时有突眼、眼睑水肿、视力减退等症状。实验室检查TH水平升高，TSH下降。

2. 药源性甲状腺功能减退：由于药物导致甲状腺激素合成及分泌减少或其生理效

156

应不足，而引起一系列机体代谢降低的症状，包括外貌变化（如面色苍白，眼睑和颊部虚肿，表情淡漠，全身皮肤干燥、增厚、粗糙多脱屑，非凹陷性水肿，毛发脱落，手脚掌呈萎黄色，体重增加）、神经精神系统症状（记忆力减退、智力低下、嗜睡、反应迟钝、多虑、头晕、头痛、耳鸣、耳聋、眼球震颤、共济失调、腱反射迟钝，跟腱反射松弛期时间延长，重者可出现痴呆、木僵，甚至昏睡）、心血管系统症状（如心动过缓、心排血量减少、血压降低、心音低钝、心脏扩大，可并发冠心病）、消化系统症状（如厌食、腹胀、便秘）、运动系统症状（如肌肉软弱无力、疼痛、强直）、生殖系统症状（如女性月经过多、久病闭经、不孕，男性性功能障碍）。实验室检查血清 TSH 升高，血清游离甲状腺素（FT4）下降或正常。

3. 甲状腺肿：药源性甲状腺肿是一个慢性发展过程。在病变早期，甲状腺发生弥漫性轻度或中度肿大；分布在甲状腺上的血管增多；甲状腺的腺泡细胞发生肥大，并呈柱状；甲状腺的上皮细胞不但增生，并向腔内突出，形成乳头状突起或者形成新的甲状腺腺泡；新形成的甲状腺腺泡内胶质减少，甲状腺激素含量很低，以后因甲状腺组织不规则增生或者再生，逐渐出现甲状腺结节。随着疾病的发展，甲状腺腺泡内积聚了大量的胶质，形成巨大的甲状腺腺泡，把甲状腺的上皮细胞压成扁平，甲状腺腺泡中的结缔组织和血管则减少。随着病情的进一步推进，部分甲状腺腺泡发生坏死、出血、囊样变性、纤维化或钙化。甲状腺显著增大，有大小不等、质地不一的结节。临床上出现甲状腺肿大，但甲状腺功能正常，基础代谢率正常或有少数偏低。

（二）引起药源性甲状腺疾病的常见药物

1. 干扰素：是一类糖蛋白，具有生物活性，具有抗病毒、抑制细胞增殖、调节免疫及抗肿瘤作用，因此临床主要用于治疗各种病毒感染性疾病（如急、慢性丙型病毒性肝炎，慢性活动性乙型肝炎）、恶性肿瘤（如晚期毛细胞白血病、肾癌、黑色素瘤、Kaposi 肉瘤、慢性粒细胞性白血病和中低度恶性非霍奇金淋巴瘤、骨肉瘤、乳腺癌、多发性骨髓瘤、头颈部癌和膀胱癌等）和血液病等。干扰素可通过不同的机制引起药源性甲状腺疾病。一方面，干扰素具有免疫调节作用，故可诱发机体产生甲状腺自身抗体，而引起自身免疫性甲状腺疾病（Graves 病、桥本甲状腺炎）；另一方面，干扰素对甲状腺细胞的直接毒性作用可导致非自身免疫性甲状腺炎。对甲状腺功能的影响，既可表现为甲减亦可表现为甲亢，但甲减比甲亢更多见，特别在自身抗体阳性病例中易发生甲减。干扰素诱发甲状腺疾病的发生，与性别、慢性病毒性肝炎的类型及干扰素使用疗程长短有关。

2. 补碘剂：碘是合成甲状腺素的主要原料，维持甲状腺的正常功能需要碘。但碘摄入过量，会抑制过氧化物酶的活性，从而抑制甲状腺素的合成与分泌，引起甲减症状。流行病学结果显示，在碘缺乏地区补充碘剂后，原本处于亚临床甲亢状态的患者可表现为临床甲亢。

3. 含碘药物：有些其他用途的药物也可能含有碘，如胺碘酮、碘塞罗宁钠、复方碘溶液、碘化钠、碘化钾、碘喉片。如胺碘酮是治疗心律失常的常用药物，其本身是一种苯丙呋喃衍生物，每个分子含两个碘原子（含碘量约 37%），治疗心律失常的剂量为

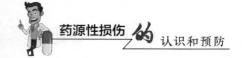

200 mg/d，该治疗剂量远远超过碘的日推荐剂量。胺碘酮可通过多种机制引起药源性甲状腺疾病，包括：①与补碘剂相同，可增加机体碘摄入量，导致甲减或使潜在甲状腺功能异常者出现甲亢；②影响甲状腺素代谢，抑制其脱碘，使甲状腺素不能转化为三碘甲状腺原氨酸（T3），T4 水平由此升高；③减少 T3 与核受体结合，引起 TSH 升高，导致甲减；④对甲状腺细胞产生直接毒性作用可导致非自身免疫性甲状腺炎。有报道称，胺碘酮诱发甲状腺功能异常的发生率达 20%。

4. 甲状腺激素类药物：临床上在应用左甲状腺素钠、甲状腺片等治疗甲减的过程中，如果临床用量过大，摄入过多甲状腺激素就会造成甲状腺发生高功能状态，引起以甲状腺肿大、基础代谢率增加、自主神经系统失常为特点的药源性甲亢。左甲状腺素钠、甲状腺片等联用苯妥英钠、利福平、卡马西平、灰黄霉素时，可增加三碘甲状腺原氨酸（T3）与甲状腺素（T4）的代谢，引起原有甲状腺功能减退的患者发生药源性甲状腺功能亢进。

5. 其他激素类药物：糖皮质激素，如氢化可的松、泼尼松、地塞米松等，可通过降低腺垂体对 TRH 的反应、抑制 TSH 的水平、抑制 T4 向 T3 转化、降低甲状腺素结合球蛋白水平、增强肾脏对碘的清除率等，进而影响甲状腺功能。此外，糖皮质激素还可通过影响免疫系统，造成自身免疫性甲状腺炎和甲状腺结节。雌激素具有刺激聚碘的作用，还可增强腺垂体对 TRH 的反应，使 TSH 分泌增加，并可通过 cAMP 途径促进钠-碘转运体的表达，进而使 TH 分泌增加。生长抑素及其类似物，如奥曲肽、兰瑞肽，既可抑制下丘脑 TRH 释放，也可直接影响垂体的促甲状腺细胞，抑制 TSH 的分泌，导致血浆 TSH 和 T4 水平下降，但其作用通常是暂时的，长期治疗并不引起甲状腺功能减退。

6. 抗甲状腺药物：甲巯咪唑和丙硫氧嘧啶通过抑制甲状腺过氧化物酶活性，减少甲状腺激素的合成，导致血清 T4 和 T3 水平下降，血清 TSH 水平升高。甲状腺功能亢进患者使用甲巯咪唑和丙硫氧嘧啶，可使甲状腺功能亢进得到纠正，但用药量过大或正常人使用可导致甲减，通常停药后甲减消失，不会产生永久性甲减，不需要补充甲状腺素治疗。

7. 抗肿瘤药物：索拉非尼、舒尼替尼、阿西替尼、伊马替尼、尼罗替尼和达沙替尼等酪氨酸激酶抑制剂，用于多种肿瘤的靶向治疗。这类药物可引起甲状腺功能异常，甚至引发药源性甲状腺疾病，表现为新发甲状腺功能减退、原甲状腺功能减退症状加重、一过性甲状腺毒症和持续性甲状腺功能亢进症。此外，某些抗癌药物，如氟尿嘧啶、L-天冬酰胺酶，可影响血中甲状腺素结合球蛋白的浓度，导致甲状腺功能减退。

8. 锂盐：锂盐用于治疗躁狂症。锂盐可影响下丘脑-垂体-甲状腺轴的功能，对甲状腺有直接抑制作用，引起甲状腺肿（发生率 5%~15%）和甲状腺功能减退（发生率约 37%）。有文献显示，锂盐也可导致甲亢，但较为少见。锂盐所致的甲状腺肿通常质地光滑，没有触痛，可以在锂盐开始治疗后几周内发生，也可在数月或数年后发生。

9. 其他：抗结核药物利福平可增加肝脏对 TH 的代谢及胆汁排放，而使血浆 TH 水平降低，停药后甲状腺功能恢复正常。多巴胺及其受体激动剂通过活化多巴胺受体抑制垂体分泌 TSH，导致血浆 TSH 水平降低，伴有 FT4 水平下降，停药后恢复。

二、药源性肾上腺功能障碍

肾上腺是人体重要的内分泌器官之一，分肾上腺皮质和肾上腺髓质两部分。肾上腺皮质分泌盐皮质激素（主要是醛固酮，调节电解质和水盐代谢）、糖皮质激素（主要是皮质醇，以可的松和氢化可的松为代表，调节糖、脂肪和蛋白质的代谢）及性激素（如脱氢雄酮和雌二醇，负责第一性征和第二性征的分化和发育）。肾上腺髓质分泌肾上腺素（主要作用于心肌，使心跳加快、加强）和去甲肾上腺素（主要使小动脉平滑肌收缩，从而使血压升高）。药源性肾上腺功能障碍是指应用某些药物所引起的肾上腺疾病，包括皮质醇增多症、急性/慢性肾上腺皮质功能不全等。可引起药源性肾上腺疾病的药物种类繁多，不同药物所致肾上腺功能异常的机制不同，临床表现也不一。

（一）药源性肾上腺功能障碍的主要表现

1. 药源性库欣综合征。库欣综合征（Cushing's syndrome），又称皮质醇增多症，由多种病变引起的肾上腺皮质长期分泌过多糖皮质激素所产生的临床症候群，称为内源性库欣综合征。长期应用大剂量糖皮质激素或长期酗酒也可引起类似库欣综合征的临床表现，称为外源性、药源性或类库欣综合征。无论是内源性还是外源性库欣综合征，主要是由于长期皮质醇分泌过多引起蛋白质、脂肪、糖、电解质代谢严重紊乱，及干扰了多种其他激素的分泌所引起。因此，临床表现多样，涉及全身各个系统，主要包括：

（1）向心性肥胖体型：典型的向心性肥胖指脸部及躯干部肥胖，但四肢（包括臀部）不胖。满月脸、水牛背、悬垂腹和锁骨上窝脂肪垫，是库欣综合征的特征性表现。

（2）糖尿病和糖耐量低减：皮质醇水平升高使糖原异生作用加强，还可对抗胰岛素的作用，使细胞对葡萄糖的利用减少。于是血糖上升，糖耐量低减，以致糖尿病。约半数患者有糖耐量低减，约 20% 有显性糖尿病。

（3）负氮平衡：皮质醇水平升高，有助于加速蛋白分解，临床上表现为蛋白质过度消耗状态，出现全身肌肉萎缩（以四肢肌肉萎缩更为明显），儿童患者生长发育停滞。皮肤因胶原蛋白减少而变薄，呈透明样，或因毛细血管脆性增加而易有瘀斑，可出现典型的对称性皮肤紫纹，且皮肤伤口不易愈合。

（4）高血压：75% 以上的患者会出现高血压。长期高血压还可引起心、肾、视网膜出现病变。

（5）性功能紊乱：皮质醇可直接影响性腺，也可抑制下丘脑和腺垂体的促性腺激素分泌，使性功能下降。女性表现为月经紊乱，继发闭经；男性表现为性功能低下，勃起障碍。

（6）高尿钙和肾结石：皮质醇不仅影响小肠对钙的吸收，也影响肾小管对钙的重吸收。骨钙被动员后，大量钙离子进入血液后从尿中排出。因而，虽然血钙在正常低限或低于正常，但尿钙排量增加，易出现泌尿系统结石。

（7）其他：多数患者有精神症状，但一般较轻，表现为欣快感、失眠、注意力不集中、情绪不稳定、烦躁易怒、焦虑、抑郁、记忆力减退；免疫功能受到抑制，易并发各种感染，如皮肤毛囊炎、牙周炎、泌尿系统感染、甲癣及体癣等；常有眼结合膜水肿，

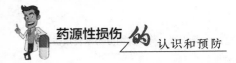

有的还可能有轻度突眼；皮质醇刺激骨髓，使红细胞生成增多，可表现为多血质、脸红、唇紫和舌质瘀紫等。

2. 药源性肾上腺功能不全。原发性肾上腺功能不全的病变部位为肾上腺，导致其分泌功能下降，但下丘脑和垂体功能正常，故由于负反馈调节机制的存在，血清 CRH 和 ACTH 水平会升高。而药源性肾上腺功能不全多见于长期大量使用糖皮质激素的患者，停药过程中减量过快或突然停药可引起肾上腺皮质萎缩和功能不全，其机制为：外源性糖皮质激素抑制了下丘脑－垂体－肾上腺轴，使 CRH 和 ACTH 分泌减少，导致肾上腺分泌糖皮质激素下降，可伴有性激素分泌不足；但一般盐皮质激素分泌不受影响，故不会发生电解质紊乱。药源性肾上腺功能不全，开始时多为非特异性、无生命危险的症状和体征，包括衰弱无力、体重减轻、食欲缺乏或厌食、肌肉和关节疼痛、体位性低血压、胃肠道症状（腹痛、恶心、呕吐、腹泻）乏力、白癜风、轻度正细胞性贫血、淋巴细胞及嗜酸性粒细胞增多、低血糖、低钠血症等，易被忽视或误诊。少数患者可出现严重低血压和低血量性休克，常伴低血糖、急性腹痛、呕吐及发热等症状，可能会危及生命。

（二）引起药源性肾上腺功能障碍的常见药物

1. 糖皮质激素：长期大量使用糖皮质激素是引起药源性库欣综合征最主要的原因。常用的糖皮质激素见表 10-1。高效能的糖皮质激素药物致病风险也高。对于糖皮质激素药物，除注射、口服给药途径外，吸入、鼻用及局部外用等给药途径也能引起全身性药物吸收，若给药剂量过大，可导致药源性库欣综合征。这类药物长期使用后突然停药或停药过快，会导致药源性肾上腺功能不全。

表 10-1　常用的糖皮质激素

作用类别	药物	别名
短效	氢化可的松	考的索、可的索、皮质醇、氢化考的松、氢化皮质素
	可的松	考的松、皮质素、可美松、可美萨松
中效	泼尼松	强的松、去氢可的松、去氢皮质素、去氢皮质酮
	泼尼松龙	强的松龙、氢化泼尼松、去氢氢化可的松□
	甲泼尼龙	甲强龙、甲基强的松龙、甲基泼尼松龙、甲基氢化泼尼松
长效	地塞米松	氟甲强的松龙、氟美松、氟甲去氢氢化可的松
	倍他米松	β米松、倍氟美松、倍他美松、舒其松

2. 糖皮质激素样活性药物：孕激素及其类似药物可提高糖皮质激素受体的结合能力，导致皮质醇分泌增多，故过量使用这类药物，也导致药源性库欣综合征。长期使用后突然停药或停药过快，同样会导致药源性肾上腺功能不全。

3. 抑制糖皮质激素代谢的药物：糖皮质激素的代谢依赖细胞色素 P450 酶。利托那韦、伊曲康唑、利福平、苯妥英钠等药物可以抑制该酶的活性，从而引起血清皮质醇水平升高。

4. 抑制皮质醇合成酶的药物：皮质醇的合成依赖一系列合成酶的作用，若某些药物抑制此类酶的作用会降低皮质醇的合成，从而引起药源性肾上腺功能不全。酮康唑可抑制 17α－羟化酶、11α－羟化酶、胆固醇侧链裂解酶等。依托咪酯可抑制 11α－羟化酶、18－羟化酶、3α－羟化酶及胆固醇侧链裂解酶。

5. 安眠镇静类药物：米氮平可抑制中枢 5－HT 受体 2 和组胺受体 1 的功能，从而抑制下丘脑和垂体分泌 CRH 和 ACTH，进一步抑制皮质醇分泌，引起药源性肾上腺功能不全。此外，某些苯二氮䓬类药物（如氟硝西泮）可抑制下丘脑对 CRH 的反应性，阿片类药物（如氢吗啡酮）可通过结合阿片受体抑制下丘脑分泌 CRH，也能诱发药源性肾上腺功能不全。

三、药源性血糖异常

葡萄糖是人体的重要组成成分，也是能量的重要来源。正常人体的血糖必须保持在一定的水平才能维持体内各器官和组织的需要。胰岛是体内调节血糖浓度的主要器官，血糖浓度还受神经、内分泌激素的调节。因此，正常人血糖的产生和利用处于动态平衡，维持在一个相对稳定的水平。当这一平衡被打破，就会出现血糖异常，包括高血糖和低血糖

（一）药源性高血糖

由于用药原因，患者血糖值高于正常范围的现象（空腹血糖＞6.1 mmol/L，餐后两小时血糖＞7.8 mmol/L 或更高），为药源性高血糖或药源性糖尿病。"三多一少"是糖尿病最常见的临床表现，即为多饮、多食、多尿和体重减轻。血糖升高，尿糖增多，可引发渗透性利尿，从而出现多尿症状；血糖升高，大量水分丢失，血渗透压也会相应升高，高血渗可刺激位于下丘脑的口渴中枢，从而引起口渴、多饮症状；由于胰岛素相对或绝对缺乏，体内葡萄糖不能被转化和利用，导致蛋白质和脂肪消耗增多，从而引起乏力、体重减轻。但临床上有部分糖尿病患者，没有典型的"三多一少"症状。不同药物诱发高血糖的机制不同（表 10－2）。持续时间可以是短期的，在停用诱发药物后，血糖通常可恢复正常或得到明显改善；也可以是长期的，可引起一些并发症（如血管病变、酮症酸中毒、高渗状态等）。

药源性高血糖的发病与药物剂量及用药持续时间等多种因素有关。老年人、男性、2 型糖尿病高危人群（如肥胖、代谢综合征患者）、抑郁症患者、高剂量使用噻嗪类利尿剂或糖皮质激素者、多种影响糖代谢药物联用，均为该病发生的危险因素。

表 10－2　造成药源性高血糖的常见药物

药物举例	作用机制
β受体拮抗剂（卡维地洛、美托洛尔、阿替洛尔）、钙通道阻滞剂（维拉帕米）、免疫抑制剂（环孢素、他克莫司）、血管扩张剂（二氮嗪）、抗肿瘤药物（门冬酰胺酶）	抑制胰岛素分泌

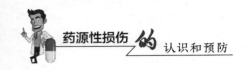

药物举例	作用机制
核苷类反转录酶抑制剂（司他夫定、齐多夫定、去羟肌苷）、生长激素、烟酸、蛋白酶抑制剂类	增加胰岛素抵抗
干扰素、免疫抑制剂（环孢素、他克莫司）、抗寄生虫病药物（喷他脒）、沙利度胺	破坏胰岛细胞，减少葡萄糖摄取和糖原合成

（二）药源性低血糖

除了升高血糖，药物也可以诱发低血糖。正常成年人空腹血糖浓度低于 2.8 mmol/L，糖尿病患者血糖值≤3.9 mmol/L 即可诊断为低血糖。低血糖发作时，由于交感神经和肾上腺髓质释放肾上腺素和去甲肾上腺素引起自主（交感）神经过度兴奋，临床表现为出汗、饥饿、心慌、颤抖、面色苍白等。低血糖使大脑缺乏足量葡萄糖供应，会导致脑功能障碍，初期表现为精神不集中、思维和语言迟钝、头晕、嗜睡、躁动、易怒、行为怪异等精神症状。药源性低血糖持续时间一般较短，大部分症状轻微。但在少数严重情况下，患者可出现精神异常、意识障碍及永久性神经损伤，甚至出现惊厥、昏迷乃至死亡。

不当使用胰岛素或降糖药（如氯磺丙脲、格列本脲）是导致药源性低血压的重要原因。其他药物也可通过不同机制诱发低血糖，如 β 受体拮抗剂、血管紧张素转化酶抑制剂可增加胰岛素敏感性，喹诺酮类抗菌药物、磺胺甲噁唑可以促进胰岛素分泌，乙醇可使糖原耗竭。

药物联用时的相互作用也是导致药源性低血糖的重要因素。如阿司匹林、保泰松等解热、镇痛、抗炎药物与口服降血糖药联用时，由于它们与蛋白的结合率高，可从蛋白结合部位将降血糖药置换出来，使降糖药血药浓度升高，从而引起低血糖。

四、药源性下丘脑－垂体功能紊乱

垂体是人体内最复杂的内分泌腺，位于丘脑下部的腹侧，为一卵圆形小体。垂体可分为腺垂体和神经垂体两大部分。神经垂体由神经部和漏斗部组成。垂体借漏斗连于下丘脑。腺垂体所产生的激素不但与身体骨骼和软组织的生长有关，且可影响其他内分泌腺的活动。腺垂体可分泌多种激素，如生长激素、TSH、ACTH、促性腺激素（GTH）、催产素、催乳素、黑色细胞刺激素等，对生长发育、新陈代谢、性功能等均有调节作用，并能影响其他分泌腺的活动。神经垂体能够贮藏并释放下丘脑分泌的抗利尿激素（antidiuretic hormone，ADH）和催产素。

下丘脑又称丘脑下部，通过神经和体液途径调节垂体分泌和释放激素过程，而且还参与调节自主神经系统，如控制水盐代谢、调节体温、摄食、睡眠、生殖、内脏活动以及情绪等。下丘脑可分泌多种神经分泌物，如 TRH、CRH、促卵泡生成激素释放激素（FSH－RH）、促黄体生成激素释放激素（LH－RH）、生长激素释放激素（GRH）、生长激素抑制激素（GIH）、泌乳激素释放激素（PRH）、黑色细胞刺激素抑制激素

（MRIH）及黑色细胞刺激素释放激素（MRH）等，激发或抑制垂体前叶的激素释放。下丘脑分泌的释放/抑制激素、垂体分泌的促激素和靶腺合成的激素，形成一个激素网，调节着机体的许多活动。

药物可以通过多种机制导致下丘脑－垂体功能紊乱，而表现出以下不同的药源性损伤。

（一）药源性高泌乳素血症

泌乳素，也叫催乳素（prolactin，PRL），由垂体分泌。妇女在怀孕后期及哺乳期，泌乳素分泌旺盛，以促进乳腺发育与泌乳。高泌乳素血症是一类由多种原因引起的、以血清泌乳素升高及其相关临床表现为主的、下丘脑－垂体轴生殖内分泌紊乱综合征，是临床上常见的，可累及生殖、内分泌和神经系统的一类疾病的统称。目前，一般以血清泌乳素水平女性高于 25 ng/ml、男性高于 20 ng/ml 为标准。患者可无临床症状，女性的临床表现有闭经、泌乳、月经频发、月经稀少、性功能减退、头痛、肥胖等。若出现闭经，同时伴有溢乳时，又称为闭经泌乳综合征。泌乳素过高还会使卵巢对促性腺激素失去应有的反应能力，引起雌激素、孕激素合成明显减少，使在受孕过程中起重要作用的雌激素呈低水平状态，直接影响孕育功能，导致不孕。当性激素的量减少至一定程度时，还会使患者出现酷似女性更年期的症状。男性可表现出性欲下降、勃起障碍、男性不育和乳房女性化。

泌乳素的分泌主要受下丘脑催乳素释放抑制因子（如多巴胺、促性腺激素联合肽、促黑素细胞激素等）和泌乳素释放因子（TRH、促性腺激素释放激素、血管紧张素Ⅱ、血管活性肽等）的调节。药物可以通过抑制催乳素释放抑制因子或直接刺激垂体分泌 PRL 等机制引起高泌乳素血症。常见的药物有雌激素、多巴胺受体阻断剂（如抗精神病药物、镇静剂、抗高血压药利血平、单胺氧化酶抑制剂、α－甲基多巴）、H2 受体阻断剂（如胃动力药吗丁啉、甲氧氯普胺与西咪替丁等）、抑制多巴胺代谢的药物（如阿片类制剂）等。

（二）药源性 ADH 分泌异常综合征

ADH 分泌异常综合征是由于 ADH 或类似 ADH 样物质分泌过多使得肾小管对水的重吸收减少，导致体内水潴留、尿钠排出增加，以稀释性低钠血症为主要表现。患者体内的水分增多，患者的体重可增加 5%～10%。由于尿钠排出较多，患者一般没有水肿。低钠血症可使细胞外液渗透压下降从而引起脑细胞水肿而产生相应的神经系统症状。患者的临床表现与血清钠浓度密切相关，轻症者可无症状。当血清钠浓度低于 120 mmol/L 时，患者可出现厌食、恶心、呕吐、软弱无力、肌痉挛、嗜睡，严重者可有精神异常、惊厥、昏睡乃至昏迷。如未及时正确地处理，可导致死亡。多数低钠血症会伴有血液渗透压降低。

不同药物引起 ADH 分泌异常综合征的机制也不相同：①抗利尿剂（如加压素、醋酸去氨加压素）、催产素等药物具有 ADH 作用，可直接引起该效应；②氯贝丁酯、长春新碱、环磷酰胺、三环类抗抑郁药和单胺氧化酶抑制剂主要通过促进 ADH 的分泌发

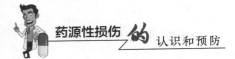

挥作用；③氯磺丙脲、甲苯磺丁脲和卡马西平不仅促进 ADH 的分泌，同时也增强肾脏对 ADH 的反应；④噻嗪类利尿剂具有排钠利尿作用，且能使肾小球滤过率降低，同时触发 ADH 分泌，增加远曲小管对水分的重吸收，使水清除率下降。

（三）药源性尿崩症

尿崩症（diabetes insipidus，DI）是由于下丘脑－神经垂体功能障碍引起 ADH 不同程度缺乏或肾脏对 ADH 敏感性缺陷，导致肾小管重吸收水的功能障碍的一组临床综合征。前者为中枢性尿崩症，后者为肾性尿崩症。临床以低渗性多尿为主要表现，尿量增多（超过 2500 ml/d），并伴有烦渴和多饮。尿比重为 1.0001~1.0005，尿渗透压为 50~200 mOsm/L，明显低于血浆渗透压（300 mOsm/L）。长期多尿可导致膀胱容量增大，因此排尿次数有所减少。部分尿崩症患者症状较轻，尿量为 2.4~5 L/d，如限制水分摄入导致严重脱水时，尿比重可达 1.010~1.016，尿渗透压可超过血浆渗透压，达 290~600 mOsm/L。如果患者渴觉中枢未受累，饮水未受限制，则一般仅影响睡眠，体力较弱，不易危及生命。如果患者渴觉减退或消失，未能及时补充水分，可引起严重失水、血浆渗透压和血清钠水平明显升高，出现极度软弱无力、发热、精神症状，甚至死亡。一旦患者出现尿崩症合并腺垂体功能减退症，尿崩症可减轻，糖皮质激素替代治疗后症状可再现或加重。

阿托品、苯妥英钠、可乐定、氢化可的松、α 受体激动剂等药物能抑制 ADH 分泌，引起中枢性尿崩症。锂制剂中的锂盐、地美环素能使细胞 cAMP 生成障碍，干扰肾对水的重吸收而导致肾性尿崩症。

（四）药源性下丘脑－垂体性闭经

月经周期是由中枢神经系统、下丘脑－垂体前叶和卵巢功能之间相互调节而控制的。任何因素直接或间接影响下丘脑－垂体功能，导致下丘脑分泌促性腺释放激素、垂体前叶分泌促性腺激素的功能低下或紊乱，从而影响卵巢功能，引起停经 3 个月以上的症状，被称为下丘脑－垂体性闭经。患者可表现为黄体功能不足、无排卵月经、月经稀发或闭经、不孕。

不同药物引起下丘脑－垂体性闭经的机制也不相同：①避孕药、利血平、氯丙嗪、甲丙氨酯、α－甲基多巴。利血平、氯丙嗪、甲丙氨酯、α－甲基多巴等药物，主要暂时性地抑制下丘脑分泌促性腺释放激素，导致卵巢功能障碍；②引起药源性高泌乳素血症的药物通过刺激泌乳素的分泌，竞争性地抑制卵巢促性腺激素受体，从而导致闭经，可形成闭经－溢乳综合征。③雄激素及具有雄激素活性的药物亦可引起闭经。

第四节　预防

预防药源性内分泌系统损伤的关键在于治疗原发病前应对患者的内分泌功能状态进

行充分评估，熟悉药物对内分泌系统的致病特点，权衡利弊后选择治疗药物。

首先，要合理选用药物。在治疗原发病前，应对药物有全面了解，应尽量选择内分泌系统损伤风险低的药物。要全面了解药源性内分泌系统损伤的相关危险因素，高危人群用药更需谨慎。

其次，用药过程中尽量使用最低有效剂量和最短有效疗程，避免长期、大剂量使用药物。长期使用激素类药物时还应避免突然停药或停药过快。联合用药时，要避免同时使用作用机制相同的药物，应考虑药物之间的相互作用造成内分泌系统损伤的可能。

再次，应对患者进行健康教育。向患者宣传药物不良反应的相关知识，使其自觉关注并及时报告机体的相应变化，以便及早发现药源性损伤。

最后，用药过程中，要定期检查内分泌系统功能，及时调整药物用量。

如果发现药源性内分泌系统损伤，应立即停药或换药。若病情不允许停药，应考虑减少药物剂量，必要时采取积极措施对药源性损伤进行治疗。

附：**案例**

患者男，65 岁，务农。2001 年 3 月 15 日因口渴、尿多、尿频十日，于当地医院就医，检查尿糖（＋）。患者自行购买降糖药苯乙双胍片，口服每日 2 次，每次 50 mg。3 月 21 日患者自觉头晕、四肢乏力、食欲不振，且日渐加重。3 月 24 日出现头痛、视物模糊、四肢乏力、卧而不思起、睡眠不佳、不思饮食、口干口苦。用药致 3 月 28 日，症状继续加重，出现头晕头痛，眼前似有物体遮挡，食物难进、恶心、口干口苦加重、卧而难眠、大便 3 次/天、尿多尿频加重。次日晨 4 时左右解小便时头晕头痛、步履艰难、神志恍惚、小便失禁、视物不清。家人认为是脑血管病，送医院就诊。脑电图及 CT 检查未见异常，医生追问病史，家人代述："自用降糖药以来上述症状逐渐出现且加重，服药前除口渴、尿多、尿频外，无其他症状，服用降糖药的同时没服用其他药物。"检查血糖值为 2.68 mmol/L，给予胞磷胆碱能量合剂等药物对症处理，经调节治疗 1 周后，查血糖值为 4.54 mmol/L，症状完全消失。

苯乙双胍为双胍类口服降糖药，不促进胰岛素分泌，其降血糖机制主要为：①促进脂肪组织摄取葡萄糖，使肌肉组织无氧酵解增加，增加葡萄糖的利用；②拮抗抗胰岛素因子；③抑制葡萄糖经消化道吸收，使血糖降低；④抑制胰高血糖素的释放。口服后 2～3 小时可使用血糖明显下降，作用可维持 4～6 小时，可用于成人非胰岛素依赖型糖尿病及部分胰岛素依赖型糖尿病。苯乙双胍口服推荐用法为：开始时 1 次 25 mg，每日 2 或 3 次，之后可逐渐增至每日 50～100 mg。

该患者使用降糖药导致低血糖，主要存在如下问题：①未在医生指导下，自行购买用药；②未按推荐方法用药，未从小剂量开始，用药剂量过大；③患者为老年患者，器官开始老化或退行性变，可能存在肾功能低下，更应避免高剂量用药；④用药过程中没有及时监测血糖变化及合理调整用量。

（王津涛）

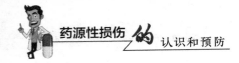

参考资料

1. FATHALLAH N, SLIM R, LARIF S, et al. Drug—induced hyperglycaemia and diabetes [J]. Drug Saf, 2015, 38 (12)：1153—1168.

2. BENDZ H, AURELL M. Drug—induced diabetes insipidus：incidence, prevention and management [J]. Drug Saf, 1999, 21 (6)：449—456.

3. CHEN J, HUANG XF, SHAO R, et al. Molecular mechanisms of antipsychotic drug—induced diabetes [J]. Front Neurosci, 2017, 11：643.

4. KATARIA V, KANG T, BRADLEY KM. Ketamine—induced diabetes insipidus [J]. J Pain Palliat Care Pharmacother, 2018, 32 (2—3)：165—169.

5. HADDAD P M, WIECK A. Antipsychotic—induced hyperprolactinaemia：mechanisms, clinical features and management [J]. Drugs, 2004, 64 (20)：2291—2314.

6. MATERA C, FREDA P U, FERIN M, et al. Effect of chronic opioid antagonism on the hypothalamic—pituitary—ovarian axis in hyperprolactinemic women [J]. J Clin Endocrinol Metab, 1995, 80 (2)：540—545.

7. MURATORI L, PIA A, REIMONDO G, et al. Prolonged adrenal insufficiency after discontinuation of mitotane therapy [J]. Endocr Metab Immune Disord Drug Targets, 2019. [Epub ahead of print]

8. KEMPEGOWDA P, QUINN L, SHEPHERD L, et al. Adrenal insufficiency from steroid—containing complementary therapy：importance of detailed history [J]. Endocrinol Diabetes Metab Case Rep, 2019, 2019 (1)：1—4.

9. SCHWARZE—ZANDER C, KLINGM LLER D, KL MPER J, et al. Triamcinolone and ritonavir leading to drug—induced cushing syndrome and adrenal suppression：description of a new case and review of the literature [J]. Infection, 2013, 41 (6)：1183—1187.

10. MACK K A, Centers for Disease Control and Prevention (CDC). Drug—induced deaths—United States, 1999—2010 [J]. MMWR Suppl, 2013, 62 (3)：161—163.

11. RIZZO LFL, MANA DL, SERRA HA. Drug—induced hypothyroidism [J]. Medicina (B Aires), 2017, 77 (5)：394—404.

12. 周庆荣. 利尿降压药物诱发药物性糖尿病临床分析 [J]. 现代实用医学, 2013, 25 (4)：423, 447.

13. 蔡长春, 胡玉钦, 袁彩玲. 药物性糖尿病及降糖药物引起不良反应 52 例分析 [J]. 药物流行病学杂志, 2000, 9 (3)：132—133, 170.

14. 李亚聪, 何继瑞. 药物性低血糖 [J]. 医学综述, 2014, 20 (1)：115—117.

15. 茆怀海, 林宇新, 刘萍. 药物致甲亢合并低钾周期性麻痹死亡 1 例. 中国法医学会第十三次法医临床学学术研讨会 [C]. 2010 年 8 月 1 日.

16. 高巧燕, 王平. 不当使用降糖药致低血糖 2 例分析 [J]. 广州医药, 2002, 33 (3)：48—49.

第十一章　药源性神经精神损伤和药物依赖

　　药源性中枢神经系统损伤在临床上并不少见，可表现为药源性神经系统损伤和药源性精神障碍。一般来说，神经损伤是指神经系统的器质性病变，表现为感觉、运动的异常，而精神损伤则是指心理障碍，表现为认识、情感、意志、行为等心理活动的异常。药源性神经精神损伤可以由用于治疗精神、神经疾病的药物引起，这类损伤通常是与剂量有关的药理反应。但很多情况下药源性神经精神损伤是由治疗非神经系统疾病的药物引起的特应性反应，而这类不良反应常常容易被忽视或误诊。导致药源性神经精神损伤的药物种类众多，有学者对 1960—1997 年国内公开发表的 200 余种医药刊物上报道的796 例药源性神经系统疾病的病例进行了统计和分析，结果显示抗菌药物、中枢神经系统药、循环系统药和抗寄生虫药物居前 4 位。常见药源性中枢神经系统损伤有药源性癫痫、药源性头痛、药源性认知功能障碍、药源性意识障碍、药源性脑病、药源性脑血管疾病、药源性锥体外系疾病及药源性精神障碍等。药源性神经系统损伤的临床表现复杂，部分病例预后差，应引起高度重视。下面介绍不同类型的药源性神经精神损伤的机制、临床表现，常见的引起损伤的药物及其防治措施。

第一节　药源性神经系统损伤

一、药源性头痛

　　药源性头痛是一种常见的不良反应，临床上 5%～10% 的头痛是由药物引起的，其临床表现除头痛外，通常伴有面部潮红、头晕、恶心、呕吐等。可能引起药源性头痛的药物包括血管扩张药、镇痛药、非甾体抗炎药、抗菌药物等。

　　血管扩张药可通过舒张血管使脑血管壁上的痛觉感受器过度牵张，而引起头痛或使头痛加剧；硝酸甘油等药物有选择性地扩张冠状动脉的作用，可增加冠状动脉的血流量，但同时也有扩张周围血管的作用，导致血压降低，引起脑缺血。

　　长期过度使用镇痛药有可能消耗 5-HT，使突触后膜受体的感受性增强，痛觉抑制系统失控，也可能由于 5-HT 引起痛觉抑制中枢障碍而导致慢性头痛。定期使用止痛剂，尤其是多种止痛剂联合使用时还可引起药源性反跳性头痛，并导致患者对药物产生依赖性，如麦角胺及其衍生物的定期使用可引起药物依赖，在停药后可能发生反跳性

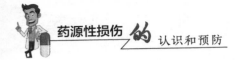

头痛。这种头痛在每周使用 2 天的情况下即可发生，只能通过麦角胺来减轻症状。

应用某些药物后接受乙醇或含有乙醇的制品时出现的头痛，临床上称为"戒酒硫样"反应性头痛，同时伴有颜面潮红、胸闷、呕吐、恶心、心率加快、血压下降、"濒死感"等一系列症状。双硫仑、头孢菌素类（头孢哌酮、舒巴坦最常见）、甲硝唑等有抑制乙醛脱氢酶的作用，致使体内乙醛蓄积而出现"戒酒硫样"反应。

非甾体抗炎药、青霉素和异烟肼偶尔可引起无菌性脑膜炎。无菌性脑膜炎通常是指脑脊液中未找到常见病原菌的一组脑膜炎综合征，临床表现主要为头痛、发热、脑膜刺激征和脑脊液压力增高。药物诱发的无菌性脑膜炎可能与过敏反应或药物对脑膜的直接刺激有关，脑脊液细胞增多，以单核细胞和多形核细胞为主，亦可以淋巴细胞和嗜酸性粒细胞为主。一般在用药数天至数月内发生，一旦停药，症状即可消失。

药源性头痛的诊断通常比较困难。对于无原因的头痛，应详细询问患者的用药情况。首先患者应具有明确的用药史，在排除其他非药物因素引起的头痛后才能诊断，若停药后头痛很快减轻或消失可确诊。

药源性头痛的预防措施有：注意用药疗程和剂量，尽量不要超过推荐剂量，若疗效不好应更换用药；用药期间和用药前后 7 天内应避免饮酒，避免服用和外用酒精制品；避免随意长期服用镇痛药，使用一种止痛药效果不好时，应遵医嘱换药；避免长期使用一种镇痛药，避免镇痛药的联合使用。药源性头痛最基本的治疗措施是立即停药，对于镇痛药引起的药物依赖性头痛可尝试逐渐撤药的方法。

二、药源性颅内压增高

颅内压增高是因颅腔内主要物质脑脊液、脑组织、血液中任何一种物质容积增加或颅腔内有占位性病变（如肿瘤、血肿、脓肿、囊肿等），其增加的容积超过代偿限度时，即可导致颅内压增高。一般认为药物所致颅内压增高可能与下列原因有关：①药物影响脑脊液的分泌和（或）吸收，导致脑脊液循环障碍；②药物使脑部血液循环失衡；③药物使脑组织肿胀。

药源性颅内压增高多发生于 6 个月以下的婴幼儿，偶见于儿童和成人。其临床表现为剧烈头痛、恶心、呕吐及视物模糊，或由于视神经水肿导致视野缺损，严重者还可出现精神障碍、反应迟钝、频繁抽搐甚至呈癫痫大发作。婴幼儿可表现食欲减退、烦躁不安、吵闹、吸吮无力、前囟增宽、头皮静脉怒张、头围增大等。腰穿测脑压增高，大多数脑电图检查正常。药源性颅内压增高通常发生于服药数天或数月内，偶尔在数小时内出现症状，多为良性，但某些患者可能出现永久性视力丧失。

引起颅内压增高的药物很多，常见的有抗感染药物、维生素类药物、激素类药物等。在抗感染药物中报道最多的是喹诺酮类药物，如吡哌酸、环丙沙星、氧氟沙星、诺氟沙星等，此类药物引起颅内压增高的患者均为婴儿，可能与喹诺酮类药物易透过血-脑屏障，以及婴儿血-脑屏障发育未完善有关。此外，四环素类、大环内酯类抗菌药物及阿苯达唑等抗寄生虫药也可引起颅内压增高。维生素 A 的过量使用可使细胞膜和亚细胞颗粒及溶酶体膜的稳定性降低，导致脉络丛功能活跃，脑脊液产生过多，颅内压增高。维生素 A 的每日治疗量为 1000～25000 U，儿童 1 次用量超过 30 万 U、成人超过

50 万可引起急性中毒，而慢性中毒多见于长期每日服用＞7500U 维生素 A 的儿童。激素类药物如口服避孕药、甲状腺素也可引起颅内压增高。肾上腺皮质激素如曲安西龙、泼尼松等诱发的颅内压增高多发生在撤药期。该类药物常用于治疗脑水肿，当临床需要减少用量或撤停时，必须缓慢逐渐减量，以防颅内压增高。

药源性颅内压增高的诊断需排除颅内占位性病变和其他引起颅内压增高的疾病。患者需有明确的用药史和颅内压增高的症状与体征，腰穿测脑压增高，神经系统多无定位症状与体征，其他有关化验检查正常，头颅 CT 扫描多正常，停药后颅内高压多可自行缓解。

为防止药源性颅内压增高的发生，孕妇及 8 岁以下儿童应禁用四环素，对易引起儿童颅内压增高的喹诺酮类亦应慎用；严格掌握药物剂量疗程，避免长期、大剂量应用；应用激素类药物达到治疗目的后，应逐渐减量。一旦发生药源性颅内压增高，需立即停药或减量，并采取降压处理，临床上常用脱水剂（如甘露醇、呋塞米、甘油果糖）来降低颅内压，必要时应用肾上腺皮质激素，减轻脑水肿，减少脑脊液分泌。若考虑由肾上腺皮质激素引起，应增加激素用量，待病情稳定后再逐渐减量、停药。

三、药源性脑血管病

脑血管病（cerebrovascular disease）泛指脑部血管的各种疾病，包括脑动脉粥样硬化、血栓形成、血管狭窄、血管闭塞、脑动脉炎、脑动脉损伤、脑动脉瘤、颅内血管畸形、脑动静脉瘘等。这些疾病的共同特点是血管病变引起脑组织缺血或出血，危及患者生命。急性脑血管病也称脑卒中或中风。脑卒中可以是出血性或缺血性。因用药不当直接引起或由药物诱发的脑血管病统称为药源性脑血管病。

20 世纪 70 年代进行的回顾性研究显示，口服避孕药是脑血栓形成的危险因素之一，它使脑血管意外发生的相对危险性增高 2～25 倍，心血管病意外死亡率增加 5～10 倍。口服避孕药还可引起其他血管栓塞性疾病，如血栓性静脉炎、肺栓塞、冠状动脉阻塞等。其发病原因与避孕药中雌激素含量有关，且这种危险与年龄、吸烟、高血压、肥胖等关系密切。

脑血管病的病因和危险因素很多，除避孕药以外，其他药物也可引发脑血管意外，其发病机制有：①药物引起脑血流量减少，多继发于药源性心血管疾病（尤以药源性高血压和低血压多见）；降压药及硝酸酯类扩冠状动脉的药物有可能诱发缺血性脑血管病或使缺血性脑血管病加重，主要发生在快速降压之后，由于脑动脉供应的交界区域供血不足，发生分水岭脑梗死；脑梗死早期的患者降压速度过快，会导致缺血区灌注压不足，而使脑梗死面积扩大，从而加重病情；②药物引起凝血机制异常，如粒细胞集落刺激因子可使血小板凝聚增强而诱发脑梗死，血小板功能抑制剂、抗凝剂、溶栓药会增加脑出血或出血性脑梗死的危险。

四、药源性帕金森综合征

帕金森综合征又称震颤麻痹，是由多种颅内疾病引起，以肌强直、运动缓慢及静止性震颤为特征的一组锥体外系综合征。引起帕金森综合征的原因有中枢神经系统退行性

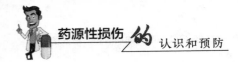

疾病、脑肿瘤、脑积水、化学物质中毒以及药物等。药源性帕金森综合征是指药物引起的与原发性帕金森综合征症状和体征相似的一组综合征，可表现为：①静止性震颤，通常震颤最先出现于肢体远端，早期仅在静止状态出现，随意运动时震颤减轻或停止，激动及疲劳时加重，睡眠时消失；②肌强直，肌张力增高及不平衡，常表现出姿势的异常，头部前倾，躯干前弯，上肢前臂内收，肘关节屈曲，腕关节直，掌指关节屈曲；③动作迟缓，系鞋带、扣纽扣等精细动作难以完成，出现"慌张步态"和"小字症"等。

近年来，药源性帕金森综合征的发生率不断上升。其发生机制被认为与多巴胺缺乏有关。在黑质-纹状体通路中含有丰富的多巴胺和乙酰胆碱。多巴胺对纹状体内神经细胞起抑制作用，而乙酰胆碱则起兴奋作用，在正常状态下二者保持动态平衡。药物可通过阻断纹状体突触后多巴胺受体、耗竭多巴胺和其他生物胺、抑制突触前膜多巴胺类物质囊泡储存和转运，从而降低多巴胺功能，引起胆碱能受体功能相对亢进，从而导致帕金森综合征。

可诱发帕金森综合征的药物较多，抗精神病药物，尤其是典型抗精神病药物（如吩噻嗪类、氟哌啶醇等）常引起本综合征，这也是抗精神病药常见的不良反应之一。据文献报道，长期大量使用抗精神病药物注射剂的患者中，帕金森综合征发生率为20%；连续用药6个月者，帕金森综合征的发生率可高达89%；哺乳期母亲用药，乳儿亦可出现症状。非典型抗精神病药物（如氯氮平、利培酮及奥氮平等）引起药源性帕金森综合征相对较少。在非抗精神病药物中，抗高血压药（如利血平及α-甲基多巴）、钙拮抗剂（如桂利嗪及氟桂利嗪）、止吐药（甲氧氯普胺）等亦可诱发帕金森综合征。大量研究表明，超剂量应用上述药物是导致锥体外系反应的主要原因，如服用甲氧氯普胺导致锥体外系反应的发生率为1.2%～14%，但如果剂量<0.5 mg/（kg·d），则很少发生锥体外系反应，而当日剂量达150 mg、累积剂量达800 mg时均出现锥体外系反应。

为了防止此类药源性损伤的发生，应首先了解患者的药物不良反应史，谨慎使用可能引起帕金森综合征的药物，尤其是哺乳期妇女用药更应慎重。应用易引起锥体外系反应的药物时，尽量避免长期持续用药，剂量也应严格限制。避免不必要的联合用药，了解患者的用药情况，以免发生药物不良相互作用。在使用精神病药物时应从最小治疗剂量开始，随时观察患者的反应。老年患者尤其是帕金森综合征患者，建议选用非典型抗精神病药物，如氯氮平、喹硫平、利培酮和奥氮平及阿立哌唑等，控制精神症状。利血平、氟桂利嗪等药物只能低剂量、短期应用，帕金森综合征患者禁用。

一旦发生药源性帕金森综合征，应立即停药。如需要进行抗帕金森综合征治疗，至少应该在停药3个月后开始。常用抗帕金森药物均可用于药源性帕金森综合征的治疗，症状明显者可口服乙酰胆碱拮抗剂苯海索，重症者可肌注地西泮，亦可应用阿托品或山莨菪碱解痉。

五、药源性癫痫

癫痫（epilepsy）即俗称"羊角风"或"羊癫风"，是大脑神经元突发性异常放电，导致短暂的大脑功能障碍的一种慢性疾病。药源性癫痫是指因使用药物而直接或间接引起癫痫发作。其作用机制复杂，目前认为药源性癫痫的发作可能通过以下几种机制：①药物直接或间接减少 γ－氨基丁酸（GABA）等中枢系统抑制性递质或增加谷氨酸等兴奋性递质，使大脑皮质兴奋与抑制失调；②某些药物对中枢系统有直接毒性，药物浓度过高可致大脑皮质神经元功能紊乱、过度放电；③用药后发生缺血、缺氧、低血糖、电解质紊乱等，导致神经元代谢障碍；④部分药物突然停药后的撤药综合征可引发癫痫或加剧癫痫发作；⑤联合用药时可降低抗癫痫药物的血药浓度，使癫痫的发作失去控制或加剧癫痫发作。

可诱发癫痫的药物很多，作用于中枢神经系统或可通过血－脑屏障的药物最易引起癫痫，报道较多的有抗精神病药物、抗癫痫药物、麻醉药物、皮质激素类药物、抗菌药物等。

抗精神分裂药物（如氯氮平和氯丙嗪）诱发的癫痫多见于用药初期（1～15 天）、突然增加剂量、有器质性脑病、脑电图提示有痫性放电的患者。癫痫的累计发生率随着治疗时间延长而增加。三环类抗抑郁药（包括丙咪嗪、阿米替林、马普替林和呱甲酯等）具有一定兴奋皮质的作用，大剂量或长时间用药可引起惊厥或诱发癫痫发作。长期应用镇静催眠药（如地西泮、阿普唑仑等）者，突然停用或急剧减量时，也可引起癫痫发作。

抗菌药物中，喹诺酮类、青霉素及头孢菌素类引起癫痫发作的报道最多。无论是否为癫痫患者，喹诺酮类药物都有诱发癫痫的危险，且与药物使用剂量无关。可能与其竞争性抑制神经递质 γ－氨基丁酸，并与受体结合有关，同时，喹诺酮类药物可抑制茶碱代谢，导致体内茶碱蓄积，两者合用诱发癫痫的风险更大。

青霉素类（尤其是青霉素 G）的用药剂量过高或静脉注射速度过快，可直接刺激大脑皮质，使大脑皮质兴奋性增高，从而导致癫痫发作，严重者甚至出现昏迷，即通常所说的青霉素脑病，一般于用药后 24～72 小时内出现。老年人、肾功能不全及有脑部疾病者，其神经系统对青霉素的敏感性增高，因而更易诱发癫痫。抗结核药物异烟肼诱发癫痫的报道亦较多，常发生于有癫痫史、脑外伤史、酒精中毒、大剂量应用而未加维生素 B_6 或同时给予单胺氧化酶抑制药的患者，其机制可能是异烟肼和维生素 B_6 竞争同一酶系或两者结合成腙后由尿排出，使体内维生素 B_6 缺乏、谷氨酸脱羧酶活性降低，从而导致 γ－氨基丁酸生成受阻。此外，利福平亦可引起癫痫发作，特别是大剂量、长疗程给药时。

抗癫痫药物用量过大、撤药或停药过快等都可导致癫痫发作。卡马西平撤药或停药时致癫痫发作最多，苯妥英钠次之。联合用药可引起抗癫痫药物的吸收减少或代谢增加，也可引起癫痫，如苯妥英钠与碱性药物合用后吸收下降、排泄增加，血药浓度下降，乙醇可以诱导肝药酶，使抗癫痫药物清除速度加快而影响疗效。

麻醉药引起癫痫并不常见，但对中枢神经系统发育不完善的儿童易诱发惊厥。报道较多的药物是氯胺酮，发生率为 0.14%～0.5%，不少患者为无癫痫病史的儿童，用量大多未超过肌注常用量，多发生于麻醉后 3 分钟至 13 小时，无诱因突然出现癫痫发作，持续3～5 分钟。

药源性癫痫的预防要点有：①合理用药，掌握用药剂量，切忌自行盲目用药和过量

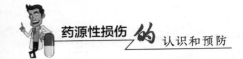

用药；②避免抗癫痫药物和与其有相互作用的药物联合应用；③制定撤药计划，逐渐撤药；④谨慎使用可能引起惊厥或加剧癫痫发作的药物，以防癫痫发作，失去控制，引发危险；⑤对于较易引起癫痫发作的药物，如精神药物等，应谨慎使用，用药过程中应定期做脑电图检查；⑥对于有癫痫病史、家族史、肝肾功能损害、中枢神经系统功能损害者以及特殊人群，尽可能不用或少用易诱发癫痫的药物；⑦患者一旦发生癫痫，应使患者侧卧，保持呼吸道通畅，防止自伤（舌、头、关节等）和伤人，使其清醒。如果发作时间较长或此前有过发作，可给予地西泮或苯巴比妥肌注。根据引起癫痫的原因考虑停药、减药处理。

第二节　药源性精神障碍

　　药源性精神障碍，又称药物诱发精神障碍，是指患者应用某种药物后出现的不能自控的精神症状、意识或行为异常，甚至精神错乱，停药后可以恢复，是非成瘾物质所致精神障碍的类型之一。药源性精神障碍大多数为剂量依赖型不良反应，以药物的药理作用为基础，少数为非剂量依赖型不良反应。在使用药物期间，既可表现为原有精神疾病逐渐加重，又可能表现为突然发生的精神障碍。精神障碍也是一种常见的撤药反应，即停用某些药物后而出现精神障碍，尤其是在突然停止治疗时。药源性精神障碍的发生与性别无关，多见于 60 岁以上老年人，这是因为：①他们的代谢和排泄速度较青壮年缓慢，导致药物易在体内蓄积；②老年人大多存在神经元退变，导致中枢神经系统对药物敏感性增高；③各器官功能退化，常患多种躯体疾病。以上因素均易促发药源性精神障碍。

　　不同药物引起精神障碍的发病机制有所不同。对于治疗神经系统疾病的药物而言，由于药物固有作用的延伸，药物过量可引起中毒反应，如过度刺激或过度抑制；而治疗非神经系统疾病的药物可由药物的中枢作用引发精神障碍，如利用药物的外周作用来降压，而其中枢作用却引起精神障碍。具有精神活性的药物或致瘾药物在戒断时亦可引起精神损伤，尤其是半衰期短的抗焦虑药（如苯二氮䓬类药物安定），精神障碍与其应用时间较长，引起心理或生理依赖有关。联合用药时，药物相互作用引起中枢神经系统毒性反应的叠加也是药物引发精神障碍的机制之一。临床用药后出现精神障碍，如能排除引起精神障碍的其他原因，则应考虑药源性精神障碍。如再次应用某种药物后，精神症状复发，则可以确诊。注意与其他原因，尤其是有精神病史或家族性精神病史患者复发相鉴别。以下介绍临床常见的药源性精神障碍以及常见的可能引起精神障碍的药物。

一、常见的药源性精神障碍

（一）药源性抑郁

　　抑郁症又称抑郁障碍，以显著而持久的心境低落为主要临床特征，临床可见心境低落与其处境不相称，情绪的消沉可以从闷闷不乐到悲痛欲绝，思维迟钝、动作缓慢，自责、自罪，甚至自杀倾向。部分病例有明显的焦虑和运动性激越（激越性抑郁症是指伴有紧张、焦虑、来回踱步、无目的动作等表现，多见于重度抑郁症患者，患者非常痛苦，容易出现自杀倾向）。严重者可出现幻觉、妄想等精神病性症状。每次发作持续至少2周甚至数年，多数病例有反复发作的倾向，每次发作大多数可以缓解，部分可有残留症状或转为慢性。在使用某种治疗性药物之后患者出现抑郁症状，这类继发于药物的抑郁被称为药源性抑郁（drug-induced depression）。药物引起的抑郁症与药物本身性质、患者基础体征、原患基础疾病、给药时间等多种因素有关。

目前，抑郁症发病的确切原因不明，多数研究表明抑郁症是遗传、心理社会等多因素相互作用的结果。一般认为，抑郁症的发病机制可用单胺类神经递质假说来解释。该假说认为抑郁症是脑内单胺类神经递质如去甲肾上腺素（NE）、多巴胺（DA）、5-HT等在神经突触间隙的浓度失衡所致。近年来，随着研究的不断深入，一些非单胺类神经递质的抑郁症发病机制被发现，如下丘脑—垂体—肾上腺轴（HPA）亢奋假说、脑源性神经营养因子缺乏假说、免疫功能异常假说和As功能障碍假说等。有研究认为，药源性抑郁的发生可能与药物对上述神经递质的影响有关，一旦停药，症状可以消失。

药源性抑郁状态的表现可不典型，如主要表现为情绪不稳定、躯体症状、脑力不济和睡眠障碍，且发病缓慢，通常在用药数月后才逐渐明显，故常误诊。抑郁症作为常见病可发生于任何人群，即使人们在使用某些药物后出现抑郁症状，一般很少会将抑郁症状与药物的使用联系起来，只诊断为单纯的抑郁症，从而产生误诊。由于抑郁症影响患者的情绪，严重的还会影响生活工作，甚至导致自杀，因此需引起全社会关注。

（二）药源性躁狂

躁狂症主要表现为情绪高涨（心境高涨与当时的现实处境不符）、思维活跃、意念飘忽、动作过多、注意力不集中、夸大妄想等。药源性躁狂症较为罕见，可通过增加抗抑郁药物的剂量而突然发病，通常在治疗的早期或者是剂量增加后不久。所有抗抑郁药物都有引起躁狂症的潜在危险性，三环类抗抑郁药的这种不良反应已得到公认。研究表明，在患双相精神疾病（指患者既有躁狂又有抑郁）的患者中，在躁狂症和抑郁症之间，只要有一个短暂的诱因，就能促使它们之间的快速转换，药物治疗是这种转变的诱发因素之一。因此，在发病早期通过减少抗抑郁药物的剂量就可以有效地稳定情绪。药物诱发的躁狂症必须与谵妄相鉴别。鉴别点在于：药源性躁狂症不伴有意识障碍，造成躁狂症的原因较单纯；谵妄有意识障碍，由多因素引起。

（三）药源性谵妄

谵妄（delirium）是一种急性起病、病情短暂并以意识障碍（意识模糊）为主要特征的综合征，在老年期常见。诊断特点包括急性发作呈波动性的临床症状、意识障碍、认知障碍（如定向力下降、记忆力下降和语言错乱）。最具代表性的特点包括注意力减退、昼夜节律改变、知觉错构（如幻觉或者错觉）、精神活动异常（如抑郁或者过度兴奋）、行为异常以及情绪不稳定（恐慌和焦虑）。

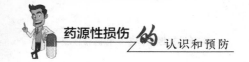

尽管引起谵妄的原因很多,但药物可能是最常见、最频繁的原因。药源性谵妄主要表现为严重的意识障碍,注意力不集中,定向力、自知力和记忆力均降低,语言障碍,患者常有丰富的幻觉,形象生动而逼真,以致产生恐惧情感反应,甚至可以发生外逃或伤人行为。症状波动性大,数小时或一天内症状可有多次起伏。高龄、器质性脑病、多种药物同时应用、酒精或药物成瘾、手术、紧张等是重要的诱发因素。在应用抗精神病药物时,多药合用可能会使中枢抗胆碱能副作用增强而诱发谵妄,故抗精神病药在同一时期内应单一用药,如确需多药合用,应选择抗胆碱能副作用小的药物。

二、常见导致精神障碍的药物

一般来说,主要作用于中枢神经系统的药物,通常能透过血-脑屏障,所以较主要作用于其他系统的药物更易对中枢神经系统产生直接毒性作用,从而引发精神障碍。但当主要作用于其他系统的药物能透过血-脑屏障时,也可诱发精神障碍。目前发现几乎各系统用药都能诱发精神障碍,其中,治疗精神障碍药、心血管系统药、抗病毒药、避孕药、消化系统药、抗菌药等导致精神障碍的报道较为多见。

传统抗精神病药氯丙嗪、奋乃静和三氟拉嗪可导致药源性抑郁;中枢兴奋剂咖啡因可以引起焦虑;常规剂量苯丙胺可引起欣快和感觉过敏,偶有抑郁、妄想、幻觉等;常规剂量维洛沙秦可致过度兴奋,大剂量成瘾者可发生妄想性精神病;氨茶碱可引起头晕、焦虑情绪、精神不安、失眠、抑郁;敏感者应用麻黄碱可引起失眠及抑郁。

在心血管系统药物中,利血平可引起精神抑郁、嗜睡、惊梦、错乱。利血平为抗肾上腺素能抗高血压药,可耗竭脑内肾上腺素(NE)、5-HT等神经递质,引发抑郁状态。近年来,由于新型心血管药物不断涌现,利血平的使用相对减少,利血平类药物所致抑郁的报道也随之减少,但其他心血管类药物所致抑郁的报道逐渐增多,如氟桂利嗪、美托洛尔、贝那普利、硝苯地平、氨氯地平、地高辛、普萘洛尔、普伐他汀等。用于治疗心力衰竭的洋地黄可引起患者坐立不安、幻视、认知障碍,甚至谵妄,尤其在老年患者中,洋地黄致谵妄的发生率较高。治疗心律失常的奎尼丁也能引起谵妄状态、反应迟钝、恐惧、幻听等,停药后症状消失。长期应用β受体阻滞剂者,可有激动、精神错乱、焦虑、抑郁及迟钝症状。

消化系统药物雷尼替丁、西尼替丁为H2受体阻断剂,可透过血-脑屏障,阻断中枢神经系统H2受体,而组胺作为中枢神经系统的神经传递介质,对网状激活系统产生控制,从而引起焦虑、烦躁不安、定向力障碍、谵妄等精神症状。甲氧氯普胺易透过血-脑屏障,阻滞中枢基底节多巴胺受体,使胆碱能受体相对亢进,从而引起幻觉、被害妄想、恐惧、乱语、意识模糊等精神损伤。

肾上腺皮质激素可致中毒性精神障碍,长期应用皮质激素治疗可发生严重的器质性精神障碍。据报道,与泼尼松有关的精神障碍发生率为3%,最明显的是伴躁狂发作或抑郁的情感障碍和伴幻觉与妄想的精神病。

在抗菌药物中,喹诺酮类药物有一定的脂溶性,能通过血-脑屏障进入脑组织,可抑制中枢神经系统中的抑制性神经递质GABA,从而使中枢神经系统兴奋性增高,导致精神异常。β-内酰胺类抗生素(如头孢曲松、头孢唑啉、头孢哌酮、泰能和青霉素)

虽不易透过血-脑屏障，却可能使中枢神经系统抑制过程受到损害或对大脑皮质产生异常刺激从而使皮质兴奋性增高，出现一系列精神症状。甲硝唑引起中毒性精神病的机制可能与其容易通过血-脑屏障，使脑内5-HT和去甲肾上腺素的活性极度增高有关。

三、药源性精神障碍的预防与治疗

以上列举的几类药物可引起精神与神经系统的不良反应，大多与用药过量、时间过长有关，少数与个体体质有关。因此在应用上述药物时，应严格把握用药剂量和时间，切忌滥用，并在用药过程中注意观察患者的精神与神经系统变化。若出现相应症状，就要采取相应措施，或减量，或停药，或给予对抗性药物，一般可在短时间内恢复正常，预后良好。部分高危人群（如老年人、肝肾功能不全患者以及有精神病史或家族精神病史的患者）可在常规治疗量范围内和正常用法下出现严重的精神症状，用药时应调整剂量及用药时间，并密切观察，注意生理指标的变化。

对于出现药源性精神障碍的患者，首先应逐渐减药或停药，精神症状可采用抗精神病药、抗抑郁或抗焦虑药对症治疗，治疗用药量不宜过大，防止滥用和误食。对于有兴奋、躁动等精神症状者，可用苯二氮䓬类药物治疗，不宜用抗精神病药物。

第三节 药物依赖性与药物滥用

一、概念

药物依赖性是由于连续地或周期性地用药而产生的人体对药品的心理上、生理上或兼而有之的一种依赖状态，表现为定期或持续地强迫性用药，以期体验精神效应，并避免停药后引起身体不适和痛苦。精神依赖又称心理依赖，是药物对中枢神经系统作用所产生的一种特殊的精神效应，用药者处在一种追求用药的强烈欲念下，这种欲念强迫用药者不顾一切地不断寻求药物以满足自己的欲望。药品滥用后发生不能自制的渴求，滥用者常不顾法律和道德，不择手段地获取药物。躯体依赖又称生理依赖，是机体对长期使用依赖性药物所产生的一种适应状态，这时机体必须在足量药物维持下，才能保持正常状态，一旦停药，生理功能就会发生紊乱，出现一系列严重反应，称为戒断综合征，表现出与药物原来作用相反的症状，严重的戒断症状对身心有极大的损害，甚至有致命危险，戒断综合征也是滥用者难以戒除药物的重要原因。患某些疾病时，在医师的指导下合理使用麻醉、镇痛、抗焦虑处方药，会收到良好的治疗效果，但若过量使用则使人产生欣快感，连续使用会产生严重的躯体依赖和心理依赖，停药会导致生理功能紊乱，出现戒断症状。

药物滥用指非医疗目的地反复使用有致依赖性潜能的精神活性物质的行为，具有无节制反复使用的特征。其目的是体验使用该类物质产生的特殊精神效应。长期滥用可导致药物依赖性，并对用药个人造成精神和身体的损害，进而严重危害社会。

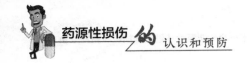
（一）药物依赖性的发生机制

药物依赖的发生机制非常复杂，涉及中枢奖赏系统、中枢多巴胺系统、内源性阿片肽系统、中枢5-HT系统等。奖赏是指在使用依赖性物质时所产生的正性情绪、认知变化和行为反应，如极度放松、精神欣快、思维活跃、乐观亢奋、安详惬意、心满意足等。中枢多巴胺边缘系统神经回路是自然奖赏、精神活性物质产生快感最重要的区域，多巴胺也被认为是最重要的奖赏神经递质，人在欣快和愉悦时有关奖赏的神经元就会发出兴奋性冲动，并释放出相应量的多巴胺类物质。正常情况下，多巴胺发挥其作用后很快被等比例重新吸收，以备下次使用。研究显示，阿片类、可卡因类等精神活性物质可部分阻断多巴胺重新摄取的通路，使突触间隙内的多巴胺相对增多，并连续刺激下一个神经元受体，产生一系列强烈而短暂的刺激峰值，促使大脑奖赏系统发出兴奋性冲动，引起药物依赖者产生精神欣快的体验。研究显示，几乎所有依赖性物质均可直接或间接升高多巴胺系统区域突触间隙回路的多巴胺水平并触发奖赏效应，产生正性强化作用，促使心理和生理依赖形成。药物依赖性常同时伴有对该药的耐受性，即连续多次用药后机体对药物反应性减弱，药物效应降低，必须增加剂量才能达到原有效应。

（二）致依赖性药物分类及表现特征

《麻醉品单一公约》和《精神药物公约》将成瘾药物分为两大类：一类是麻醉药品，包括阿片类、可卡因类、大麻类等；另一类是精神药品，如中枢兴奋剂、镇静催眠药和抗焦虑药以及各种致幻剂等。1973年世界卫生组织将烟草、乙醇、挥发性有机物等精神活性物质也纳入依赖性药物的范畴。

1. 麻醉药品（narcotic drug）。麻醉药品是指具有镇静、镇痛、安眠、止咳、降温等中枢抑制作用的药品，连续使用这些药品后易产生躯体依赖性和精神依赖性，能成瘾癖。这类药物的药效主要表现为强大的镇痛作用，在镇痛剂量时可选择性地缓解疼痛感觉；同时因疼痛引起的精神紧张、烦躁不安等不愉快情绪也能得到明显缓解，从而使患者对疼痛产生耐受。

麻醉药品包括三大类：阿片类、可卡因类和大麻类。其中阿片类是人类使用时间最早、滥用范围最广、造成危害最大的麻醉药品和毒品。

（1）阿片类麻醉药品。该类药品包括阿片粗制品鸦片，阿片类生物碱有吗啡、二醋吗啡（海洛因）等，人工合成阿片类药品有哌替啶、美沙酮、芬太尼等。阿片类药品具有很强的精神依赖性潜力。海洛因是阿片类药品中产生精神效应时间最快、作用最强的代表，尤以静脉注射海洛因最为突出。阿片类药品的躯体依赖性也极易形成，95%以上初次用药者可出现恶心、呕吐、头晕、乏力等症状，但这些不适感常与一种难以名状的快感并存，快感的强度往往遮盖或模糊了难受的感觉，使大多数初次尝试者渴求再次用药。戒断症状一般出现在停药后的4~12小时，滥用者出现不安、失眠、呵欠、出汗、流涕、流泪、食欲不振、汗毛竖起（鸡皮疙瘩）和震颤。戒断症状在36小时达到顶点，表现为激动不安、明显食欲不振、猛烈打呵欠、流涕流泪均加重、恶心、呕吐、腹泻、明显发冷、交替发热与大汗淋漓、呼吸加快、血压上升，一阵阵汗毛竖起，皮肤近似拔毛的火鸡皮，通常称这种现象为"冷火鸡"（cold turkey）。由于不进食、不饮水，加上呕吐、出汗和腹泻，体重显著减轻，有的人在 24 小时内体重可减轻 10 磅（约 9 斤）之多。在出现戒断症状期间如给予阿片类药物可迅速消除各种症状，若不加任何处理，多数症状在第 7~10 天消失。但失眠、软弱无力、激动不安和肌肉疼痛等症状可以持续数周甚至半年以上，这是戒毒者复吸的重要原因。

（2）可卡因类麻醉药品。可卡因是古柯树叶中提取的生物活性成分，明显具有兴奋中枢作用，也是人类最早使用的中枢神经兴奋剂和拟交感神经药物。早在 600 多年前，南美洲人就通过嚼食古柯叶解除疲劳和忘却痛苦。1609 年，古柯树作为"上苍赐予印第安人的礼物"被介绍到欧洲。1860 年人们提取出了生物碱可卡因，并于 1884 年将其作为局部麻醉药正式应用于临床。可卡因的滥用制剂包括巴苏克（可待因）、克赖克（可待因游离碱）、古柯茶、古柯膏等，近年来在美国兴起并被滥用的毒品"快克"（crack）即属可卡因类。可卡因类在用药初期或小剂量用药时可使人产生欣快感，服用者感到心情愉快，思维能力增强，情绪高涨；进而出现情绪不稳、假性幻觉；在进展期用药者对各种刺激反应开始下降；当用药者进入抑制期，会出现明显的感觉异常，如视、触或听幻觉，妄想，体力明显减退，自我判断能力丧失，甚至出现昏迷、中枢麻痹而导致死亡。滥用可卡因有吸入、鼻腔内给药和静脉注射等给药途径，其中静脉注射的成瘾危险性更大。可卡因的戒断症状是大脑神经适应的结果，这种神经适应是以心理依赖为主要特征的，因此，可卡因的戒断症状和阿片类药物表现不同，在停药后数日才出现渴求感，且症状具有明显的阶段性差异。一般初始阶段主要表现为激动不安、情绪低落、意识模糊、抑郁和失眠，甚至会出现自杀倾向，在大量滥用可卡因后的 1~10 周，滥用者的渴求逐渐降低，睡眠恢复，情绪趋于稳定，此期若遇到环境性诱发因素，滥用者立即重新出现情绪低落、抑郁、激惹、疲倦等不适体验和伴随而来的强烈渴求。如果滥用者没有重新吸食可卡因，以上症状可持续 10 周左右，抑郁和快感消失可持续 6~9 个月，后期滥用者的情绪和日常生活基本可以恢复。

（3）大麻。大麻是一种大麻科大麻属一年生草本植物，原产于亚洲中部，后进入世界各地。大麻植物中广泛被滥用的品种是印度大麻。大麻中含有 400 种以上化合物，其中 60 余种具有药理和毒理学效能，这些精神活性物质统称为大麻类物质，包括大麻酚、大麻二酚、四氢大麻酚等，其中活性最强的是四氢大麻酚。大麻制品主要有大麻植物干品、大麻卷烟、大麻脂、大麻油、大麻浸膏等，最主要的滥用方式是抽吸大麻卷烟。大麻抽吸后起效极快，数秒便有欣快感，长期使用会产生明显的精神活性效应，表现为知觉、注意力、短期记忆和对时间的感受发生异常，还有心率加快、血压降低等生理变化。大麻较少产生躯体依赖性，特别是间断和偶然用药者，可产生一定的精神依赖性，但其程度和时间与其他成瘾性药物相比较轻。

2. 精神药物（psychotropic drug）。精神药物是指直接作用于中枢神经系统，使之产生兴奋或抑制效应，连续使用时可产生精神依赖性的药品。根据药理作用特征，精神药物可分为中枢神经兴奋剂、中枢神经抑制剂以及中枢致幻剂三大类型。

（1）中枢兴奋剂是指具有兴奋中枢神经作用的精神活性药物，主要有苯丙胺类及咖啡因等。目前滥用最普遍的是苯丙胺（安非他明）类，包括甲基苯丙胺（又名去氧麻黄

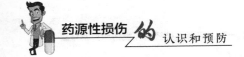

碱、冰毒）以及亚甲二氧基甲基苯丙胺（俗称摇头丸）。苯丙胺类药物具有明显的抗疲劳、抗嗜睡、减轻体重、提高警觉度和注意力等作用，作为药物最早始于二战，美国、德国、日本等交战国将其作为军事用药，用以解除士兵疲劳，使士兵保持长时间的警惕性。二战结束后，战败极度沮丧的社会心态，导致苯丙胺类药物在日本民众中滥用。在20世纪六七十年代，日本每年高考期也是苯丙胺类药物消费的高峰期。欧美许多国家和我国部分省区也曾将这类药物作为减肥药滥用。苯丙胺类具有较强的精神依赖特征，而戒断症状不明显甚至不出现，少有生命危险，但停药后出现的严重抑郁情绪常导致用药者出现自杀行为，并且这种抑郁情绪会持续数周或更长时间。

（2）中枢抑制剂主要指对中枢神经系统具有抑制作用的镇静催眠类药物及抗焦虑药。这类药物的特点是小剂量时表现为镇静作用；中等剂量时可产生催眠效果，临床上主要用于治疗以失眠为表现的睡眠障碍；大剂量时可引起麻醉效果或辅助麻醉效果；超大剂量则可导致延髓呼吸中枢抑制而死亡。这类药物主要包括巴比妥类和苯二氮䓬类。巴比妥类是最早的镇静催眠药，1903年即开始生产，20世纪初逐渐成为主要的安眠药物；20世纪30到50年代曾风行一时，疗效也得到了肯定。但这类药物的安全范围较小，有明显的潜在成瘾作用、呼吸抑制作用和过量致死的作用，故20世纪60年代以后，巴比妥类作为安眠药使用逐渐减少。目前苯二氮䓬类药物已成为抗焦虑和失眠领域应用最为广泛的药物，其高效、安全、耐受性良好，但依赖性同样备受关注。苯二氮䓬类药物连续应用4个月以上，即可产生显著的药物依赖性；停药36小时左右出现戒断症状，患者表现为焦虑、兴奋、失眠、呕吐、出汗、震颤、心动过速和惊厥。

（3）中枢致幻剂是指可改变用药者的听觉、视觉、嗅觉和认感知功能，并引起情绪、思维、行为变化而又不影响人的意识活动的精神活性物质。常见的致幻剂有麦角酰二乙胺（lysergic acid diethylamide，LSD）、二甲基色胺、氯胺酮等。其中氯胺酮又称K粉，临床上用于手术麻醉或作为麻醉诱导剂，既有LSD样的致幻作用，又有类似可卡因和大麻的欣快效应，常在青少年聚会时被滥用，目前已成为我国主要被非法滥用的毒品之一。滥用氯胺酮的人数仅次于海洛因和苯丙胺类，滥用方式主要是鼻吸、抽食或溶于饮料内饮用，服用K粉后会出现幻觉、梦境、眩晕、感觉转换、濒死感等症状。致幻剂的依赖性主要表现为程度不一的心理依赖，突然停药后并无明显的戒断症状。

（三）**药物滥用的预防**

由于麻醉药品及精神药品可导致药物依赖，因此需要加强监管，防止和减少医疗过程（如镇静催眠药和镇痛药应用）中造成的依赖性，同时防止流入不法分子手中而造成社会危害。对于毒品的滥用，一般是按照三级预防的层次进行。①一级预防：是对正常人群，特别是有潜在危险的社区、青少年进行禁毒预防的普及宣传教育。目的是让人们不要去错用、误用和试用毒品。②二级预防：是对处于药物滥用初期的人群，进行早期干预、早期控制和早期治疗，防止传播蔓延。③三级预防：是针对药物依赖者，积极防止和消除由药物滥用所带来的对身体和社会的危害。

（四）**药物依赖的治疗**

药物依赖的治疗包括控制戒断症状、预防复吸和回归社会三方面。目前控制戒断症状的方法较为成熟，但消除精神依赖和预防复吸尚缺乏有效方法，要使吸毒者回归正常生活则存在更大的困难，因此这不仅是一个医学问题，还涉及心理和社会问题，必须引起全社会共同关注并采取综合措施。常用的治疗方法如下：

1. 自然脱毒法。自然脱毒法又称"冷火鸡"疗法，是指不使用药物，让戒断症状自然发展、自然消退，仅给予一些对症处理和支持治疗。由于大多数毒品的脱毒是一个自限性过程，依赖者在经历一定时间的急性戒断症状期后，大部分戒断症状能自行消退缓解。"冷火鸡"疗法是一种原始的脱毒方法。实践证明，该方法对于吸毒时间不长、吸毒量不大、毒瘾不重且有坚强毅力的滥用者来说，戒断成功率并不低。但对毒瘾较深、年老体弱、有严重并发症的滥用者并不适用，甚至可能在戒毒过程中发生自残、自伤行为，可能因原发疾病或并发症意外死亡。

2. 美沙酮替代递减法。该法适用于各种阿片类药物的戒除治疗。美沙酮属于 μ 受体激动剂，与阿片类药物有极其相似的活性基团，可与其竞争结合阿片类受体。美沙酮与阿片受体亲和力高，作用维持时间长，成瘾潜力小，可口服，以控制阿片类药物引起的戒断症状，达到长期戒除的目的，是目前最主要的替代治疗药物。由于美沙酮同样具有阿片受体激动剂的依赖潜力，故必须严格遵守"单一用药，逐日减量，先快后慢，只减不加，停药坚决"的治疗原则。

3. 可乐定脱毒法。可乐定原是用于高血压治疗的药物，现已成为有效的非阿片类脱毒治疗药。其作用快速，可以通过激动 $a2$ 受体降低中枢兴奋性，有效控制阿片类药物戒断症状，具有低毒、高效、不成瘾的特点。可乐定对戒断症状中的主观感受如肌肉酸痛、失眠、焦虑和觅药行为的作用欠佳，脱瘾率低，其副作用有体位性低血压、嗜睡、乏力等。

4. 纳曲酮疗法。纳曲酮是阿片类受体拮抗剂，可作为阿片类依赖者脱毒后保持不复吸状态的辅助用药，可防止吸毒引起的欣快感，起到屏障作用。纳曲酮疗法的成功关键在于坚持服药。有资料显示，坚持服用纳曲酮半年以上者只占用药者的20%。

5. 非药物脱毒法。非药物脱毒法包括针灸、理疗、心理暗示等。成瘾者伴有不同程度的心理障碍和精神错乱，通过认知疗法和心理矫治等使患者对依赖药品产生厌恶感，有助于脱瘾和预防复吸。药物成瘾的形成是成瘾者生理、心理和社会环境等共同作用的结果。近年来，关注成瘾者的心理健康越来越受到重视，已成为临床上成瘾者康复治疗的必备环节。脱毒治疗配合心理咨询可以达到心理脱毒和精神脱毒的目的，并且可以帮助成瘾者重新建立自信心，矫正成瘾者的不良行为，使其重拾健康的人生观和生活理念，有助于其融入正常的社会生活。

附：

苯丙醇胺（phenylpropanolamine，PPA）是一种麻黄碱的衍生物，通过收缩黏膜血管，减轻或消除感冒引起的鼻黏膜充血、肿胀所致的鼻塞，常与对乙酰氨基酚及镇咳药右美沙芬等配伍而成复方制剂，为常用的抗感冒药，如康泰克、康得、感冒灵胶囊等。多种减肥药中也含有PPA。20世纪70年代，通过药物不良反应报告发现，有些中青年妇女的颅内出血可能与PPA有关。1992年，美国食品药品监督管理局建议耶鲁大

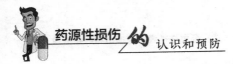

学医学院组织药物流行病学、内科及神经病学专家共同组成研究小组，对PPA与出血性脑卒中的相关性进行流行病学研究。历时5年，对2000名18~49岁的调查对象的研究结果发现，出血性脑卒中的发病与3天前服用PPA有密切关系，其中与服用含PPA减肥药的相关性极高。

（吴媚）

参考资料

1. 蒋文华. 神经解剖学［M］. 上海：复旦大学出版社，2002.

2. MANJI H. Drug-induced neuropathies［J］. Handb Clin Neurol，2013，115：729-742.

3. VILHOLM O J，CHRISTENSEN A A，ZEDAN A H，et al. Drug-induced peripheral neuropathy［J］. Basic Clin Pharmacol Toxicol，2014，115（2）：185-192.

4. LI J，TRIPATHI R C，TRIPATHI B J. Drug-induced ocular disorders［J］. Drug Saf，2008，31（2）：127-141.

5. COCK H R. Drug-induced status epilepticus［J］. Epilepsy Behav，2015，49：76-82.

6. SHIMURA M，YAMADA H，TAKAHASHI H，et al. Antiepileptic drug-induced psychosis associated with MTHFR C677T：a case report［J］. J Med Case Rep，2019，12，13（1）：250.

7. MAURI M C，DI PACE C，REGGIORI A，et al. Primary psychosis with comorbid drug abuse and drug-induced psychosis：diagnostic and clinical evolution at follow up［J］. Asian J Psychiatr，2017，29：117-122.

8. BRAMNESS J G，ROGNLI E B. Psychosis induced by amphetamines［J］. Curr Opin Psychiatry，2016，29（4）：236-241.

9. CHOUINARD G，SAMAHA A N，CHOUINARD V A，et al. Antipsychotic-induced dopamine supersensitivity psychosis：pharmacology，criteria，and therapy［J］. Psychother Psychosom，2017，86（4）：189-219.

10. PATEL R S，BHELA J，TAHIR M，et al. Pimavanserin in Parkinson's disease-induced Psychosis：a literature review［J］. Cureus，2019，11（7）：e5257.

11. SKRYABIN V Y，VINNIKOVA M A. Clinical characteristics of synthetic cannabinoid-induced psychotic disorders：a single-center analysis of hospitalized patients［J］. J Addict Dis，2019，4：1-7.

12. HOLLIS C，CHEN Q，CHANG Z，et al. Methylphenidate and the risk of psychosis in adolescents and young adults：a population-based cohort study［J］. Lancet Psychiatry，2019，6（8）：651-658.

13. MAHARANI B，JAFRIN A L，BAI K V，et al. Levofloxacin-induced tactile hallucination and acute anxiety reaction［J］. Indian J Pharmacol，2019，51（2）：123-125.

14. GÜ RÜ M，AFAK Y，CENGIZ G F，et al. Chronic psychosis related to benzydamine hydrochloride abuse［J］. Neurocase，2019，25（3-4）：156-158.

15. LANZONI V. Drug-induced coma［J］. Surg Clin North Am，1968，48（2）：395-401.

16. BOILÈVE A，OSMAN D，MARTHEY L，et al. Drug-induced coma after chemotherapy in intensive care unit：how to make the right diagnosis［J］. J Neurol Sci，2018，392：137-138.

17. 杨莉. 药源性神经损伤的防治［J］. 药品评价，2010，7（8）：38-40，46.

18. 孙若鹏. 药源性神经功能障碍［J］. 山东医药，1992，32（1）：42-43.

19. 宋莉莉，邵福源. 药源性神经肌肉病变的研究进展［J］. 世界临床药物，2009，30（7）：405-410.

20. 韩鹏，朱深银.药源性周围神经病变的发生机制、临床特点及防治 [J].药物不良反应杂志，2018，20（2）：128-134.

21. 周泽钢.药物性周围神经损伤 [J].河南外科学杂志，2004，10（1）：63-64.

22. 董寿堂，杜一民.药物所致帕金森综合征 [J].实用医学杂志，2008，24（17）：3083-3084.

23. 王水英.氟喹诺酮类抗生素致癫痫发作一例报告 [J].苏州医学院学报，1998，18（9）：994.

24. 曹国文，陶宏，张全英，等.一例药源性帕金森综合征的分析与救治 [J].中国药学杂志，2012，47（7）：565-566.

25. 肖展翅，张慧，倪小红，等.氟哌噻吨美利曲辛致精神状态紊乱 1 例 [J].神经损伤与功能重建，2016，11（5）：461.

第十二章 中药性损伤和抗菌药物相关损伤

第一节 中药性损伤

中药是中华民族对世界医学的杰出贡献。在数千年的发展历程中，中药在解除人类疾病、维护人类健康方面发挥了重要作用。中药来源于自然界，多数为植物、动物，也有少量矿物药。人们常觉得，中药源于天然物品，其安全性高、不良反应很少，甚至认为中药具有有病治病、无病强身的功效，因而盲目选用或擅自加大剂量的现象较为普遍。然而，药物的两重性是药物作用的基本特性，中药也不例外。中药既能起到防病治病的作用，也能损害人体，导致生理机能紊乱。

一、中药性损伤的认识历史

人们对中药性损伤的认识是一个逐渐深入的过程，随着社会生产力的发展，人们的认识越来越科学、全面。

（一）先秦至两汉时期

在西汉之前，人们已经发现药物既能治病，也能致病，但对其药理作用和毒性分不清楚，因而人们笼统地将药物称为"毒药"。此时的"毒"与"药"为同一概念，即治疗疾病之药物。这在典籍中有记载，现举例如下：①《周礼》记载"医师掌医之政令，聚毒药以供医事"。即要把所有的药都聚集在一起，然后供医家使用；②《素问》言："当今之世，必齐毒药攻其中，镵石针艾治其外也。"意思是说现在的人和中古时代又不同了，一有疾病，必定要用药物内服，砭石、针灸外治，其病才能痊愈；③《素问》中说："病有久新，方有大小，有毒无毒，固宜常制矣。大毒治病，十去其七六；常毒治病，十去其七；小毒治病，十去其八；无毒治病，十去其九；谷肉果菜，食养尽之，无使过之，伤其正也。"这说明古人已认识到药物作用的两重性，有毒药物要严格控制，无毒药物也不能尽剂。用毒性大的药治病，病去十分之六就可停药；用一般毒性的药治病，病去十分之七就可停药；用毒性较小的药治病，病去十分之八才能停药；用无毒性的药治病，病去十分之九才可以停药；④《淮南子》记载神农氏"尝百草之滋味，水泉之甘苦，令民知所避就。当此之时，一日而遇七十毒"。

随着生产力的发展，人们对药物毒性的认识也逐渐深入。《神农本草》对药物做出了"有毒、无毒"的区分。该书记载药物达三百六十五种，按药物功效分为上、中、下三品，并指出其药性与毒性的关系为：①"上药一百二十种，为君，主养命以应天。无毒，多服、久服不伤人。欲轻身益气，不老延年者，本上经。"②"中药一百二十种，为臣，主养性以应人。无毒、有毒，斟酌其宜。欲遏病补羸者，本中经。"③"下药，一百二十五种，为左使。主治病以应地。多毒，不可久服。欲除寒热邪气，破积聚，愈疾者，本下经。"可见，当时人们对药物毒性已有一定重视。但由于历史条件的限制，古人对药物的毒性认识不够充分，错误地认为上品药"多服、久服不伤人"。此外，《神农本草》还记载了关于用药剂量的原则："若用毒药疗病，先起如黍粟，病去，即止。不去，倍之；不去，十之。取去为度。"意思是说，用药来治病，先用小剂量试治，如果没有效果，再增加一倍剂量，如果还是没有效果，就用最先的十倍剂量，一直到病愈为止。此外，《神农本草经》还记载了药物的配伍注意事项，提出"七情"的概念："药有阴阳配合，子母兄弟，根茎华实，草石骨肉；有单行者，有相须者，有相使者，有相畏者，有相恶者，有相反者，有相杀者。凡此七情，和合之时，当用相须、相使者良，勿用相恶、相反者。若有毒宜制，可用相畏、相杀者。不尔，勿合用也。"也就是说，中药配方一定要讲究药物之间的相互作用对治疗效果的影响。

附：

中药配伍的几个概念

1. 单行：一味药独立发挥作用，如独参汤、独圣丸（五灵脂）、首乌片。

2. 相须：两种作用相似的药配伍，有相互协同、增强疗效的作用。如石膏与知母配合，能明显增强清热泻火的治疗效果；大黄与芒硝配合，能明显增强攻下泻热的治疗效果；乳香与没药合用，治疗活血散瘀，相得益彰；当归与白芍合用，疗效大为增强。

3. 相使：两种作用不同的药配伍，以一种药物为主，另一种药物为辅，可提高主药物的疗效。如补气利水的黄芪与利水健脾的茯苓配合时，茯苓能提高黄芪补气利水的治疗效果；清热泻火的黄芩与攻下泻热的大黄配合时，大黄能提高黄芩清热泻火的治疗效果。

4. 相畏：即一种药物的毒性反应或副作用，能被另一种药物减轻或消除。如生半夏和生南星的毒性能被生姜减轻和消除，所以说生半夏和生南星畏生姜。此外，如桔梗畏白芨，远志畏真珠，丁香畏郁金。

5. 相杀：一种药能减轻或消除另一种药的毒性，如大黄与附子、甘遂与赤芍，石膏与粳米。由此可知，相畏、相杀实际上是同一配伍关系的两种提法。

6. 相恶：两种药合用时，一种药物与另一药物相作用而致原有功效降低，甚至丧失药效，属配伍禁忌。如人参不能与莱菔子合用，因为莱菔子能削弱人参的补气作用；又如元参恶干姜，巴戟恶雷丸，狗脊恶败酱。

7. 相反：两种药合用能产生毒副作用，属配伍禁忌。如"十八反""十九畏"中的若干药物不能合用。

（1）"十八反"指十八种药物中某些药物与其他药物合用会出现毒性反应：①甘草

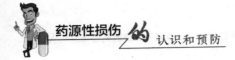

反大戟、芫花、甘遂、海藻；②乌头（包括川乌、草乌、附子）反贝母（川贝母、浙贝母）、瓜蒌、天花粉、半夏、白蔹、白及；③黎芦反人参、沙参（南沙参、北沙参）、苦参、玄参、细辛、芍药（白芍、赤芍）。

（2）"十九畏"指19个相畏的药物：硫磺畏朴硝，水银畏砒霜，狼毒畏密陀僧，巴豆畏牵牛，丁香畏郁金，牙硝畏京三棱，川乌、草乌畏犀角，人参畏五灵脂，肉桂畏赤石脂。

（二）晋至唐宋时期

晋代《肘后备急方》中论述了各种药物中毒的解救方法，如"中矾石毒，以大豆汁解之；中芫花毒，以防风、甘草、桂，并解之；中半夏毒，以生姜汁、干姜，并解之；中附子、乌头毒，以大豆汁、远志汁，并可解之；中杏仁毒，以蓝子汁解之"，其中，芫花、半夏、附子、乌头、杏仁是常用的中药。

到了隋代，人们对药物毒性的认识则更为深入。巢元方《诸病源候论》中有多处论述了药物的毒性作用。如"凡药物云有毒及有大毒者，皆能变乱于人为害，亦能杀人。但毒有大小，自可随所犯而救解之。""凡合和汤药，自有限制，至于圭、铢、分两，不可乘违，若增加失宜，便生它疾。其为病也，令人吐下不已，呕逆而闷乱，手足厥冷，腹痛转筋，久不以药解之，亦能致死，速治即无害。"这些记载说明古人已经懂得药物的治病和致病之间的辩证关系。

唐代孙思邈发扬和完善了《神农本草》中"君臣佐使"的观点，他在《备急千金要方》中指出处方配伍的原则："凡药有君臣左使，以相宣摄。合和者，宜用一君、二臣、三佐、五使，又可一君、三臣、九使也。"他又在《备急千金要方》中指出："合升称两，勿令参差。药有相生相杀，气力有强有弱，君臣相理，左使相持。"这两段文字强调配伍和剂量是非常重要的，不但如此，他还列出了赤石脂、阳起石、麦门冬、附子、牛膝等多种药物的配伍禁忌。

宋代对药物毒性的认识又进了一步，已经达到定量的水平。如陈承所撰的《本草别说》中记载了"细辛"的用法："若单用末，不可过半钱匕，多则气闷塞，不通者死。"意思是说，用细辛来治病，其剂量不可超过半钱匕（1钱匕，相当于现在2克）；如果剂量过大，容易造成死亡。这说明药物的损伤效应与剂量有关，而且相当精确。

（三）元明清时期

元代张子和在《儒门事亲》中说："凡药皆毒也，非止大毒、小毒谓之毒，虽甘草、苦参，不可不谓之毒。久服必有偏胜，气增而久，夭之由也。"张子和认为所有的药物都有毒，即使是以前认为无毒的药物（如甘草、人参之类），服用时间过长，也会对人体产生不利影响。

明代对药物的损伤效应已经有了较为系统的研究。永乐年间，太医刘纯亲自研究了很多药物的毒性。根据古人的经验和自己的亲身经历，他在《药治通法补遗》一书中明确提出"是药三分毒"。该书记载了研究药物毒性所使用的方法："余以双盲四法试药，双盲者，医工死囚不知也，以防示意；四法者，食之以观胃肠，浸之以观皮肤，熏之以观肺脏，开胃汤饮之以观辟毒也，然皆以胃气为准。"他所使用的"双盲四法"较为科学，双盲法至今仍为临床研究使用。

李时珍编著的《本草纲目》，按毒性大小，将药物分为大毒、有毒、小毒和微毒，其中有毒中药 350 多种，列毒草类专篇，并对某些有毒中药如水银、曼陀罗花等进行了考证和修订。此外，李时珍在继承古人的基础上对药物配伍进行了深刻阐述。《本草纲目·神农本经名例》中记载："药有七情：独行者，单方不用辅也。相须者，同类不可离也，如人参、甘草、黄檗、知母之类。相使者，我之佐使也。相恶者，夺我之能也。相畏者，受彼之制也。相反者，两不相合也。相杀者，制彼之毒也。古方多有用相恶相反者。盖相须相使同用者，帝道也。相畏相杀同用者，王道也。相恶相反同用者，霸道也。有经有权，在用者识悟尔。"这段文字说明，即使是相恶相反的药物，也不是绝对不合用，要视具体情况而定，不可拘泥于古书。

清代凌奂著在《本草害利》中指出："凡药有利必有害，但知其利不知其害，如冲锋于前，不顾其后也。"这段话阐述了药物有利就有害的辩证关系，呼吁医者要辨证施治，不可盲目下药。

（四）当代

近年来，随着中药制剂的不断开发，新的剂型不断出现，特别是中药注射剂大量应用于临床，中药导致的各种不良反应越来越多。迄今为止，世界卫生组织乌普萨拉药物不良反应监测中心（UMC）已收到 8986 份疑为植物药品所致不良反应报告。如仅在 2000 年，全国就报告了 27 种药物引起的过敏反应共 450 例。其中清开灵针 181 例高居首位，占全部反应的 40.2%；其次是双黄连 142 例，占 31.6%；穿琥宁 24 例，占 5.3%；复方丹参 22 例，占 4.9%；脉络宁 7 例，占 1.6%。其中发生过敏性休克者共 39 例，涉及 18 种药物，占过敏反应的 8.7%，尤以穿琥宁和复方丹参发生率最高。

因而，急需在民众中普及中药的相关知识，使民众对中药的毒副作用有一个正确的认识，注意用法用量，使之造福于人类，切不可因噎废食。

二、中药性损伤的原因

中药成分复杂，一味中药就含有成百上千种成分，复方制剂则可能包含几味、十几味甚至几十味中药。在制剂过程中，各中药成分之间可发生复杂的化学变化而产生新的成分。大多数中药的有效成分和可能引起不良反应的成分至今不甚明了。中药性损伤的原因及影响因素主要涉及药物本身和用药不当。

（一）毒性成分引起的不良反应

古医书中标注的"大毒""小毒"，大多是指具有一定毒性，而用之不当就会导致中毒的药物。《中国药典》收载的药物按其在常规剂量下毒性的大小分为"大毒""有毒""小毒"。小毒者：雷公藤、九里香、土鳖虫、川楝子、小叶莲、艾叶、北豆根、红大戟、吴茱萸、苦木、苦杏仁、南鹤虱、鹤虱、蛇床子、猪牙皂、草乌叶、鸦胆子、重

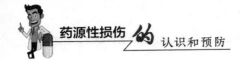

楼、急性子、绵马贯众、蒺藜；有毒者：干漆、土荆皮、山豆根、千金子、制川乌、天南星、木鳖子、水蛭、蜈蚣、甘遂、仙茅、白附子、白果、半夏、地枫皮、朱砂、全蝎虫、罂粟壳、芫花、苍耳子、两头尖、附子、苦楝皮、金钱白花蛇、京大戟、蕲蛇、制草乌、牵牛子、轻粉、香加皮、洋金花、常山、商陆、蓖麻子、蟾酥；大毒者：川乌、马钱子、天仙子、巴豆、巴豆霜、闹羊花、草乌、斑蝥。

我国卫生部门将下列药物按毒性中药管理：砒石（红砒、白砒）、砒霜、生川乌、生草乌、红升丹、生马钱子、生甘遂、雄黄、红娘子、生白附子、生附子、水银、生巴豆、白降丹、生千金子、生半夏、斑蝥、青娘子、洋金花、生天仙子、生南星、红粉、生藤黄、蟾酥、雪上一枝蒿、生狼毒、轻粉、闹羊花。其中，马钱子中含有士的宁，安全范围小，具有神经毒性；巴豆有大毒，主要由于巴豆油对消化道黏膜和皮肤有强刺激作用，可引发恶心、呕吐、腹痛、腹泻和皮肤坏死等症状。

（二）用量不当

使用中药过程中，每味中药都有使用限量，这是医生们在长期临床实践中对中药使用的经验总结。使用剂量过小，血药浓度低，治疗作用不明显；剂量过大，则易导致药源性损伤，如常规剂量的巴豆可通便导泄，过量使用则可导致患者腹泻不止，甚至危及生命。即使《中国药典》未标明有毒性的中药，在超量用药时也会发生不良反应。《中药大辞典》载关木通煎剂内服量为 1.5～4.5 g，而临床报道关木通中毒病例用量多超过常用量的数倍，甚至数十倍。

（三）用药时间过长引起蓄积中毒

服用中药时间过长，会出现药物的毒性积聚或药物依赖性。如长期使用黄花夹竹桃会发生洋地黄蓄积样中毒反应；又如长期服用含有朱砂成分的中成药物会造成慢性汞积蓄中毒。

（四）用药途径不当

不同剂型的中药，所产生的毒性作用亦不同。复方中药制剂的成分较单方药物更复杂。在中药的有效成分、药理等因素不完全明确的条件下，改变剂型，特别是在没有科学有效的内在质量控制手段和制剂工艺尚未成熟的情况下，极易发生药物不良反应。如将肌注用丹参注射剂用于静脉注射，易发生不良反应，甚至可能发生过敏性休克，导致死亡。一般情况下，口服和外用制剂的安全性比注射剂高。因此，不宜将中药复方制剂改成注射剂型。

（五）产地和品种、采集季节不同的药物，所含成分不一

不同产地、品种的中药的有效成分会有很大的差别。中药材生长的环境不同，药材质量不一。如乌头的产地主要是四川、甘肃等地，不同产地的乌头毒性成分不一，其毒性成分乌头碱、次乌头碱也是其药效成分，但含量不等；又如云南腾冲附片的毒性比四川附片毒性要大。桑寄生并非《中国药典》所载的有毒药物，但若其寄生于有毒植株

（如夹竹桃）上就会含有相应的有毒成分而易引发中毒。

同一地区生长的药物，由于生长时间差异、采集时间不同，药材中活性物质含量也可能不同。如芍药每年可以在多个时间点采集，但是不同的采集时间可造成芍药苷的含量有所差异。研究表明，7月所采集的芍药中芍药苷含量最低，5月、11月采集的芍药中芍药苷含量较高。

（六）药材未经炮制或炮制不当

中药的炮制在中药的使用过程中占有重要地位。中药炮制可以降低或消除其毒性、提高药效，从而降低不良反应的发生率。特别是毒性较大的中药，正确的炮制可以增效减毒。但若炮制方法不规范，就会在使用过程中出现中毒现象。如生半夏有毒，而炮制成法半夏（法半夏为生半夏用白矾、甘草、石灰加工炮制而成）后，其毒性大减或甚微。一般认为长时间煎煮可以减毒，如附子先煎一小时，其毒性可以大大减少，乌头中的双酯类生物碱，水解前后的毒性相差2000倍。因此使用含乌头类药物的方剂时，要先煎、久煎，使其毒性降低后再使用。但炮制不当则毒性可增加，如山豆根煎煮时间越长，其副作用愈强，其他如马钱子、附子、巴豆等的毒性均与炮制有关。因此，中药在临床使用前均应该经严格而规范的炮制。

（七）中药污染

保管不善引起中药变质、霉变或种植采集中有农药污染均可引起不良反应。工业排放物和农药可对自然环境造成污染。这些工农业污染物可能长期残留在土壤中。若在被污染的土壤中种植药用植物，则污染物可被药用植物吸收而存留在药材中。患者一旦服用含有机氯、有机磷等污染物的药材，毒物可在人体积蓄引起中毒。

（八）配伍不当

中药的使用讲究配伍，讲究君、臣、佐、使的配伍方案。配伍得当，可使其协调作用，增效降毒。但某些中药相互间具有相恶、相反的作用，如"十八反""十九畏"。如乌头与贝母合用会降低乌头疗效，瓜蒌、白蔹、白及有增加乌头碱毒性的作用；山楂、五味子、乌梅、山茱萸与磺胺合用会引起血尿；甘草与水杨酸合用可使溃疡发生率增加；朱砂制剂与溴化汞合用可导致肠炎。

（九）中药材质量问题

在药材种植中滥用生长调节剂、加工中过量熏硫，可导致人为污染；药材在净选分离时，真假难辨，致使黄芪、黄芩中混有红大戟，小玉竹里混有生半夏等情况时有发生；海马腹内注水泥、冬虫夏草打铁钉、利用化学胶经过特制模型加工成白色半透明的鹿茸片、人参水提后再卖等，严重影响药材质量和安全性。

（十）中药注射液引起不良反应的原因

目前在临床使用的中药注射剂有100余种。比起普通的中药制剂，中药注射剂具有

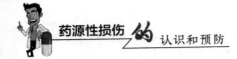

起效快、药效高等优点。不过由于它是直接进入患者皮下组织内部或血液，且中药的具体成分较为复杂，在制作的过程中药剂成分的比例不好把握，导致注射剂质量得不到有效保障，从而使患者在接受中药注射后出现不良反应的概率大幅提高。近年来，中药注射剂的不良反应报告逐渐增多，据有关资料统计，中药注射剂不良反应占中药不良反应的 75% 以上。中药注射剂引起药源性损伤的原因主要来自以下几个方面：

1. 药物中的微粒：中草药提取制剂成分较为复杂，一些成分如色素、鞣质、淀粉、蛋白质等可以以胶体形态存在于药液中，与含离子成分的稀释剂配伍后可能会因盐析作用及 pH 值的改变而产生大量不溶性微粒（出现澄明度变化），增加输液反应的机会。如葛根素注射液的质控 pH 值为 3.6，与 5% 葡萄糖注射液配伍后的混合液 pH 值变化较小，但在 0.9% 氯化钠注射液中 pH 值下降 2 左右。pH 值改变导致葛根素溶解度降低，易产生微粒。《中国药典》规定：100 ml 以上静脉滴注液每 1 ml 中含 10 μm 以上微粒不得超过 20 粒，含 25 μm 以上微粒不得超过 2 粒，但对于小容量注射剂，药典未作规定，故其本身可能含有不溶性微粒。而临床上常将小容量的注射剂与大瓶稀释剂配伍，使得微粒增加。联合用药出现的输液反应更为严重，如临床上常见的中西药联用，溶液中的成分增加，成分之间的相互作用更加复杂，产生输液反应的概率增大。

2. 输液环境：有资料显示，输液环境中可显著带入微粒，配伍后的输注液体不溶性微粒粒径分布与空气中尘埃粒子自然规律极为接近。目前我国医院配置药物大多是在半开放式的病区治疗室中进行，使得配置药物时空气洁净度不达标，存在大量肉眼看不到的尘埃、热原、微生物；配药人员操作前不注意洗手或洗手后用白大衣或不洁毛巾擦手，易造成二次污染；消毒剂不合格等都可使输注液被细菌污染，从而诱发输液反应。

3. 输液操作：中药注射剂给药过程的管理不规范，是导致中药注射剂不良反应的重要原因。用药前，护士忽略对患者既往病史、过敏史、用药史的采集，缺乏对患者用药时身体状态、心理状态的评估，疏于对患者进行中药注射剂安全用药知识的健康教育，这些都可能促发中药输液不良反应的发生。此外，用药过程中，患者擅自调节输液速度等现象时有发生，也增加了输液反应的发生概率。另外，若医护人员不能识别中药注射剂不良反应的高危人群并给予针对性的观察，没有在中药注射剂不良反应的高发时间内对患者加强监护，容易错过早期发现不良反应的时机。

4. 输液器具：由于许多中药注射剂的安瓿为"非易折型"，需使用砂轮割据。一支 5 ml 的安瓿用砂轮割据后掰开时带有 1300～3000 个微粒，吸取药液时，易将大量玻璃微粒吸入药液中。目前临床使用的普通输液器采用的输液过滤介质孔径一般在 15 μm 左右，对 <10 μm 的微粒几乎没有截留作用，不能有效减少中药注射剂中的微粒进入体内。一次性输液器及注射器被微生物污染的情况也时有发生，且储存期愈长，污染率愈高。除药物外，输液用输液管、注射器、针头等也是增加不溶性微粒的原因。由输液器引入的微粒一般为非代谢性异物微粒（如纤维、粉尘、合成高分子材料等）。这些微粒在体内不能代谢，较大的微粒能引起毛细血管堵塞或供血不足，导致组织缺氧，产生静脉炎、水肿和肉芽肿，发生输液反应。

三、中药性损伤的分类

按其发生的原因和临床表现，中药性损伤大致可分为毒性反应和过敏反应。

（一）毒性反应

由中药引起人体功能或器官组织的损害称为中药毒性反应。毒性反应的发生与中药本身的毒性、用量、用药时间、机体状态等因素有关。由于接近或超过极量用药而发生的即刻毒性反应称急性中毒反应，由于长时间用药蓄积后逐渐发生的毒性反应称慢性毒性反应。在中药毒性损害的靶器官中，发生频率最高的脏器依次是肝、肾和胃肠。下面分别介绍中药对不同系统器官毒性的临床表现：

1. 以神经系统损伤为主的临床表现。口唇、肢体或全身麻木，眩晕，头痛，瞳孔缩小或扩大，对光反射迟钝或消失；严重者可见烦躁不安、牙关紧闭、抽搐、惊厥、语言不清或障碍，嗜睡，意识模糊、昏迷等。引起这类反应的中药为含有强心苷、生物碱的药物，如夹竹桃、雷公藤碱，士的宁等。

2. 以循环系统损伤为主的临床表现。中药可引起循环系统损害，临床上以心律失常、心电图异常为特点，甚至可因心脏和呼吸麻痹而导致死亡。主要症状：心悸、胸闷、发绀、面色苍白、四肢厥冷、心律不齐、心率过快或过慢、传导阻滞、心音低钝减弱、血压下降或升高、心电图改变。引起这类反应的药物主要成分为强心苷（洋金花、万年青、夹竹桃）、乌头碱、山豆根碱、黄酮、皂苷、蟾酥类毒等。一些中成药如六神丸、云南白药等对迷走神经有强烈的兴奋作用，对心肌有直接损害，并抑制窦房结，引起心动过缓、传导阻滞或各种期前收缩，也可致快速房颤，严重者可致室性心动过速或室颤。乌头、附子、雪上一枝蒿都含有乌头碱，可直接作用于心肌引起折返性室性心律失常，导致室颤或发生阿-斯综合征（即心源性脑缺血综合征，指突然发作的、严重的、致命性、缓慢性或快速性心律失常，使心排血量在短时间内锐减，产生严重脑缺血、神志丧失和晕厥等症状）。

3. 以呼吸系统损伤为主的临床表现。呼吸急促、咳嗽、咳血、哮喘、呼吸困难、发绀、急性肺水肿、呼吸肌麻痹或呼吸衰竭等。生物碱、硫化砷含量较高的中药可引起这类反应。柴胡、甘草、麻黄、五味子和部分丹参制剂均有致哮喘的报道。

4. 以消化系统损伤为主的临床表现。胃肠道症状是中药中毒和不良反应的较早症状，且各系统的不良反应多伴有胃肠道症状。主要症状：口干、口苦、恶心、呕吐、食欲不振、嗳气流涎、腹胀、腹痛、腹泻、便秘、黑便等。含有生物碱（益母草碱）、强心苷的中药可引起这类反应。

肝脏是中药性损伤最主要的靶器官。药源性肝损伤具有一定的潜伏期，主要表现为发热、乏力、食欲缺乏、黄疸、肝区疼痛、肝肿大、肝功能损害、中毒性肝炎，有的患者可同时出现皮疹和肾损害等表现。药源性肝损伤以中成药常见，单一用药以雷公藤及土三七多见，抗肿瘤药物所致药源性肝损伤多以化疗联合用药多见。药源性肝损伤病例中，以服用治疗皮肤病、骨关节病及养发乌发中药的患者多见。一些治疗肝病的药物也可引起肝损伤，如小柴胡汤中的柴胡，有报道患者服用后转氨酶升高并出现黄疸，肝活

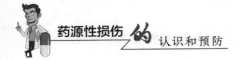

检证实为急性肝损伤，停药后恢复，再次用药重现肝损伤，肝组织出现炎性细胞浸润、脂肪变性及肝纤维化等改变。

5. 以泌尿系统损伤为主的临床表现。主要症状有：尿量减少，甚至尿闭，或尿频、量多，腰痛，肾区叩击痛，水肿、排尿困难或尿道灼痛，尿毒症，急性肾衰竭等。实验室检查可发现尿中有红细胞、蛋白管型，氮质血症或代谢性酸中毒。药物主要成分为含生物碱、苷类、黄酮等的中药可引起这类反应。

肾脏也是中药性损伤的主要器官。20 世纪 40 年代即有雷公藤中毒的报道，也有含关木通的药物引发急性肾衰竭的报道。广防己主要含马兜铃酸（aristolochic acid，AA），1 年后诱发了泌尿系统肿瘤和严重肾衰竭，故称之为中草药肾病。含 AA 的中草药涉及木通属、木香属及木防己属等约 70 种中草药，其中以马兜铃、关木通、广防己、青木香、天仙藤及寻骨风引发的肾脏损伤最常见。

6. 以血液系统损伤为主的临床表现。白细胞减少、粒细胞缺乏、弥散性血管内凝血、过敏性紫癜、再障，甚至死亡。引起血液系统损害的中（成）药以雷公藤和复方丹参（片、注射液等制剂）最常见。

7. 皮肤不良反应。非毒性中药（及其制剂）所致不良反应以皮肤反应为多见，症状也较轻。皮肤反应多发于面部、四肢，躯干相对较少。临床上主要症状为丘疹、红斑、血斑、水疱，多伴瘙痒，少数皮肤松解、剥落坏死。如无花果叶外用可致植物日光性皮炎，表现为猩红热样药疹、荨麻疹；VC 银翘片可致荨麻疹型药疹；口服正天丸可致大疱性表皮坏死松解型药疹；有报道称正红花油外用后涂药部位次日出现红疹、发痒，并有渗出液。

8. 致癌、致畸、致突变作用。我国学者对许多中药及其有效成分进行了致突变试验，发现某些中药及其成分具有致突变效应，如石菖蒲的主要成分 α-细辛醚对鼠伤寒沙门菌 TA92 有致突变作用，并可造成染色体明显断裂。植物黄酮类槲皮素在小鼠微核实验中呈阳性反应。细辛、狼毒、石菖蒲、藿香、辛夷、斑蝥、槟榔（槟榔碱、水解槟榔）等中药具有致癌作用。另外，部分中药本身无致癌作用，但与具有致癌作用的药物一起使用时，肿瘤发生率明显增高，称为辅助致癌中药，如巴豆油、甘遂中的大戟二帖醇类物质。有些中药可能影响胚胎发育，导致胎儿畸形或死胎。百合、桃仁、杏仁、苦参等中药可导致胎儿畸形。实验研究表明，生半夏可以使孕兔死胎概率明显增加。

（二）过敏反应

过敏反应又称变态反应，某些中药成分属于抗原或半抗原，可引发抗原抗体结合反应，造成组织损伤或生理功能紊乱，其病理变化及临床症状多种多样。中药成分中多种生物大分子物质（如蛋白质、多肽、多糖）具有完全抗原性。可诱发过敏反应。另外一些小分子物质作为半抗原，在体内与蛋白质结合后也表现出完全抗原性；这些半抗原在中药中广泛存在，如小檗碱、茶碱、丹参酮等。中药引起的变态反应是一种较常见、较严重的不良反应，多表现为皮肤荨麻疹、红斑、紫癜等，严重时也会发生疱性剥脱性皮炎，可危及生命，还可能引起呼吸困难、过敏性休克等，若抢救不及时也可导致患者死亡。其中以皮肤反应最常见，表现为皮肤潮红、瘙痒、固定性药疹、红色丘疹和荨麻疹，其次为过敏性休克。双黄连粉针剂、穿琥宁注射液、清开灵注射液、鱼腥草注射液和普乐林注射液等注射用制剂易引发变态反应。

中药引起的过敏性反应主要有Ⅰ、Ⅲ、Ⅳ型变态反应。各型变态反应机制存在差异：Ⅰ型变态反应又称速发型变态反应，由于中药中所含的许多小分子本身具有抗原性，进入机体刺激免疫系统产生相应的免疫球蛋白（IgE）抗体，产生的 IgE 就有亲细胞的活性，其附着于肥大细胞上，使机体进入致敏状态。当该类中药再次接触人体时，中药中的抗原与肥大细胞和嗜碱性粒细胞上的 IgE 结合，释放出颗粒和生物活性物质，引起荨麻疹、过敏性休克、血管性水肿等过敏反应。如双黄连注射液会引起荨麻疹、血管性水肿、紫癜、剥脱性皮炎、结节性红斑、药疹等。Ⅲ型变态反应即免疫复合物型变态反应，中药中的抗原与人体中相应的抗体形成免疫复合物，若免疫复合物不能被及时清除，并于局部沉积，可激活补体，促使中性粒细胞浸润并释放水解酶，造成组织损伤，引起血管炎、荨麻疹等。Ⅳ型变态反应又称迟发型变态反应，机体受抗原刺激后，T 淋巴细胞转化为相应的致敏淋巴细胞，当这种细胞再次遇到相应的抗原时，常在 1～2 天释放一系列淋巴因子，引起组织损伤或直接破坏靶细胞，从而引起一系列皮肤炎症反应，如湿疹样及麻疹样药疹，接触性皮炎、剥脱性皮炎等。苦参素能引起麻疹样药疹、外用苍耳子能引起接触性皮炎，口服中药全蝎可致全身剥脱性皮炎等。

四、中药性损伤的防治

（一）建立健全的管理制度

加强质量管理和控制药品质量是预防中药性损伤的基本保证和必要条件。借鉴西药不良反应监测制度及药品管理法规，并根据中医药独特的理论体系和中药用药的基础理论与特点，制定相应的中药管理制度及不良反应监测报告制度，针对其复杂性和特殊性，因时、因地、因人、因药制宜，全面加强管理，只有将用药法制化、规范化，才能有效地保证用药安全。在药品生产过程中严格控制质量，加强中药炮制和剂型的管理。对药品质量相关环节，都应进行严格科学管理。保证中药生产源头即中药材种子资源、种植因素、农药使用等方面的严格控制和规范管理。从根本上杜绝品种的混乱错杂，减少种植污染，建立种植中药 GAP 基地，提高中药材的质量。对于中药制剂，生产程序应该标准化，以减少批次及生产商之间的差异，保证制剂的稳定性和安全性。

（二）加强中药毒性的研究

广泛收集有关中药引起药源性损伤的临床资料，并对其进行分析和研究。加强药物基础研究和临床试验观察，全面、客观地评价中药的安全性和有效性。寻找毒性药物的替代品，如已知马兜铃科关木通具有确切的肾毒性，而白木通、三叶木通（八月札茎）没有肾毒性，因此可用木通科白木通、三叶木通替代关木通。对于毒性已有定论的中药应谨慎使用。若病情需要，必须使用时，应当在《中国药典》规定的剂量下短期使用，对肝肾功能异常的患者最好避免使用，以免加重损伤。用药首先要考虑安全问题，其次才是疗效。

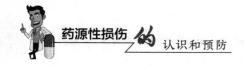

（三）配伍及改变制剂方法

进行合理配伍能够增强药物有效性，防止不合理配伍所产生的毒副作用。医师需严格按照相关规范，并且跟从中药基础理论的正确指导，结合患者的实际情况，进行合理配伍、辨证施治。有些中草药必须经合理炮制才能提高有效性，并能减轻其毒副作用。对于非炮制药物，不得将其与炮制药物混合使用。医师应了解炮制药物的毒性程度，并采用合理的炮制方法。动物实验表明，用不同溶剂对关木通进行提取以及用不同中药进行配伍后，其毒性不一。水煮熬药方式得到的产物肾毒性最大；用乙醇提取的产物，肾毒性减小；而用生地、甘草配伍后再用乙醇提取的产物，对肾脏几乎无毒性反应。故可通过改变配伍和制剂方法减少中药性毒副作用。

（四）防止中药注射剂的药源性损伤

选择适宜的稀释剂和输注速度，对于易引起输液反应的中药注射剂，如复方丹参、双黄连等，一般采用5％或10％葡萄糖注射液稀释后静滴，而不选用生理盐水等含离子成分较多的溶液作为稀释剂。对于采用静脉输液给药方式的注射剂，尽量减少药物配伍品种，并规范输液操作，注意输液环境和操作人员的清洁卫生。选择质量有保证的输液器具。中药注射剂滴注速度不宜过快，一般控制在60滴/分钟以下。

（五）加强宣传，客观对待

中医药师应加强与巩固专业基础理论知识，提升自身专业素养，严格遵照中医中药的各项规章制度，在中医中药理论的正确指导下用药，防止产生中草药的毒副作用。中医药工作者应进一步加强宣传，帮助大众科学认识中药的药效和毒性，全面客观地看待中药安全性及不良反应，消除"中药无毒"的片面观点，使患者在医师、药师的指导下，正确使用中药治疗疾病，调养身体，避免药源性损伤的发生。俗话说"是药三分毒"，药效和毒性是大多数药物同时具有的双重性质。即使是无毒之药，用量过大或滥用，也会对身体产生伤害。

第二节　抗菌药物相关药源性损伤

抗菌药物（antibacterial agents）是指对病原菌具有抑制或杀灭作用的药物，主要用于防治细菌感染性疾病。抗菌药物的使用可以追溯到几千年前，我国古代就有利用微生物之间的拮抗现象与疾病做斗争的记载。在2500年前我们的祖先就用霉变的豆腐治疗疮痈（"豆腐上衍之霉，以疮疗痈"）。欧美等地数世纪前也采用过发霉的面包、谷类治疗皮肤溃疡、化脓创伤及肠道感染等。

目前，抗菌药物泛指对病原体（主要为细菌）具有抑制或杀灭作用的抗生素及其他合成或半合成的化学药。抗生素的定义来自"抗生"一词，抗生是指一种生物对抗另一种生物的拮抗现象，而抗生素是指由微生物产生，并在高稀释度下对一些特异微生物具有杀灭或抑制作用的物质。英国科学家弗莱明 1928 年发现在培养金黄色葡萄球菌的器皿中，受到青霉菌污染的培养基及其近旁区域，无葡萄球菌生长，提示青霉菌能分泌某些能杀灭、抑止葡萄球菌生长的物质。后经反复试验，发现这种青霉菌的分泌物能抑制许多种病原菌生长。将青霉菌分泌物提取出来，发现其能有效治疗败血症和创伤，这种物质后来被称为青霉素。

时至今日，全世界已发现了 4000 多种抗生素，其中用于治疗人类或牲畜疾病的抗生素不到百种。除抗生素外，一些人工合成的药物，如喹诺酮类，咪唑类、磺胺类、呋喃类及甲硝唑等都被列入抗菌药物范畴。于 1908 年合成的磺胺是最早发现的抗菌活性强、毒性低的化学物质，1932 年杜马克发现其可用于治疗链球菌感染。磺胺药问世后，产褥热的病死率急剧下降。接下来数年里人们陆续合成了一系列抗菌药物。迄今为止应用于临床的抗菌药物已达 200 余种。

抗菌药物是目前临床应用最多的药物，占全部用药的 30%～50%。据报道，超过 50% 门诊患者的处方开具过抗菌药物，80% 的住院患者使用过抗菌药物，在使用抗生素的患者中 1/3 以上非病情必需，仅仅被用于预防感染。我国是抗生素消费大国，近年来 48% 抗生素为治疗人类疾病所用，其余用于农牧业。

临床上有不规范使用或滥用抗生素的情况，如不及时停药、超量使用、未对症使用、频繁更换抗生素种类等现象。对使用抗生素仍存诸多误区，如"抗菌药物等于消炎药""抗菌药物可预防感染""广谱抗菌药物优于窄谱抗菌药物""新的比老的好"和"贵的比便宜的好"等现象。滥用抗生素的现象在儿童群体中尤为严重。复旦大学研究显示，江浙沪儿童普遍暴露于多种抗生素，在受检的 1000 多份儿童尿样中，在 58% 的尿样标本中检出一种抗生素；在 25% 的尿样中检出 2 种以上抗生素；部分尿样标本中检出 6 种抗生素；也检出一些只用于畜牧业的抗生素。抗菌药物的滥用不仅导致药物资源的巨大浪费，而且还会带来不良反应、二重感染以及耐药等更严重的后果。

一、抗菌药物引起的变态反应

变态反应是应用抗菌药物后的常见不良反应之一，临床上最常见的表现是皮疹，其他表现有过敏性休克、药物热、血管神经性水肿、溶血性贫血等。抗菌药物所致的变态反应主要由抗原和相应抗体的相互作用引起。抗菌药物的分子结构较为简单，均不是蛋白质，但大多可作为半抗原，与体内或体外的蛋白质结合而形成全抗原，从而促使人体产生特异性抗体或致敏淋巴细胞，当人体再次接触同种抗菌药物后即可产生各种类型的变态反应。临床上青霉素类、氨基糖苷类、头孢菌素类等抗生素均可引起变态反应。头孢菌素类与青霉素类抗生素之间还可发生交叉过敏反应。

最严重的变态反应为过敏性休克。在所有抗菌药物中青霉素类药物引发的过敏性休克最常见。过敏性休克发生极为迅速，甚至在注射针头尚未拔出时即可发生，也可在皮试时出现。约半数患者的过敏性休克症状发生在注射后 5 分钟内，注射后 30 分钟内发生者占 90%。青霉素引起的过敏性休克多见于 20～40 岁成年人，老年人和儿童较少见。

过敏性休克的症状包括皮肤过敏、中枢神经系统损伤、呼吸道阻塞、循环衰竭四

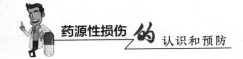

种。最常见、最早出现的症状是皮肤过敏反应，表现为皮肤潮红、瘙痒，继而广泛的荨麻疹和（或）血管神经性水肿；中枢神经系统损伤主要表现为烦躁不安、头晕、头痛、脑缺氧和脑水肿、意识不清或丧失、抽搐或肢体强直；呼吸道阻塞症状表现为气道水肿、分泌物增多和支气管痉挛，患者出现咽喉堵塞感、胸闷、气急、喘鸣、憋气、发绀，以致因窒息而死亡，是过敏性休克主要的死因之一；循环衰竭时患者先有心悸、出汗、面色苍白、脉速而弱，然后发展为肢冷、血压迅速下降、脉搏消失，最终导致心脏停搏，少数原有冠状动脉硬化的患者可并发心肌梗死。

二、抗菌药物引起的毒性反应

抗菌药物的毒性反应是指抗菌药物对人体各器官或组织的直接损害。药物可引起机体生理、生化等功能性指标异常或组织器官的病理改变，其严重程度与药物剂量、疗程相关，一般可以预测，可在停药后消除。毒性反应是抗菌药物引起的各种药源性损伤中最常见的一种，其种类较多，如神经系统毒性、肾毒性、肝脏毒性、血液系统毒性和胃肠道毒性等。

（一）神经系统毒性

常见的抗菌药物，如青霉素、氨苄西林等可引起中枢神经系统毒性反应，严重者可有癫痫样发作。青霉素、四环素以及克拉霉素等可引起一系列精神症状，如幻视幻听、躁狂、失眠等，甚至出现自杀倾向。链霉素、多黏菌素类、氯霉素、利福平、红霉素可造成眼部的调节适应功能障碍，可引发视神经炎甚至视神经萎缩。另有报道，大环内酯类药物，如克拉霉素和阿奇霉素可能减少突触前乙酰胆碱释放或加强突触后受体抑制，从而诱导肌无力危象。

氨基糖苷类、万古霉素、多黏菌素类和四环素可引起耳损伤和前庭神经损伤。其中氨基糖苷类药物的耳毒性或其对第八对脑神经的损害最为常见，表现为听力减退，耳鸣或耳部饱满感。耳毒性的发生与内耳淋巴液中的药物浓度较高和半衰期（$T_{1/2}$）较长有关，内耳中药物的 $T_{1/2}$ 较血中的 $T_{1/2}$ 长 10～15 倍，药物在内耳中滞留，可引起一系列生化和组织学的反应，以柯蒂器受累最为显著。早期损伤为可逆的，但柯蒂器毛细胞消失后则无法再生，这将导致永久性耳聋。据统计，因为不合理使用抗生素造成我国 7 岁以下儿童耳聋的数量多达 30 万人。氨基糖苷类抗菌药物均具有一定的耳毒性，其中耳毒性较为显著的有新霉素、卡那霉素、链霉素和庆大霉素。在目前常用的氨基糖苷类中，异帕米星、奈替米星导致耳毒性的发生率较低。

（二）肾毒性

肾脏是大多数抗菌药物的主要排泄器官，药物在肾内常有较高的浓度，因此肾毒性相当常见，但表现轻重不一，可表现为单纯尿常规或血液生化异常、不同程度肾脏功能减退、尿毒症等。导致肾毒性的抗菌药物主要有氨基糖苷类、多黏菌素类、两性霉素B、万古霉素、头孢菌素、青霉素类、四环素类等。肾毒性往往与药物积累量成正比，药物在局部组织，尤其是肾皮质内的浓度远高于血液，药物可直接损伤肾小管上皮细胞，严重时引起肾小管坏死、急性肾衰竭等。老年人、脱水者、两种以上肾毒性药物联用者更易发生药源性肾脏损伤，但大多药源性肾损伤为可逆的，停药后可逐渐恢复。

（三）肝脏毒性

两性霉素 B 和林可霉素可引起中毒性肝炎，大剂量四环素可引起浸润性重症肝炎；大环内酯类和苯唑西林可引起胆汁淤滞性肝炎，头孢噻吩、头孢噻啶及青霉素类的苯唑西林、羧苄西林、氨苄西林等可引起转氨酶升高，链霉素、四环素和两性霉素 B 可引起肝细胞型黄疸。抗结核药物中异烟肼、利福平、对氨基水杨酸、吡嗪酰胺等均可引起肝脏损害。异烟肼在肝脏被代谢为乙酰肼，后者可与大分子物质以共价键结合而引起肝损害。

（四）血液系统毒性

抗菌药物对血液系统的损伤作用可表现为贫血、白细胞减少、血小板减少或凝血机制异常。氯霉素可引起中毒性粒细胞缺乏症，大剂量使用青霉素时可致凝血机制异常，第 3 代头孢菌素类，如头孢哌酮、拉氧头孢等通过影响肠道菌群正常合成维生素 K，引起出血反应。很多抗菌药物都可引起贫血，氯霉素是其中较突出的一种，当氯霉素血药浓度较高，特别是在长期使用时，机体可出现再障，病死率高于 50%，多见于 12 岁以下女童，患者大多有慢性荨麻疹、湿疹等过敏性疾病。

（五）胃肠道毒性

抗菌药物引起的胃肠道的不良反应较常见。临床上表现为恶心、上腹不适、胀气、腹泻等，可伴呕吐。化学刺激是胃肠道反应的主要原因，但也可能是肠道菌群失调的后果，或二者兼而有之。引起胃肠道反应的抗菌药物有四环素类、青霉素类、大环内酯类及磺胺类等，其中大环内酯类、氯霉素类等药物即使注射给药，也可引起胃肠道反应。

三、抗菌药物与二重感染

二重感染又称重复感染或菌群交替症，是抗菌药物应用过程中出现的新感染。在正常情况下，人体的口腔、呼吸道、肠道、生殖系统等处都有细菌寄生繁殖，这些细菌多数为条件致病菌，少数属致病菌或寄生菌。当较长时间应用广谱抗菌药物后，敏感菌群受到抑制而未被抑制的菌群趁机大量繁殖。此外，原发疾病严重、大手术、应用肾上腺皮质激素和抗代谢药物等均可导致人体免疫功能下降，也为细菌入侵和继发感染创造了有利条件。在肠道、呼吸道等部位未被抑制的细菌及外来细菌均可乘虚而入，导致二重感染。常见的二重感染致病菌有霉菌、白色念珠菌、变形杆菌、金黄色葡萄球菌、铜绿假单胞菌等。二重感染发生率为 2%～3%，一般出现于用药后 3 周内，多见于长期应用广谱抗菌药物者、婴儿、老年人、有严重原发病者及进行腹部大手术者。

常见的二重感染的临床表现有口腔感染、白色念珠菌肠炎和肛门感染、伪膜性肠炎、菌群交替性肠炎、肺部感染、尿路感染、败血症。由于病原菌常为多药耐药菌，加之机体抵抗力低下，二重感染往往难以控制，并有较高的死亡率，其防治关键在于合理

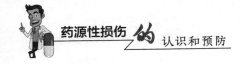

用药。

四、抗菌药物的耐药

随着抗生素的广泛使用甚至滥用，目前细菌对抗生素的耐药性问题已十分严重，抗生素耐药性正在对全球健康和社会经济负担构成威胁。青霉素大规模上市 4 年后就出现了耐药菌。由于青霉素和红霉素的广泛应用，肺炎链球菌对青霉素耐药的比例已经从 1995 年的 5％增加到 2004 年的 35％，对大环内酯类抗菌药耐药的比例高达 70％。喹诺酮类抗菌药物在我国应用不到 20 年，大肠埃希菌的耐药率已经达 60％～70％。

关注和重视抗生素发展与耐药风险的对策已经成为共识。2016 年 9 月 21 日，联合国大会召开会议讨论抗生素的耐药性问题，并将其视为"最大和最紧迫的全球风险"。据世界卫生组织首次发布的抗生素耐药监测数据显示，无论是高收入国家，还是低收入国家，抗生素耐药性均处于非常高的水平。2015 年 10 月，世界卫生组织启动了全球抗微生物监测系统（GLASS）。迄今为止，共有 52 个国家（25 个高收入国家、20 个中等收入国家和 7 个低收入国家）参加了世界卫生组织的全球抗生素监测系统。GLASS 数据显示，遍及 22 个国家的疑似受到细菌感染的 50 万人中，广泛存在抗生素耐药性问题。最常见的耐药菌为大肠埃希菌、肺炎克雷伯菌、金黄色葡萄球菌和肺炎链球菌，其次是沙门菌。

细菌对抗菌药物的耐药性是自然界的抗生现象，细菌在对抗抗菌药物的过程中，为了免遭伤害，形成了多种防卫机制，由此产生的耐药菌得以存活和繁殖，每一种抗菌药物进入临床后伴随而来的是细菌的耐药，即细菌在药物高于治疗剂量浓度下仍能生长繁殖。这种耐药可能与细菌的固有特性有关，也可能出现在正常敏感菌种内，通过变异或者基因转移获得。

细菌耐药分为天然耐药（固有耐药）和获得性耐药。天然耐药是细菌对某种抗菌药物的天然耐药性，是始终如一的，由细菌的种属特性所决定；获得性耐药是由于敏感的细菌发生基因突变或获得外源性耐药基因所产生的，如金黄色葡萄球菌获得 mecA 基因，产生对 β－内酰胺类抗菌药物的耐药性。细菌主要通过六种方式抵制抗菌药物的作用：①产生水解酶或钝化酶，使抗菌药物水解或结构改变而失活；②抗菌药物作用靶位改变或数目改变，使之不与抗菌药物结合；③改变细菌细胞壁的通透性，使抗菌药物不能进入菌体内；④通过主动外排作用，将药物排出菌体之外；⑤细菌分泌细胞外多糖蛋白复合物将自身包绕，形成细菌生物被膜；⑥整合子系统。这些耐药机制中的一种就可以使细菌产生耐药性，但它们不是相互孤立存在的，两种或更多种不同的耐药机制相互作用，共同决定一种细菌对一种抗菌药物的耐药水平。

耐药性的形成过程是每种药物迟早发生的自然生物过程，也是致病微生物生存的防御机制的形成过程。抗菌药物的滥用大大加速了这一自然过程。全球对抗生素的需求迅速增长，过多地使用抗生素直接导致更强的耐药性，甚至出现超级细菌（superbug）。超级细菌不是特指某一种细菌，而是泛指那些对多种抗生素具有耐药性的细菌，即多重耐药性细菌。抗生素的滥用使得处于平衡状态的抗菌药物和细菌抗药性之间的矛盾被加剧，具有耐药能力的细菌也通过不断的进化与变异，获得对不同抗菌药物耐药的能力。

这种能力在矛盾斗争中被不断强化，细菌逐步从单一耐药到多重耐药甚至泛耐药，最终成为超级细菌。

多重耐药菌日益增多，目前被特别关注的超级细菌主要有耐甲氧西林金黄色葡萄球菌（MRSA）、耐多药肺炎链球菌（MDR-SP）、万古霉素肠球菌（VRE）、耐多药结核杆菌（MDR-TB）、多重耐药鲍曼不动杆菌（MRAB）以及最新发现的携带有 $NDM-1$ 基因的大肠埃希菌和肺炎克雷伯菌等。由于大部分抗生素对其不起作用，超级细菌对人类健康已造成极大的危害。与此同时，人类对新结构抗菌药物的研究进入了瓶颈期，从 1995 年至今，仅有 20 余个新的抗菌药物批准上市，全新结构只有两个（利奈唑胺和达托霉素）。耐药细菌的不断出现也引发了人们对抗菌药物合理使用的关注。

五、抗菌药物药源性损伤的防治及合理用药

（一）变态反应的防治原则

目前尚没有安全可靠的方法来预测抗菌药物引起的过敏性休克。因此在应用抗菌药物（尤其是青霉素）前必须详细询问既往史，如以往用药史、过敏史等。我国规定使用青霉素类各种制剂前必须进行皮肤试验，一般来说，静脉注射青霉素由于直接进入血液循环，故发生过敏反应速度快，后果也最严重。但目前国内外临床资料表明，口服青霉素等也可引发过敏性休克等严重不良反应，由于发生率较低，极易被忽视。故口服青霉素类药也应慎重使用，必要时做皮试，且皮试必须在有抢救条件的场所进行。当青霉素皮肤试验阴性患者注射青霉素类药后，仍要观察 0.5 小时。停药 7 天（小儿 3 天）以上需再次皮试，换用另一种批号也应再次皮试。患者一旦发生过敏休克，抢救的关键是缓解呼吸道阻塞和循环衰竭，根据英国复苏委员会治疗流程，应立即切断变应原，第一时间肌内注射肾上腺素（0.1%，0.5~1 ml），再用抗组胺药（氯苯那敏、苯海拉明），然后再用氢化可的松等糖皮质激素。

（二）毒性反应的防治原则

应用抗菌药物前应充分了解其可能发生的各种不良反应及其防治对策，对新上市的药物尤为重要。给药剂量应按生理和病理状况（特别是肝肾功能）来确定，由于个体的药物动力学差异较大，故有条件时应定时监测血药浓度。疗程必须适当，在疗程中密切观察可能发生的一切反应，并做必要的血尿常规和肝肾功能检查。对老年人、婴幼儿和孕妇等特殊人群用药要尤为谨慎，特别是对于毒性较强的抗菌药物（如氨基糖苷类、两性霉素 B、万古霉素等）。为预防耳、肾毒性的发生，应定期进行肾功能监测和听力监测，优化给药方案。如将一天多次给药改为一天一次给药；抗菌药物联合使用时应警惕协同毒性及相互作用；早产儿和新生儿不宜使用氯霉素，必须应用时需监测血药浓度；孕妇和哺乳期妇女应避免使用四环素类；发生轻度毒性反应时一般可采用对症处理，对于中至重度毒性反应应及时减量、停药或改用毒性较低的抗菌药物。

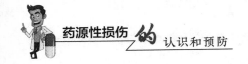

（三）抗菌药物的合理用药

抗菌药物的使用应遵循以下原则：①诊断为细菌性感染者，按指征应用抗菌药物。②尽早查明感染病原，根据病原种类及细菌药物敏感试验结果选用抗菌药物。③按照药物的抗菌作用特点及其体内过程特点选择用药。④抗菌药物治疗方案应综合患者病情、病原菌种类及抗菌药物特点制订。⑤抗菌药物的剂量应恰当，疗程不宜过长。使用时间过长，剂量过大，则会引起药物蓄积中毒，并会使体内各种敏感菌受抑制，而一些条件致病菌可能会乘机大量繁殖，形成二重感染。使用时间过短，剂量过小，更换品种过快，药物在体内达不到一定的血药浓度，难以奏效，且会增加病原菌的耐药性。一般在病情控制后 1～3 天即可停药，若用药 3 天仍无效，应停药并寻找原因加以处理。⑥联合用药应谨慎。抗菌药物的联合应用指征：病原菌尚未查明的严重感染，包括免疫缺陷者的严重感染；单一抗菌药物不能控制的需氧菌及厌氧菌混合感染，2 种或 2 种以上病原菌感染，或败血症等重症感染；需长疗程治疗，但病原菌易对某些抗菌药物产生耐药性的感染，如结核病、深部真菌病。药物协同抗菌作用，联合用药时应将毒性大的抗菌药物剂量减少。

附：案例

78 岁的唐某因胸闷、气喘到某省级医院就诊，门诊医师初步诊断为肺结核并肺部感染，处方为利福平等 5 种内服药。唐某服用利福平后出现皮疹、恶心症状，次日到该医院复诊，在医师的劝说下，接受住院治疗，呼吸内科主任葛某负责唐某的治疗。按照治疗计划，患者服异烟肼后，未有特殊不适。患者加服乙胺丁醇片，未有特殊不适。两日后患者遵医嘱加服利福平胶囊，首次口服 3 粒，10 分钟后，患者出现过敏反应，医院组织专家会诊，当日唐某死亡。

附：案例

患者因右耳听力下降、堵塞感，到某医院耳鼻喉科就诊，诊断为"卡他性中耳炎（右）"。医师予鼓膜穿刺抽液后，用"庆大霉素 8 万 U＋地塞米松 5 mg＋糜蛋白酶"滴耳，之后患者出现头晕、头重脚轻等症状。经诊断为右耳前庭功能丧失、右耳庆大霉素中毒。

（吴媚）

参考资料

1. 肖桂秀.常用毒性中药中毒原因的初步探析 [J].中国医药指南，2013，11（14）：300－301.
2. 韩清泉.常见植物类中药中毒的床表现及预防措施 [J].中国现代药物应用，2013，7（10）：133－134.
3. 刘安龙.常用毒性中药中毒原因分析 [J].河北中医，2012，34（5）：735－736.
4. 伍莉.常见毒性中药中毒反应和基本救治方法 [J].药物与人，2014，27（10）：43－44.
5. 杨振林.部分中药中毒机制及其特效解救药 [J].河北医学，2008，14（10）：1257－1258.
6. 周恒台.中药中毒现象防范措施探讨 [J].山西中医，2004，20（增刊）：57－59.
7. 董卫国.中药中毒的预防 [J].家庭中医药，2003，10（8）：54－55.

8. 王贵荣.中药中毒的机理及其预防 [J].中医药学刊，2002，20（6）：861，733.

9. 张继平.常见毒剧中药中毒的临床表现及救治 [J].中医药信息，1993，10（4）：23-25.

10. 刘传梦，方静，王元霞，等.中草药相关肝损伤机制研究进展 [J/OL].中华中医药学刊：1-14 [2019-12-03].http：//kns.cnki.net/kcms/detail/21.1546.R.20191025.1701.034.html.

11. 张斌，甘国林.中药药物性肝损害的临床研究及分析 [J].光明中医，2019，34（7）：1132-1135.

12. GLECKMAN RA，CZACHOR JS. Antibiotic side effects [J]. Semin Respir Crit Care Med，2000，21（1）：53-60.

13. POLSON JE. Hepatotoxicity due to antibiotics [J]. Clin Liver Dis，2007，11（3）：549-561.

14. FERRAJOLO C，VERHAMME KM，TRIFIR G，et al. antibiotic-induced liver injury in paediatric outpatients：A case-control study in primary care databases [J]. Drug Saf，2017，40（4）：305-315.

15. SERRANTI D，MONTAGNANI C，INDOLFI G，et al. Antibiotic induced liver injury：what about children? [J]. J Chemother，2013，25（5）：255-272.

16. YANG X，ZHONG H，XU C，et al. Spotlights on antibiotic-induced acute kidney injury：the evidence to date [J]. Iran J Kidney Dis，2019，13（1）：10-20.

17. KANG S，PARK J，YU YM，et al. Comparison of acute kidney injury and clinical prognosis of vancomycin monotherapy and combination therapy with beta-lactams in the intensive care unit [J]. PLoS One，2019，14（6）：e0217908.

18. KHALILI H，BAIRAMI S，KARGAR M. Antibiotics induced acute kidney injury：incidence，risk factors，onset time and outcome [J]. Acta Med Iran，2013，51（12）：871-878.

19. 王勇，徐爱晖.耐药整合子与细菌耐药 [J].临床肺科杂志，2007，12（11）：1226-1227.

20. 黄芳梅，李小青.1例中药中毒抢救成功的护理 [J].吉林医学，2004，25（3）：95-96.

21. 刘仁树.中药中毒的抢救体会（附3例报告）[J].江西医药，1993，27（4）：247-248.

22. 吴大金，林辉.利福平致过敏性休克1例 [J].中国防痨杂志，2006，28（3）：173.